Männersafari

»Ich möchte nicht allein sein,
und doch frei sein.«
Aus »Für mich soll's rote Rosen regnen«
von Hildegard Knef

Rosa Sophie Mai

MÄNNERSAFARI

Meine 33 Online-Dates
im Großstadtdschungel

Schwarzkopf & Schwarzkopf

Inhalt

Für meine Seelenschwester.
Weil du Liebe bist.

Und für all diejenigen, die aufstehen,
wenn sie gefallen sind. Und die nie aufgehört haben,
an die Liebe zu glauben.

Vorwort

Willkommen zur Männersafari!

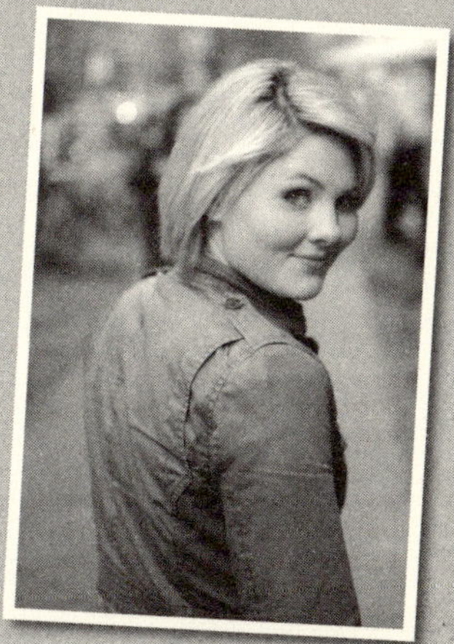

Mein Name ist Rosa. Hinter mir liegen 33 Dates mit 33 Männern aus dem Netz. Warum? Sagen wir es mal so: Die Sehnsucht hatte mich gepackt. Aber der Reihe nach. Meine letzte Beziehung, deren Ende mittlerweile über drei Jahre her ist, war eine absolute Katastrophe. Das Beste daran war der Tag, an dem ich mich endlich trennte.

Nachdem die täglich ausgefochtenen Beziehungskämpfe der Vergangenheit angehörten, zog ich von Hamburg nach Berlin. Dort entdeckte ich, wie glücklich ich ohne Partner sein konnte. Wie gut es tat, niemandem Rechenschaft darüber ablegen zu müssen, was ich gerade wo mit wem wie lange machte. Und wie fantastisch sich multiple Orgasmen anfühlen.

Berlin ließ mein Herz höher schlagen, weil ich mich hier ausleben konnte. Fernab von alten Gewohnheiten und Zwängen. Ich war hemmungslos, frei, zufrieden.

Doch jede Phase hat ein Ende.

Und auch wenn ich es mir rückblickend nicht gern eingestehe, so gab es doch auch Momente, in denen ich mich einsam fühlte. In denen ich mehr und mehr merkte, wie sehr mich dieses kurzweilige und freie Leben aussaugte und leer zurückließ – multiple Orgasmen hin oder her. Denn all diese Leidenschaft war keine Liebe. Und so heiß manche Affäre auch war, es reichte nie für die Ewigkeit. Oder für ein gemeinsames Leben. Ich wusste es die ganze Zeit. Und eines Tages, als dieser Gedanke immer lauter wurde und mich regelrecht anschrie, wurde mir bewusst, dass mir all das nicht mehr reichte.

Dass da noch mehr sein musste. Etwas, das mein Herz höher schlagen ließ. Oder besser gesagt: JEMAND, der mein Herz höher schlagen ließ. Jemand, der mit einer sanften Berührung auch mein Herz, meine Seele berührte.

Eine Berührung, die all mein Verlangen, all das, wonach ich so lange unbewusst gesucht hatte, stillen und mich vollends befriedigen würde. Tja, auch ich bin nur ein Mädchen. In manchen Momenten ein ziemlich romantisches Mädchen.

Und als mir dann auch noch meine Freundin Selma von ihrem neuen Freund Marc vorschwärmte, wusste ich definitiv, dass ich etwas ändern wollte: meinen Beziehungsstatus.

Die beiden hatten sich im Internet kennengelernt. Über Monate schrieben sie sich Mails und telefonierten, bis sie sich verabredeten und auch der Funke in der realen Welt übersprang. Da ihre gute Laune und die Lobeshymnen auf das Singleportal ansteckend wirkten, verkündete ich Selma, mich auch anmelden zu wollen.

Natürlich unter dem Vorwand, neugierig zu sein. Offiziell nach einem Freund zu suchen, erschien mir wie ein Zeichen von Schwäche.

Selbstverständlich verstand Selma, dass meine Neugierde nur ein dusseliger Vorwand war. (Das behielt sie zu dem Zeitpunkt aber für sich. Sie wusste einfach, wann es sich gehörte, zu schweigen.)

Ich war mir sicher, dass es keinen besseren Zeitpunkt gab, um den Mann zu finden, der meine Welt bereichern konnte. Immerhin fühlte ich mich nicht ständig einsam, sondern nur manchmal. Dank meiner jetzigen emotionalen Stärke könnte ich es viel besser verkraften, wenn ich auf einen der berüchtigten Internetfreaks treffen sollte, der meine Hoffnungen augenblicklich zerstörte. Zumindest redete ich mir das ein.

Es erschien mir alles so klar, so leicht. Ich fühlte mich definitiv auf der sicheren Seite.

Natürlich war ich das nicht.

Ich fiel nicht nur einmal, verlor mich in Affären und Gefühlen.

Tanzte vor Glück, weinte vor Schmerz. Schmiss alles hin, nur um doch weiterzumachen.

Es war eine sehr intensive, verrückte und schöne Zeit.

Ich hatte 33 Dates im Großstadtdschungel.

Und an denen werde ich euch teilhaben lassen.

Herzlich willkommen auf meiner Männersafari!

Aufbruch

Neuland

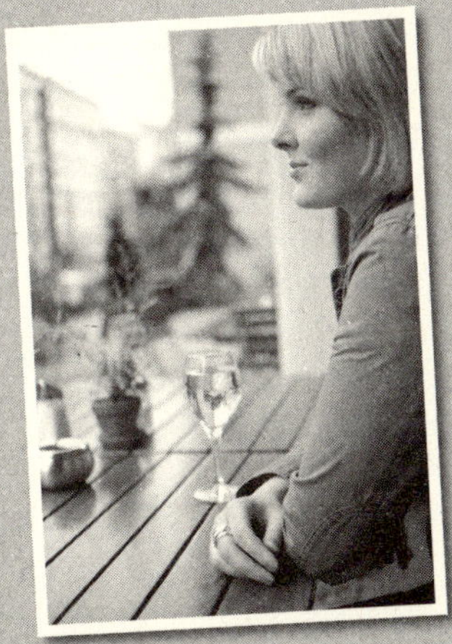

Die Seite des Singleportals öffnete sich. Aufgeregt überlegte ich, was ich alles von mir preisgeben wollte. Schließlich lag es mir fern, jemanden zu verschrecken: Ich war 25 Jahre alt, blond, blauäugig und knapp 1,80 Meter groß. Entgegen dieser Beschreibung besaß ich keine Modelmaße. Ich machte ständig Diäten, die ich immer wieder abbrach, bevor ich mein Ziel (fünf Kilo abzunehmen) erreicht hatte. Dabei wurde ich von Selma unterstützt. Kürzlich probierten wir die Abends-keine-Kohlehydrate-essen-Diät aus, nur um erst unfassbar viel Käse zu verzehren und dann diesen Erfolg des Kohlehydrat-Verzichts mit weißer Mousse au Chocolat zu besiegeln. Wir waren eben echte Genießerinnen und an diesem Abend der Meinung, dass Männer auf Frauen mit Kurven standen. Dass diese Kurven nur für straffe Brüste und einen festen Po galten und nicht für von Mousse au Chocolat geformten Bauch und Oberschenkel, ignorierten wir dabei konsequent.

Außerdem hatte ich eine sehr markante Zahnlücke zwischen den Schneidezähnen und reagierte nicht immer so abgebrüht und schlagfertig, wie ich es gern gewesen wäre. Ich guckte Fußball nur zur WM und EM, Einparken gelang mir erst dann problemlos, wenn die Parklücke dreißig Meter lang war. Und obwohl ich als Synchron- und Werbesprecherin arbeitete, hörte ich mich in meiner Freizeit nicht selten an wie ein Hamburger Hafenarbeiter. Genauso gern trank und fluchte ich auch.

Und das war bei Weitem nicht alles.

Dennoch, und manchmal wusste ich selber nicht so richtig, warum, gab es Männer, die sich für mich interessierten. Wahrscheinlich, weil sie doch nicht so viel Wert auf Kleidergröße 34 legten, wie ich mir immer einredete.

Nervös klopfte ich mit den Fingern gegen das Martiniglas. Ich wusste selber nicht, warum ich so aufgeregt war. Immerhin hatte mich das Internet als Kennlernmedium für Männer bisher auch nicht interessiert.

Vielleicht war es genau deswegen: Jeder, der neues Land erkundet, ist anfangs angespannt und hibbelig. Immerhin gibt es viel zu entdecken …

Und genauso viele Fragen zu beantworten: Über welchen Zeitraum schrieb man sich eigentlich Mails, bevor man sich traf? Sahen die Männer genauso aus wie auf ihren Fotos? Wie begrüßte man sich? Wie flüchtete man am besten, wenn das Date zum Desaster wurde? Ja, war es überhaupt möglich, einen Mann zu treffen, den man wirklich interessant fand?

Bevor sich die Gedanken endgültig überschlugen und ich Antworten auf diese Fragen finden konnte, musste ich mich überhaupt erst mal registrieren.

Ich wurde aufgefordert, Geschlecht, Größe und Figur anzugeben. Kein Problem! Solange ich nicht mein Gewicht verraten musste.

Bevor es wirklich losging, sollte ich mir zunächst ein Pseudonym zulegen. Ich atmete laut aus und lehnte mich zurück. Angestrengt sah ich aus dem Fenster. Es war dunkle Nacht.

Wie sollte ich mich nennen?

Mir schossen jede Menge klischeebehafteter Namen durch den Kopf. Von »Engel« bis »Teufelchen« war alles dabei. Nur nicht das Pseudonym, das auf mich zu traf. Wie wollte ich wirken? Jung, aufgeschlossen, nicht verklemmt. Schließlich wollte ich doch einen tollen Mann damit anlocken.

Nachdem ich jede Menge Pseudonyme eingegeben hatte, die alle schon vergeben waren, kam mir ein Name in den Kopf, der trotz meiner Liebe zu Berlin sehr gut auf mich zutraf: Elbmädchen.

Ich bin in Hamburg geboren, und obwohl ich in der Hauptstadt lebte und diese Stadt meistens anhimmelte, rostete meine Heimathafenliebe nicht. Oder um es dramatisch auszudrücken: Sie würde es niemals tun. Das wusste ich.

Bevor ich in einem Anflug von Melancholie versank, tippte ich den Namen in das freie Feld. »Elbmädchen« war tatsächlich noch verfügbar.

Ich klickte auf »Jetzt registrieren« und schon hieß mich die Seite herzlich willkommen.

So einfach war es also …

Sofort nutzte ich die Option, zwei Bilder von mir hochzuladen. Ich hatte mich für Schwarz-Weiß-Fotografien entschieden, weil ich fand, dass man auf diesen Bildern am besten aussah. (Besonders, wenn sie, wie meine, retuschiert waren …)

Auf dem einen lächelte ich über die Schulter in die Kamera, ein gestelltes Foto, von dem Selma immer sagte, dass ich darauf hübsch aussah. Auf dem anderen saß ich gut gelaunt im Park, auf meinem Schoß thronte mein kleiner Hund namens Lillifee, in der Hand hielt ich einen mit Prosecco gefüllten Plastikbecher. Es war wesentlich natürlicher, nicht ganz so distanziert wie das andere. Wie angetrunken ich zu diesem Zeitpunkt schon gewesen war und wie sehr ich den Becher Prosecco, aus dem schließlich zwei Flaschen wurden, noch bereuen würde, sah man glücklicherweise nicht.

Dazu schrieb ich noch folgenden Text über mich: *Ich liebe das Leben, den Sommer, die Stadt. Ich bin meistens fröhlich, manchmal zickig und immer ehrlich. Den ganzen Tag höre ich Musik, weil das Leben ohne den richtigen Soundtrack viel zu ruhig wäre. Ich singe, obwohl ich es nicht kann. Ich genieße in vollen Zügen, tanze durch die Nacht, entspanne am See. Alles andere musst du selbst herausfinden.*

Dann fügte ich hinzu, wie der optimale Mann für mich sein müsste. Spontan fielen mir folgende Schlagworte ein:

- *selbstständig (Ich brauche keinen Mann, der meine kaum vorhandenen Mutterinstinkte weckt!)*
- *höflich (Du solltest zum Beispiel meine Einkaufstüten tragen. Aber bitte nicht meine Handtasche. Dagegen, dass mir Türen aufgehalten werden, habe ich übrigens auch nichts.)*
- *hemmungslos (Gilt nur für alles rund um den Bereich Sex. Beinhaltet weder lautes Rülpsen noch Furzen.)*

- *ehrlich (Ich komme mit unangenehmen Wahrheiten besser klar als mit netten Lügen.)*
- *respektvoll (Damit ich die unangenehme Wahrheit besser ertrage.)*

Meine Gedanken schweiften ab.

Wenn er noch charmant und witzig wäre und eine tolle Ausstrahlung hätte, wäre er genau richtig für mich. Oh, und groß sollte er sein … am besten größer als 1,80 Meter! Da wir schon mal dabei waren: Ich brauchte keinen Mann, der locker für das Cover der *Men's Health* posieren konnte. Allerdings wäre mir einer lieb, der es ohne Kreislaufkollaps zu mir in den dritten Stock schaffte. (Während er meine Einkaufstüten trug, wohlgemerkt!)

Hatte ich was vergessen? Bestimmt. Mal ganz davon abgesehen, hätte es ja auch sein können, dass ich genau so einen Mann kennenlernte und dann doch nur wieder was an ihm auszusetzen hätte. Nicht auszudenken! Schnell löschte ich die Beschreibung meines Traummannes. Am besten, ich ließ mich überraschen!

Kaum hatte ich mein Profil aktiviert, bekam ich innerhalb einer Stunde 14 Mails. Sie waren von merkwürdigen Freaks, coolen Typen oder Männern, die mir einfach nicht gefielen.

Zum Glück kann man digitale Abfuhren schnell erteilen. Interessierte mich der Mann nicht, löschte ich einfach seine Nachricht. Schrieb er perversen Kram, sperrte ich ihn, was bedeutete, dass er mir keine Mails mehr schicken konnte.

Es blieb also ausreichend Zeit, um mich den interessanten Typen zu widmen …

1. Date

Freakshow?

»Wenn ich immer alle Regeln befolgt hätte,
hätte ich es nie zu etwas gebracht.«

MARILYN MONROE

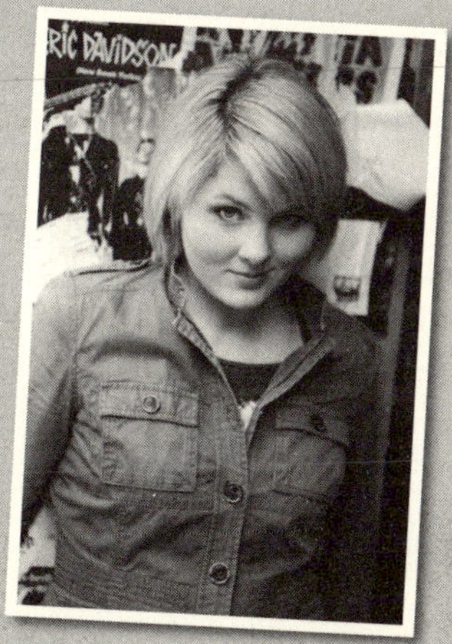

Mit einem lauten Knall schlossen sich die Türen der S-Bahn. Nervös setzte ich mich hin. Ich hatte ein Date. Und zwar nicht irgendeins: Ich hatte ein echtes Date mit jemandem aus dem Netz!

Das mochte für manch einen nichts Besonderes sein. Für mich war es das allerdings, da ich Männer oftmals in absurden Alltagssituationen kennenlernte. Dann, wenn ich gar nicht damit rechnete, und nicht, wenn ich gezielt nach ihnen im World Wide Web suchte.

Vor kurzem hatte ich einen Mann kennengelernt, als ich mit dem Fahrrad unterwegs gewesen war. Er saß in seinem dicken BMW, der an der gegenüberliegenden roten Ampel stand. Er lächelte mich an, und weil es ein schöner Frühlingstag war (gut, er sah auch nicht schlecht aus …), erwiderte ich es. Anscheinend weckte genau das seinen Jagdinstinkt: Kaum war seine Ampel auf Grün gesprungen, verfolgte er mich wie ein Cowboy hoch zu Ross die fliehende Kuh. Natürlich war er in seinem Auto schneller als ich auf meinem Fahrrad. Er überholte mich und fuhr rechts ran. Doch sein Jagd- hatte meinen Fluchtinstinkt aktiviert. Ganz kuhlike beschloss ich, mich nicht so einfach fangen zu lassen, und fuhr an ihm vorbei. Dreimal spielten wir dieses kleine Spielchen, bis auch ich anhielt. So viel Einsatz musste belohnt werden.

Er gab mir seine Nummer, ein paar Tage später meldete ich mich bei ihm. Wir schrieben uns zwei, drei SMS, bis er mir sehr unvermittelt mitteilte, dass er mich gern in meinen »Arsch ficken« wolle. Dahinter hatte er noch einen grinsenden Smiley getippt.

Nichts gegen klare Ansagen, aber ein bisschen Stil sollten sie schon haben. Ich brach den Kontakt zu dem plumpen Cowboy ab, vergaß aber leider zu fragen, bei wie vielen Frauen die Masche schon geklappt hatte. Seitdem hege ich noch mehr Vorurteile gegen BMW-Fahrer als zuvor.

Das Ruckeln der S-Bahn riss mich aus meinen Gedanken. Mein Herz schlug jedes Mal schneller, wenn ich daran dachte, dass ich gleich ein Blind Date haben würde!

Ich wusste nicht viel von ihm. Nur, dass er Kai hieß, dreißig Jahre alt und 1,90 Meter groß war und auf seinem Bild sehr gut aussah. Wir wollten ins Museum gehen und uns eine Fotoausstellung über Berlin in der Nachkriegszeit ansehen.

Wie er wohl sein mochte? Ob sich in ihm auch ein Freak verbarg? Und wenn ja, was für einer? Hieß es nicht immer, dass sich im Internet die ganzen Idioten tummelten?

Ich sah aus dem Fenster. Würde das Date die Mühe überhaupt wert sein?

Den ganzen Morgen hatte ich mir darüber den Kopf zerbrochen, was ich nur anziehen sollte und ob eine sorgfältige Ganzkörperrasur angebracht oder übertrieben sei. (Die Frage galt im Übrigen auch für zueinander passende Unterwäsche.)

Mittlerweile war ich fast angekommen. Und so aufgeregt, dass ich nicht mal Musik hörte! Das sollte schon was heißen … Der Soundtrack zu meinem Leben lief ständig. Oft schaltete ich die Außenwelt auf lautlos und hörte von Robyn und Peaches über Ben Howard bis hin zu 2Raumwohnung oder Lady Gaga nahezu alles, was ich finden konnte.

Ich sah mich im Abteil um. Ob Kai wohl auch irgendwo hier saß? Meine suchenden Blicke trafen auf die eines älteren Mannes, den eine große Ähnlichkeit mit dem Weihnachtsmann verband. Er lächelte mir aufmunternd zu, als ob er Gedanken lesen könnte. Zaghaft erwiderte ich sein Lächeln, atmete tief ein.

Was war, wenn er nicht kam? Oder sofort wieder ging, wenn er mich sah? Wie lange sollte ich eigentlich gegebenenfalls auf ihn warten?

Ich zupfte an meinem schwarzen Kleidchen, strich über die dunkelgrüne Sommerjacke und schaute in mein unsicher wirkendes Gesicht, das sich in der Fensterscheibe spiegelte.

Mit zitternden Knien stieg ich aus der S-Bahn. Mein Herz würde gleich explodieren, wenn es noch schneller schlagen sollte.

Was, wenn Kai ein totaler Freak oder absolut bescheuert war? Warum machte ich das überhaupt? Neugierde mischte sich mit

Aufregung. Am liebsten wäre ich wieder gegangen, und zwar mit dem Gedanken, dass das Schicksal mir schon den Richtigen vor die Füße spülen würde, wenn der Zeitpunkt gekommen war, aber da ich wusste, dass ich mich spätestens heute Abend darüber ärgern würde, blieb ich. Sah mich wie eine Gejagte auf dem Bahnsteig um. Die runde Bahnangestellte murmelte: »Zurückbleiben bitte«, in ein Mikrofon, ein ungepflegter Typ mit wild abstehenden Haaren rotzte auf das Gleis (zum Glück konnte das nicht Kai sein, da er zu alt und zu klein war), eine Mutter beruhigte ihr heulendes Kleinkind.

Ich atmete tief ein. Ungefähr zwanzig Meter von mir entfernt lief ein sehr großer, drahtiger, fast schon dünner Mann in weiten Klamotten in Richtung des Museums. Ob das Kai war? Die Größe stimmte schon mal. Die Haarfarbe konnte ich nicht erkennen, da er ein Cap auf dem schmalen Kopf trug. Ich ging ein bisschen schneller auf ihn zu, um ihn wenigstens von hinten ausgiebig zu mustern.

Noch konnte ich, zack, einfach wieder in der Anonymität des Internets verschwinden … Doch anstatt kehrtzumachen, fragte ich, kurz bevor ich hinter ihm stand: »Kai?« Meine Stimme klang unsicher, und als er sich umdrehte, kam ich mir vor, als wäre ich bei *Herzblatt* und würde jetzt zum ersten Mal in das Gesicht des Mannes blicken, der die ganze Zeit hinter der Trennwand gesessen hatte.

Tatsächlich drehte der Mann sich um, sah mich an, lächelte schüchtern und schob seine Brille ein Stückchen höher. »Rosa? Hi!«, sagte er leise. Seine grünen Augen musterten mich, er war frisch rasiert. Alles an ihm wirkte zerbrechlich, fast so, als würde er in der Mitte einknicken, wenn man ihn in den Bauch piekste.

»Hallo!«, sagte ich lächelnd.

Sein Händedruck war lasch und feucht. Wie ein Psychopath sah er nun wirklich nicht aus. Auch nicht wie ein Freak oder ein Draufgänger, der mich mit seinem BMW verfolgen würde. Er sah nett aus, nicht umwerfend, nicht abgrundtief hässlich. Nett.

Fast schon war ich ein bisschen enttäuscht. Nicht, dass ich gern einen Irren getroffen hätte, aber er erfüllte so gar kein Klischee, mit dem ich gerechnet hatte. Er war weder ein abgebrochener Zwerg, der sich als Riese ausgegeben hatte, noch zehn Jahre älter als auf dem geposteten Foto. Viel eher sah er aus wie ein ganz normaler Mann. Gut, wie ein sehr dünner Mann, der mich immer mehr an Mickey Maus' besten Freund Goofy erinnerte.

»Das Wetter ist echt so beschissen … Deswegen sehe ich so aus …« Er sah an sich herunter und zupfte an seinem Baseballcap. Verlegen guckte er mich an.

Erwischt! Wahrscheinlich hatte ich ihn doch zu sehr gemustert. »Siehst doch gut aus«, sagte ich schnell und hoffte, nicht knallrot zu werden.

»Danke«, nuschelte er schüchtern. Ich wunderte mich ein bisschen darüber, weil er in seiner Mail sehr direkt und selbstbewusst nach einem Date gefragt und überhaupt nicht introvertiert gewirkt hatte. Schien ein sehr schüchterner Goofy zu sein. Oder vielleicht doch ein Freak?

Wir schlenderten in Richtung Museum. Neben ihm zu gehen, war komisch, weil wir keinen gemeinsamen Gehrhythmus fanden, uns immer anrempelten oder einer schneller ging als der andere.

»Und? Wie war dein Tag?«, fragte ich, um die Stimmung aufzulockern.

Kais Gesicht hellte sich auf. »Gut! Ich habe ein paar Fotos gemacht.« Seine Stimme klang selbstsicherer.

»Cool! Was fotografierst du denn am liebsten?«

Tote Tiere. Und meine Nachbarn, wenn sie vergessen, die Gardinen zuzumachen …

Rosa!, schalt ich mich in Gedanken. Ich wusste selbst nicht, warum ich so sehr mit einem Freak gerechnet hatte.

Doch Kai war wirklich normal. »Historische Bauten! Fotografierst du auch?«

»Ja, aber nur hobbymäßig«, winkte ich ab.

»Oh und mit welcher Kamera?« Er war auf einmal richtig euphorisch.

»Mit einer kleinen Digitalkamera von Canon. Oder meinem iPhone …«

Er nickte. »Also ich habe mir jetzt die … (er nannte eine Nummer) von … (er nannte einen Namen) gekauft! Die ist super! Die hat nämlich …« (Er erzählte ausführlich technische Details. Ganz automatisch schaltete ich auf Durchzug.)

Beim Museum angekommen, hielt er mir gentlemanlike die Tür auf. Oh, das mochte ich! Zum ersten Mal an diesem Tag freute ich mich. Weil Kai doch kein Freak zu sein schien (und wenn doch, war er wenigstens einer mit Manieren). Außerdem spürte ich, wie gut es mir tat, etwas Neues auszuprobieren.

Wir betraten die Ausstellung. Immer noch gingen wir so unbeholfen nebeneinander wie zwei frisch geborene Giraffenkinder.

Die Bilder zeigten den abgeholzten Tiergarten, die zerbombte Gedächtniskirche und das rege Treiben auf dem Schwarzmarkt. Teilweise konnte man die Stadtteile kaum wiedererkennen. Bei den Fotografien vom Ku'damm und dem Bahnhof Zoo wusste Kai allerdings sofort, welche Geschäfte sich heute an den Stellen befanden, die damals in Schutt und Asche gelegen hatten. Sein fotografisches Gedächtnis beeindruckte mich. Ich konnte meistens nicht mal sagen, welche Farbe das Haus hinter mir hatte.

Als Kai mir dann auch noch die fotografischen Kniffe eines Bildes erklärte, fand ich ihn tatsächlich kurz sexy. Und das, obwohl der Funke bisher nicht übergesprungen war. Während er die Aufnahme mit zusammengekniffenen Augen musterte, stellte ich mir uns beide in einer Beziehung vor: wie wir nebeneinander um den Schlachtensee gingen und uns ständig anrempelten, wie er mir zum Einschlafen technische Details erzählte und ich immer damit rechnete, dass er doch ein Freak war …

»Sag mal, gehst du eigentlich gern campen?«, fragte er unvermittelt.

»Nein!«, sagte ich eine Spur zu bestimmt. Ich und campen! Das passte in etwa genauso gut zusammen wie natürliches Aussehen und Michael Jackson.

»Warum denn nicht?«

»Ich stehe weder auf Gartenzwerge noch auf Gemeinschaftsduschen …«, entgegnete ich knapp.

»Warst du denn überhaupt mal campen?«, fragte er skeptisch und kratzte sich am Kopf.

»Ja, natürlich!«, sagte ich entrüstet, als ob ich mir andernfalls kein Urteil erlauben könnte. Ich war immerhin einmal im Rahmen einer Klassenfahrt auf einem Campingplatz gewesen. Wir hatten in Gemeinschaftszelten geschlafen, die fürchterlich gestunken hatten und in denen der Sauerstoff binnen zwei Sekunden verbraucht gewesen war. Nachts hatten uns Mücken besucht, und da wir erst in die fünfte Klasse gingen, fielen lustige Trinkgelage am Lagerfeuer natürlich aus.

»Auch in der Natur? Ich meine ja nicht in Ennepetal auf dem Campingplatz«, meinte er zickig. Ich tat so, als hätte ich das nicht gehört. Es war unser erstes Date, da musste ich mich ja nicht gleich mit ihm streiten.

Wir gingen zum nächsten Ausstellungsobjekt. Es zeigte die zerbombte Straße des 17. Juni.

»Was machst du in deiner Freizeit?« Er versuchte, die Frage beiläufig zu stellen, aber sie klang wie auswendig gelernt.

»Campen.«

Verwundert sah er mich an. Anscheinend verstand er meinen kleinen Scherz nicht. Und das passte irgendwie so gut: Kai war weder heiß noch kalt. Er war lauwarm wie ein lasch gemixter Drink ohne Eis an einem sonnigen Tag. Er knallte nicht, er brachte mich nicht in Wallung. Er regte mich nicht auf oder ab, er war einfach nur nett.

»Das war ein Witz …«, erklärte ich. »Mit Freunden treffen, ausgehen, tanzen … Nichts Außergewöhnliches. Und du?«

Anstatt auf meine Frage zu antworten, fragte er ganz unvermittelt: »Und was für ein Sternzeichen bist du?«

Hatte er das jetzt wirklich gefragt? Ich sah ihn verdutzt an. Und dafür hatte ich mich so herausgeputzt …

»Fische. Und du?«, fragte ich. Ob er jetzt anfangen würde, eine Liste abzuarbeiten?

»Waage. Passt das?«

Ich zuckte mit den Schultern. Bevor er mich mit weiteren Fragen löcherte, wollte ich wissen, welchen Beruf er ausübte.

Er verdrehte die Augen. »Noch arbeite ich als IT-Fachkraft in einem kleinen Unternehmen. Richtig ätzend.«

»Noch?«

»Ja, ich habe da keine Lust mehr drauf.« Er ging zum nächsten Bild, ich folgte ihm. »Und genau deswegen habe ich gekündigt. Nächsten Monat geht's auf Weltreise mit meiner Kamera. Und meinem Zelt!« Er sah mich fröhlich an. Auf einmal wirkte er richtig lebendig und nicht mehr so introvertiert. Seine Augen leuchteten wie die eines kleinen Kindes im Süßwarenladen.

»Wow! Wie lange bist du dann weg?«

»Ein Jahr. Mindestens. Habe echt Lust, mal was Neues zu sehen und zu erleben!«

»Warum suchst du dann noch online eine Frau?«, fragte ich neugierig.

Sein Lächeln erlosch, er wurde rot. Verlegen sah er auf den Boden. »Ist doch egal.«

»Ach komm, sag schon!«, lächelte ich aufmunternd, während ich mir seine Beweggründe ausmalte: Er war wie befürchtet ein Psychopath, der sein nächstes Opfer suchte, bevor er sich für immer ins Ausland absetzte. Er suchte eine Frau für sofortigen Analsex in seinem BMW.

»Ich … wollte was abchecken«, sagte er kleinlaut.

»Abchecken?« Verwundert zog ich die Augenbrauen hoch.

Er druckste ein bisschen herum, ehe er ergänzte: »Ich habe gelogen. Ich suche keine Frau. Also noch nicht … Meine Freundin hat mich letzte Woche verlassen. Wir waren sieben Jahre zusammen.« Er guckte mich traurig an. »Ich wollte mich ablenken.«

»Und was wolltest du abchecken?«, hakte ich vorsichtig nach. Kai tat mir leid.

Leise sagte er: »Wie ich so bei den Frauen ankomme.«

*

Wir verabschiedeten uns mit einer unbeholfenen Umarmung. Eine von der Sorte, bei der man versucht, Körperkontakt zu vermeiden und sich hektisch über den Rücken zu rubbeln. Das heißt, Kai rubbelte und ich tätschelte.

»Ich hoffe, du bist mir nicht böse«, sagte er verlegen.

»Schnick Schnack«, antwortete ich, »mach dir keine Gedanken. Ich wünsche dir eine gute Reise.«

»Danke. Dann mach's mal gut.«

Die Luft roch nach Regen. Mein erstes Online-Date lag hinter mir.

Ich hatte weder einen irren Psychopathen noch einen weiteren notgeilen BMW-Fahrer oder meinen Traumprinzen getroffen. Einfach nur einen unsicheren Typen, der flirttechnisch sehr aus der Übung war.

Anscheinend lernte man sogar online ganz normale Männer kennen.

Männer aus dem echten Leben.

2. Date

Große Erwartungen

»Wir sehen die Dinge nicht, wie sie sind.
Wir sehen sie so, wie wir sind.«

ANAÏS NIN

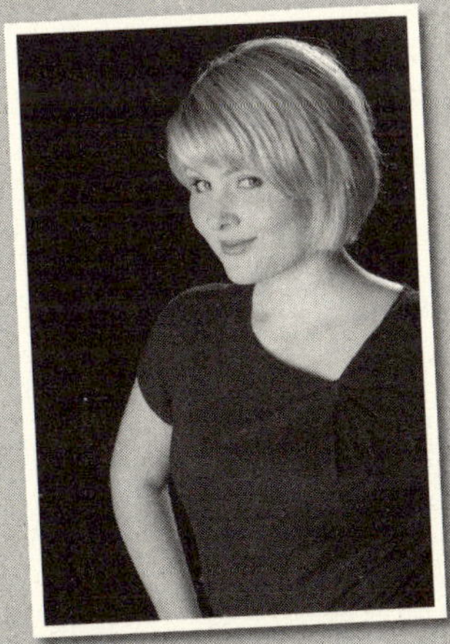

Sei nicht traurig wegen Kai, was meinst du, was ich für Männer im Netz getroffen habe, bevor ich endlich Marc kennengelernt habe!« Selma schob sich kichernd ein großes Stück Pizza in ihren herzförmigen Mund. Der Wind spielte mit ihren langen, schwarzen Haaren, der Aperol Spritz neben dem Teller leuchtete orange in der Abendsonne.

Selma war für mich der Inbegriff exotischer Schönheit: Ihre Eltern stammten aus Ägypten, lebten aber schon seit Ewigkeiten in Deutschland. Ihre dichten Wimpern umspielten ihre dunklen Augen, die eigentlich immer vor Lebensfreude funkelten. Und obwohl man es ihr nicht ansah, hatte sie einen derben Humor.

Wir saßen in einem Biergarten in Prenzlauer Berg, der milde Abend bot einen verheißungsvollen Vorgeschmack auf den Sommer.

»Nee, traurig ist nicht das richtige Wort. Ich bin eher irgendwie enttäuscht. Ich hatte mir echt mehr erhofft.«

»Das kann ich sehr gut verstehen. Aber eins kann ich dir jetzt schon mal sagen: Er wird wahrscheinlich nicht der letzte sein, bei dem dir das passieren wird …«

»Na das sind ja tolle Aussichten«, sagte ich mit ironischem Unterton, bevor ich einen Schluck Gin Tonic trank. »So, und jetzt erzähle mal deine Storys!«

»Bei mir ist das ja schon ein bisschen länger her. Ehrlich gesagt, war ich nach dem ersten Date so geschockt, dass ich mich am liebsten sofort wieder abgemeldet hätte. Aber mittlerweile finde ich dieses Erlebnis einfach nur noch lustig.« Vergnügt lächelte ich sie an. Sie sah mir verschwörerisch in die Augen. »Ich hatte mal ein Date mit einem Mann, der mich gefragt hat, wie ich Haustiere finde. Du weißt, dass Haustiere nicht so mein Ding sind, deswegen sagte ich diplomatisch: ›Kommt drauf an.‹ Daraufhin meinte er, dass ich seines mit Sicherheit lieben würde …« Sie machte eine kurze Pause. »Du wirst nicht glauben, was dann passiert ist!«

Ich verzog ahnungsvoll das Gesicht.

»Also, er zückte prompt mehrere Bilder aus seinem Portemonnaie. Skeptisch guckte ich ihn an, als er sie mir gab. Ich konnte nicht glauben, was ich sah!«

»Was denn?«

»Rosa! Ich sah diesen Typen auf einer Achtziger-Jahre-Sofagarnitur liegen, Wange an Wange an ein borstiges Hängebauchhausschwein gekuschelt.«

Ich lachte so laut auf, dass sich die Leute an den Nachbartischen umdrehten.

»Und dann sagt der noch, dass dieses Vieh namens Piggy bei ihm im Bett schlafe und seine treue Begleiterin sei! Am meisten liebe er ihre kleinen Borsten ...!« Wir bogen uns vor Lachen. Atemlos fügte sie hinzu: »Und so sahen seine Haare auch aus – borstig. Vielleicht war die Frisur eine Art Partnerlook ... Oder ein sanftes Hindeuten auf sein Kringelschwänzchen!«

*

Als ich mir am nächsten Tag leicht verkatert verschiedene Männerprofile ansah, stieß ich auf das eines Typen namens MoNsTeR_80, der auf jedem Foto eine Grimasse zog. Da ich hinter dem schrägen Gesichtsausdruck mit den braunen Augen und dunkelblonden Haaren ein sympathisches Gesicht vermutete, schrieb ich ihm eine Nachricht: *Deine Bilder sind wunderschön!*

Bereits eine halbe Stunde später antwortete er: *»Ja, ich weiß. Wahrscheinlich hast du dich sofort in mein güldenes Antlitz verschossen ...?! Ich gebe mir große Mühe, mich immer von meiner absoluten Schokoladenseite zu präsentieren. Wie kommt es eigentlich, dass eine Frau wie du sich traut, jemanden wie mich anzuschreiben?«*

»Deine Bilder zieren schon längst sämtliche Wände meiner Wohnung! Und falls sie deine Schokoladenseite zeigen, scheinst du ein durchaus interessanter Irrer zu sein. Beantwortet das deine Frage?«

»Durchaus ... Verrätst du mir deinen Namen, Bezauberndste?«

»Rosa.«

»Hinreißend. Dennis. Hocherfreut. Finde dich jetzt schon sympathisch. Wann gehen wir das eine oder andere Bierchen trinken?«

Anstatt gleich einen Tag für ein Date vorzuschlagen, beschloss ich, ihn erst mal besser kennenzulernen. Nachdem sich Kai als frisch verlassener Ich-hänge-eigentlich-noch-an-meiner-Ex-Fall entpuppt hatte, wollte ich dieses Mal vernünftig sein und mir ein bisschen Zeit lassen.

Wir schrieben uns tagelang Mails, bis er mich fragte, was ich denn in meiner Freizeit am liebsten machen würde. Ich antwortete: *»Falls du jetzt auf außergewöhnliche Hobbys à la Fallschirmspringen gehofft hast, muss ich dich enttäuschen. Ich treffe mich sehr gern mit meinen Freunden und mache ganz normale Dinge: Kaffee trinken, shoppen, tanzen .... Möchtest du vielleicht noch weitere Standardfragen abhaken? Lebensmotto? Lieblingsfarbe? Lieblingszahl? Lieblingstier?«*

»Nein, möchte ich nicht, ich halte nicht viel davon, im Vorfeld irgendwelche Listen abzuhaken. Ob man sich versteht, erkennt man daran ja so oder so nicht. Ich bin eher ein Freund des sich ergebenden Gespräches. Hast du Lust zu telefonieren? 745 xxx xxx«

Hatte ich! Abends rief ich ihn mit klopfendem Herzen an.

»Hallo Rosa!«, wurde ich mit einer warmen, weichen Stimme begrüßt. Ich schmolz sofort dahin.

Wie alte Freunde redeten wir stundenlang weniger über Gott, dafür mehr über die Welt. Die Zeit verflog. Ich war berauscht und fasziniert von diesem Mann. Es war mir egal, als er sagte, dass die Bilder schon älter seien. Immerhin war er ehrlich! Und als er mir dann auch noch erzählte, dass er gern Kurzgeschichten schrieb, verknallte ich mich regelrecht in ihn.

Wir verabredeten uns für die kommende Woche zum Cocktailtrinken in Prenzlauer Berg.

Die nächsten Tage ertappte ich mich immer wieder dabei, wie ich mich Tagträumen über Dennis und mich hingab ... Wenn wir schon am Telefon so harmonierten, wie mochte es dann erst sein, wenn wir uns gegenüberstanden? Vielleicht hatte ich ja wirklich Glück und er war genau der Richtige für mich!

Einen kleinen Dämpfer versetzten mir allerdings seine Mails, in denen er mich »Babe« nannte, mir Kuss-Smileys zuwarf und von »sofortiger Heirat beim ersten Date« schrieb, weil er mich so gern mochte. Als er mich dann noch fragte, welchen Ring er mir kaufen sollte, breitete sich endgültig Unwohlsein in mir aus. Auf solche verfrühten Liebesbekundungen stand ich gar nicht. Sie verursachten in mir nur den Wunsch wegzulaufen.

Aber ich ignorierte die negativen Gefühle. Immerhin hatten wir doch schon so lange miteinander telefoniert und uns auf Anhieb super verstanden, daher wollte ich das Ganze jetzt nicht wegen lieb gemeinter Äußerungen abblasen.

*

Am Tag des Dates war es warm, die Sonne schien. Witzigerweise war die Kleiderfrage heute schnell geklärt, da es mir so vorkam, als wäre Dennis bereits ein enger Freund, der mich schon tausendmal gesehen hatte.

Ich kam ein bisschen zu früh in der Bar an, Dennis war noch nicht da. Ich setzte mich draußen an einen Tisch, auf den die Abendsonne schien, und wartete.

Mein Blick glitt über die Umgebung. Ich beobachtete eine Traube Menschen dabei, wie sie die Straße überquerte. Es waren überwiegend mit riesigen Spiegelreflexkameras ausgestattete Touristen, die sich neugierig umsahen.

Nervös schaute ich auf die Uhr. Gleich war es sieben, er musste also jeden Moment auftauchen, Ich war mir richtig sicher: Ich würde heute Glück haben. Mein Date würde fabelhaft werden!

Vielleicht saß Amor bereits auf der Markise der Bar und wartete nur darauf, seinen kleinen Pfeil auf uns zu schießen …

Ich überlegte gerade, ob ich beim ersten Date mit ihm schlafen würde, als ein kleiner, rundlicher Typ lächelnd und mit ausgebreiteten Armen auf mich zukam. Irgendwie erinnerte er mich an die Kartoffelmännchen, die wir früher im Kindergarten gebastelt hatten. Dabei nahmen wir eine Kartoffel, malten ihr ein Gesicht und steckten vier Zahnstocher (Arme und Beine) in den Leib.

Warum wimmelte es in Berlin nur so vor Spinnern? Unglaublich! Ich wollte gerade genervt die Augen verdrehen und »Hau ab!« fauchen, als das Kartoffelmännchen meinen Namen sagte. Sollte das etwa mein Date sein? Nein, das wäre unmöglich! Im Gegensatz zu Dennis war dieser Mann aufgedunsen, klein (der war niemals 1,84 Meter groß!) und gänzlich unattraktiv. Er schob seine Brille ein Stück nach oben. Mit ihr hätte er jeden Harry-Potter-look-alike-contest gewonnen. Außerdem hatte er gar keine Ähnlichkeit mit dem Mann auf den Bildern! (Jedenfalls mit dem, was ich mir hinter seiner Grimasse vorgestellt hatte …)

Nervös guckte ich auf die Uhr meines iPhones. Es war exakt 19 Uhr. Um genau diese Zeit wollten wir uns treffen … Also doch …? Das konnte doch nicht wahr sein!

Amor war soeben von der Markise gefallen und mit einem dumpfen »Puff« direkt neben mir gelandet.

»Wie schön, dich zu sehen!« Das Kartoffelmännchen stand lächelnd vor mir und breitete die kurzen Arme aus. Sein Lächeln legte gelbe Zähne frei.

Ich wusste, dass es Liebe auf den ersten Blick gab. Das hatte ich selbst schon mal erfahren. Derartige Abneigung auf den ersten Blick war mir allerdings neu.

Langsam stand ich auf und war so perplex, dass ich mich auf die Umarmung einließ. Ich hatte einen Traumprinzen erwartet! Und jetzt das?

Da war er also, der Freak, mit dem ich beim ersten Date gerechnet hatte …

Was war denn in den letzten Tagen bloß mit mir los gewesen? Warum hatte ich mir keine aktuellen Bilder ohne Grimasse schicken lassen? War ich so verzweifelt, dass ich mir in einem Wildfremden die große Liebe erhoffte? Mir gedanklich einen Traummann gezimmert hatte, der sich jetzt als das genaue Gegenteil erwies?

»Äh … Hallo …«, stammelte ich. Er strahlte mich an. Ich schämte mich vor mir selbst. Am liebsten wäre ich einfach gegangen. Doch ich konnte nicht.

Ich wusste nicht, was ich sagen sollte. Um ehrlich zu sein, überlegte ich nur, wie ich mich am elegantesten aus der Affäre ziehen sollte. Wenigstens hatte sich die Sex-beim-ersten-Date-Frage geklärt.

»Bist du ein bisschen schüchtern? Keine Sorge, ich werde dich schön zuschwallen!«, sagte er aufmunternd.

Spätestens in dem Moment hätte ich einfach gehen sollen. Aber ich traute mich nicht. Dabei wusste ich nicht, was mir unangenehmer war: bei ihm zu bleiben und mit ihm gesehen zu werden, oder ihn einfach stehen zu lassen.

»Du bist ja aus Hamburg. Wo warst du denn überall noch nicht hier in Berlin? Dann können wir alles abarbeiten und überall hingehen, wo du noch nicht warst«, unterbrach er das peinliche Schweigen.

Ich zog die Augenbrauen hoch und presste die Lippen aufeinander. Bevor ich antworten konnte, rettete mich die Kellnerin. »Tachchen! Die Karten?«

»Na klarski!«, sagte er.

Meine Abneigung gegen ihn war jetzt voll und ganz entfacht, so sehr schämte ich mich für meinen schlechten Geschmack. Schließlich hatte *ich* ihn mir ausgesucht! *Ich* hatte ihn angeschrieben! Ihn angerufen! Mir vorgestellt, wie wir miteinander ins Bett gingen … Mir Hoffnungen gemacht, dass aus uns beiden was werden könnte!

Die Situation war zu absurd. Wir hatten uns sogar noch am Telefon darüber lustig gemacht, wie es war, bei einem Date zu sein, auf das man keine Lust hat.

»Und wie lange machst du schon Online-Dating?«, fragte ich hinter der Karte versteckt dumpf.

»Seit 2006.«

»Was?«, entfuhr es mir viel zu laut, während ich im selben Moment die Karte sinken ließ. Verlegen hustete ich. »Äh, ich meine: So lange und du bist immer noch Single?«

»Mit Unterbrechungen«, sagte er schnell und warf mir einen bösen Blick zu.

Ich nickte. Wieder breitete sich das Schweigen über uns wie eine stinkende, nasse Decke.

»Und? Was nimmt die Dame?«, fragte er nach einer gefühlten Ewigkeit.

›Jetzt oder nie …!‹ dachte ich.

Dennis konnte ich mir nicht schön trinken. Ich fand ihn ja nicht mal sympathisch. Dafür war ich viel zu sauer auf mich. »Also ehrlich gesagt, bin ich ziemlich müde.« Eine zugegebenermaßen sehr schlechte Ausrede für: Ich habe echt keine Lust, mit dir noch mehr Zeit zu verbringen.

»Aha«, meinte er beleidigt. »Willst du nach Hause?«

»Ja, demnächst …«, sagte ich kleinlaut. Ich erkannte mich nicht wieder. Warum ging ich nicht einfach? Anscheinend war ich wohl doch nicht so abgebrüht, wie ich immer dachte. Mist.

»Dann können wir ja auch gleich nach Hause fahren! Du kannst auch gern zehn Minuten früher los als ich, dann müssen wir nicht zusammen zur U-Bahn!«, keifte er und fing an, sich eine Zigarette zu drehen.

Gute Idee!, schrie meine innere Stimme, bevor sie fröhlich Tschü-hüsss! flötete.

»Es ist halt immer nur was anderes, wenn man sich Mails schreibt oder sich trifft«, rechtfertigte ich mich, ohne ihn anzusehen. Mein Vater hätte ihn als »unappetitlich« bezeichnet. Eine äußerst zutreffende Beschreibung.

»Und *ich* finde es nur komisch, wenn man jemanden online kennenlernt, sich so viele Mails schreibt, stundenlang telefoniert und dann, wenn man sich trifft, *müde* ist und nach Hause will.« Seine Augen funkelten mich böse an.

»Oh, ein Seitenhieb!«, stellte ich fest und zog die Augenbrauen hoch. Endlich erwachte ich aus meinem zurückhaltenden Was-soll-ich-nur-machen-Modus.

»Neeein, gar nicht!«, antwortete er affektiert, während er mich wütend anstarrte.

Es reichte! Ich hatte lange genug versucht, nett zu sein. Zugegeben, ich war damit nicht sonderlich erfolgreich gewesen, aber mich jetzt von diesem Kartoffelmännchen mit Zahnstocherarmen anzicken zu lassen, war zu viel.

Kein Wunder, dass du seit fünf Jahren eine Frau suchst, du erbärmliches Kartoffelmännchen!, sagte ich in Gedanken, bevor ich meine Haare zurückwarf und ging. Ich hörte die ersten Klänge von Placebos *Every You Every Me,* während ich mich die Straße dem Sonnenuntergang entgegen hinuntergehen sah und zugleich endlich den Mann erblickte, der sämtliche Träume erfüllte.

»Also, was jetzt?«, blaffte er mich an.

Wer? Wie? Was? Eiskalt hatte Dennis nicht nur meinen Abend, sondern auch meinen Traum zerstört.

Ich sah ihn verdutzt an, zog die Augenbrauen hoch, stand auf und ging.

Zwar erklang keine Musik, sondern nur das schrille Quietschen der neben mir haltenden Straßenbahn, ein Traummann war ebenso wenig in Sicht wie ein Sonnenuntergang (war ja auch erst 19:10 Uhr), trotzdem wusste ich eines: Auf Dates mit Kartoffelmännchen konnte ich sehr gut verzichten.

3. Date

Flirtversuche

»Das Schwierigste am Leben ist es,
Herz und Kopf dazu zu bringen, zusammenzuarbeiten.
In meinem Fall verkehren sie noch nicht mal
auf freundschaftlicher Basis.«

WOODY ALLEN

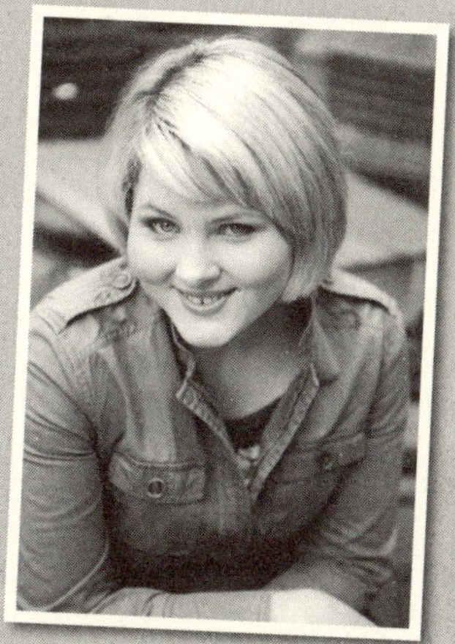

Sonntagabend. Genau die richtige Zeit, um ein bisschen zu flirten. Natürlich nur digital, denn sonntags ging ich fast nie aus dem Haus. Das hatte zwei Gründe:

Ich war zu faul/verkatert und wollte einfach nur schlafen.

Ich war zu faul/verkatert und legte keinen großen Wert darauf, lauter glücklichen Pärchen und Familien zu begegnen.

Sonntage sind nicht gemacht für Singles. Sie sind nur erschaffen worden, damit Paare händchenhaltend oder kinderwagenschiebend durch die Stadt tollen können, um in gemütlichen Cafés ihr gemeinsames Leben zu genießen und allen zu zeigen, wie glücklich und schön sie sind.

Sonntags war ich nie schön. Ich war immer ungeschminkt und ungeduscht, trug Jogginghosen und weite Pullis. Wenigstens ein Tag in der Woche, den ich nicht damit zubrachte, alles dafür zu tun, natürlich schön auszusehen, sondern einfach nur natürlich.

Ich verzichtete darauf, mir erst Concealer (gegen die Augenringe), dann Flüssig-Make-up (gegen Hautrötungen) und anschließend Puder aufzutragen, nur um meine Haut so eben und rein wie die eines jungen Pfirsichs wirken zu lassen, meine Wimpern zu tuschen, dunkelbraunen Lidschatten und Eyeliner aufzutragen, damit ich wenigstens annähernd an den rehhaften Audrey-Hepburn-Augenaufschlag herankam und meinen Haaren nach dem Duschen erst eine Kur zu gönnen, sie dann zu föhnen und anschließend zu glätten, damit sie nicht so lagen wie die Frisur von Dieter Bohlen in den Achtzigern.

Die rund sechzig gesparten Minuten investierte ich in sinnvollere Tätigkeiten. Zum Beispiel vor dem Fernseher einzuschlafen, zu telefonieren oder Sushi zu bestellen. Oder zu flirten. Ich klappte meinen Laptop auf und surfte auf der Datingseite. Zum Glück sah ich auf den hochgeladenen Bildern nicht so aus wie jetzt gerade. Die Männer hätten mit Sicherheit mein Profil vor Angst kreischend sofort gesperrt.

Zwei Dates lagen bereits hinter mir und bisher hatte ich weder meinen Traummann, noch einen sexuellen Jackpot kennengelernt.

Ich beschloss, mir ein bisschen Hilfe für meine Männersafari zu suchen, und rief Selma an. Immerhin hatte sie ihren Mr. Right bereits online gefunden. Wenn eine wusste, wie man sich einen Mann aus dem Netz angelte, dann sie!

»Hmmm …«, sagte sie verträumt, als sie den Hörer abnahm.

»Moin, ich bin's!«

»Hey Liebes … Sag mal, kann ich dich gleich zurückrufen? Ich gucke Rosamunde Pilcher und es ist gerade so spannend …!«

Ich zog die Augenbrauen zusammen und brachte noch ein »Okay« hervor, dann hatte Selma den Hörer auch schon aufgelegt. Verliebte waren vor allen Dingen eines: komisch.

*

Glücklicherweise war ich auch ohne Selmas Unterstützung in der Lage, mir ein Date zu arrangieren. Und das sogar ungeschminkt mit Achtziger-Jahre-Dieter-Bohlen-Gedächtnis-Frisur. Online-Dating gefiel mir immer besser!

Mein nächstes Date hörte auf den Namen Patrick. 1,83 Meter groß, 33 Jahre alt, braune Haare, grüne Augen, schlank. Er arbeitete als Abteilungsleiter in einer Agentur, von der ich nicht so richtig verstanden hatte, wofür sie zuständig war.

Auf ein Telefonat vorab verzichtete ich nach dem letzten Desaster lieber. Nachher erwartete ich wieder einen Prince Charming, nur um von einem Kartoffelmann begrüßt zu werden.

Wenn sich hinter Patrick allerdings so ein leidenschaftlicher Liebhaber wie Schreiberling verbarg, machte ihm wahrscheinlich keiner was vor. Bei nahezu jeder Gelegenheit teilte er mir mit, was er gerade machte/machen würde. Dabei waren seine Mails niemals langweilig, sondern immer sehr witzig.

Gespannt fuhr ich mit der Bahn nach Friedrichshain. Wir wollten etwas trinken gehen. Alkoholkonsum kam mir sehr entgegen. Ganz einfach, weil ich sehr gern trank. Selbst der schlimmste Kater brachte mich nicht dazu, »Nie wieder Alkohol« zu stöhnen. Da das schon ein bisschen so klang, als würde ich jede Nacht saufend durch Berlin springen und bald von den Anonymen Alkoholikern mit einem monotonen »Hallo Rosa« begrüßt werden, beschloss ich, Patrick diese Tatsache nicht sofort auf die Nase zu binden.

Manche Dinge sollte Frau lieber für sich behalten. (Nicht gerade einfach, wenn man so gern redete wie ich!) Dazu gehörten unter anderem auch folgende Aussagen:

»Ich habe sehr gern Sex!«

Schlussfolgerung: Ich war eine Schlampe, die bei jeder Gelegenheit ihr viel zu kurzes Röckchen lüftete, weil ich es natürlich keine Minute ohne einen erigierten Penis aushielt.

»Ich bin Single und lebe mit meinem kleinen Hund zusammen.«

Schlussfolgerung: Ich bekam keinen Mann ab, der mich schwängerte. Der Hund diente natürlich nur als Kindersatz. Dabei interessierte es die Herren nicht, dass ich nicht vorhatte, mit meinem Kind an der Leine durch die Gegend zu spazieren, es mit Pansen zu füttern und die Häufchen mit einer schwarzen Plastiktüte einzusammeln.

»Ich mache gerade Diät.«

Schlussfolgerung: Ich fing Diäten an, nur um sie nach kurzer Zeit mit dem Vorhaben, keine Diäten mehr zu machen, weil ich doch bereits schön war, wieder abzubrechen. Achtung! Er könnte recht haben!

Während ich mir noch fest vornahm, diese Punkte auf jeden Fall zu verschweigen, wies mich die digitale Anzeige der Bahn darauf hin, dass die nächste Station Ostkreuz war. Ich atmete tief ein, versuchte, das langsam aufkeimende Kribbeln zu ignorieren, und stand auf.

*

Als ich die kleine Cocktailbar erreichte, wartete Patrick schon lächelnd auf mich. Er sah genauso aus wie auf seinen Fotos. Jung, freundlich, rasiert, dunkle Haare, Brille.

»Hey!«, sagte ich, als ich auf ihn zuging.

»Hi!«

Ich streckte ihm meine Hand entgegen. Er zog mich unbeholfen an sich und küsste mich auf die Wangen. Tatsächlich war er ein bisschen größer als ich, allerdings roch er sehr stark nach Parfum. Mit der Dosis übertraf er den Geruch jeder Douglas-Verkäuferin um Längen!

Wir setzten uns nach draußen, die Sonne ging langsam unter.

»Fühl dich eingeladen!«, verkündete er, nachdem uns die Kellnerin die Karten gebracht hatte. Endlich mal einer, der wusste, was sich gehörte.

»Kannst auch sehr gern was essen! Mann, habe ich einen Hunger!«

Das war wirklich sehr nett von ihm, aber Essen gehörte für mich nicht zu einem ersten Date. Manche Männer beobachteten einen regelrecht dabei und das machte mich dann so nervös, dass ich mich fast bekleckerte. Nein, es gab bessere Alternativen – zum Beispiel einen schönen Drink. Ich bedankte mich bei ihm und sagte, dass ich satt sei, weil ich gerade gegessen hätte.

»Aber wenn du hungrig wirst, sagst du Bescheid, ja?«

»Danke, mache ich.«

»Wirklich?«

»Wirklich.«

»Was willst du denn trinken?«

»Ich nehme einen Gin Tonic, bitte.«

Sein breites Grinsen verriet, dass er es nicht wirklich schlimm fand, wenn ich angetrunken sein würde.

Während er sein Steak aß und mir andauernd etwas davon anbot, unterhielten wir uns über seine bisherigen Erfahrungen mit Online-Dating.

»Neulich war eine dabei, die so einen fetten Arsch hatte!«

Als er mit den Händen eine Geste machte, die locker den Po eines Babyelefanten zeichnete, frage ich mich, was er wohl über mich sagen würde.

»Der habe ich aber auch gleich gesagt, dass es zwischen uns nichts wird. Eine andere«, er schüttelte den Kopf nochmal, »war kackendreist! Es kam raus, dass sie noch bei ihrem Freund wohnte, aber weil der wohl nicht mehr so der Bringer war, hat sie sich nebenbei schon einen Neuen gesucht.«

»Echt? Wie hast du das denn rausgefunden?«

»Die hat sich andauernd versprochen, als ich sie nach ihrer Wohnung gefragt habe. Und dann habe ich immer weiter nachgehakt, bis ich die Wahrheit wusste.« Stolz sah er mich an. »Die blöde Kuh! Heftig, wie manche Leute drauf sind …« Dann schob er sich eine voll beladene Gabel in den Mund. »Willst du echt nichts von meinem Steak? Schmeckt super!«

»Nein danke. Du musst auch wirklich nicht mehr nachfragen, ich bin sehr zufrieden mit meinem Gin Tonic«, lächelte ich ihn leicht genervt von seiner Fürsorge an.

»Gut. Sag Bescheid, wenn doch!«

Ich nickte.

»Aber vor fünf Jahren habe ich tatsächlich meine letzte Freundin im Netz kennengelernt. Waren auch ziemlich lange zusammen. Viereinhalb Jahre hat es zwischen uns gehalten.« Er trank einen großen Schluck von seinem Hefeweizen. »Danach habe ich angefangen zu malen!«

Patrick redete wie ein Wasserfall. Ich fand das ganz angenehm und hörte ihm interessiert zu.

»Ja? Was denn?«

»Ziemlich aggressive Bilder. Ich war echt fertig nach der Trennung! Aber jetzt geht's wieder.« Er strahlte mich an. »Puh, ich bin richtig satt, schaff den Rest nicht mehr. Willst du noch was?« Er legte das Besteck an den Tellerrand.

Ich schüttelte den Kopf. »Danke.« Dieser Mann war ja schon fast penetrant fürsorglich ... Oder konnte man es mir einfach nicht recht machen?

»Noch was zu trinken?«

Das war allerdings sehr aufmerksam – mein Glas war fast leer.

Er winkte die Kellnerin, bestellte sich noch ein Bier, mir einen Gin Tonic und kramte eine Schachtel Zigaretten aus seiner Hosentasche. »Stört es dich, wenn ich rauche?«

Manieren hatte er ja, das musste man ihm lassen. Ich schüttelte den Kopf. »Nein, gar nicht. Hau rein!« Er zündete sich eine an und inhalierte einen tiefen Zug. »Das Schlimme am Rauchen ist nur«, er pustete den Rauch in den Himmel, »wenn einer nicht raucht und man sich dann küsst. Schmeckt für den anderen doch eklig! Zum Glück gibt es Kaugummi.« Er grinste mich herausfordernd an. Was für eine Anspielung ...

»Ja, das ist wirklich eklig«, erwiderte ich trocken und für einen kurzen Moment erlosch das Blitzen in seinen Augen.

Sofort fand er aber ein anderes Thema und wir redeten und lachten, bis es dunkel wurde. Kurz bevor wir gehen wollten, fragte er mich, ob er mich nach Hause fahren sollte. Mir waren seine Hintergründe durchaus bewusst, ich war angetrunken und fröhlich – er dachte mit Sicherheit, dass er jetzt ein leichtes Spiel mit mir haben würde. Wahrscheinlich hatte er mich auch nur deswegen eingeladen.

»Das musst du nicht. Ich wohne ja am ganz anderen Ende der Stadt als du. Ist doch so ein Umweg.«

»Ist wirklich kein Problem! Natürlich fahre ich dich. Aber nur, wenn du es willst!«

Und so kam es, dass ich in seinen von innen und außen blitzeblanken Golf einstieg und mich nach Hause kutschieren ließ. Die CD, die automatisch ansprang, spielte sehr entspannte House-Musik. Wir fuhren über die Oberbaumbrücke. Der Fernsehturm leuchtete in der Ferne, die ersten Sterne waren am Himmel zu sehen.

Patrick angelte aus der Mittelkonsole eine Packung Kaugummi und steckte sich eins in den Mund.»Willst du?« Er hielt mir die Packung hin.

»Nein danke.«

»Wirklich nicht? Sind super!« Er wedelte damit und grinste mich an.

»Nein danke!«, sagte ich ein bisschen bestimmter. Ich hatte keine Ambitionen, diesen Mann zu küssen.

»Okay. Hm, gefällt dir die Musik?«

»Ja.«

»Ich habe aber noch bessere!« Er wühlte mit der rechten Hand wieder in der Mittelkonsole, bis er eine CD von Clueso fand und einlegte. Und welchen Song schaltete er ein? *Keinen Zentimeter*. Das konnte doch jetzt nicht sein … Oder bildete ich mir das alles ein?

Ich will keinen Zentimeter mehr zwischen uns / Ein Fleck ohne Kontur / Ich will ein' Anfang mit mehr Tiefe, mit mehr Hintergrund / Ein Ende ohne Zensur / Ich würd' gern mit dir mehr, viel mehr / Mit dir mehr unternehm'n, erklang es aus der Anlage.

Patrick fuhr wirklich alle Geschütze auf! Als ob er vor dem Date in einem Ratgeber gelesen hätte, worauf Frauen so standen, und jeden Tipp Punkt für Punkt abarbeitete.

Ein bisschen tat er mir leid. Wahrscheinlich rechnete er damit, dass ich ihm sofort erliegen würde, sobald der Motor aus war. Dabei freute ich mich nur darauf, gleich zu Hause zu sein. Allein.

*

»Du kannst hier halten.« Ich ließ mich zwei Straßen von meiner Wohnung entfernt absetzen. Patrick hatte nicht mal meine Handynummer, er musste ja nicht gleich wissen, wo ich wohnte. Er hielt das Auto an und machte den Motor aus. Ich schnallte mich ab.

Er sich auch.

Dann drehte er seinen Körper zu mir, kam langsam näher. Ich befand mich im Zwiespalt: Einerseits war Patrick wirklich sehr nett und zuvorkommend gewesen …

Sein Gesicht kam immer näher, er sah mir in die Augen, auf die Lippen, in die Augen …

Andererseits war er einfach nicht mein Typ! Außerdem wollte ich vor einem Kuss auch nicht überlegen, ob ich den Mann küssen würde. Das zerstörte den ganzen Augenblick.

Als seine Lippen zehn Zentimeter von mir entfernt waren, drehte ich mein Gesicht zur Seite und umarmte ihn leicht.

»Danke fürs Nachhausebringen und die Drinks!«, sagte ich schnell, während ich mich sofort wieder aus der Umarmung löste. Ehe er sich versah, war ich, so gut es mit drei Gin Tonics intus halt ging, aus seinem Auto gehüpft.

Ich hatte ein bisschen Mitleid mit ihm. Jetzt musste er seine Kaugummis wohl oder übel allein essen.

4. Date

Eberhardt

»I want your whiskey mouth all over my blonde south.«

HEAVY METAL LOVER, LADY GAGA

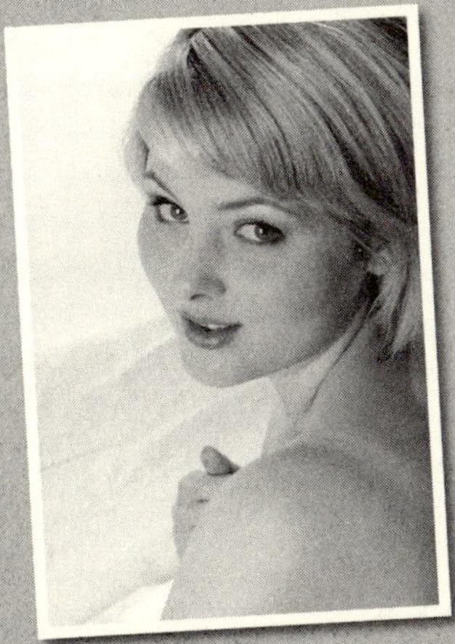

Ich saß in einem kleinen Coffeeshop, die tief stehende Nachmittagssonne schien durch das Fenster. Am Himmel hingen Wolken, die mich an goldene, süß-klebrige Buttercreme erinnerten.

Coffeeshops bedeuteten für mich immer eine schöne Alltagsauszeit. Besonders, wenn sie wie jetzt nur mäßig gefüllt waren.

Die Espressomaschine übertönte immer mal wieder Bruno Mars' *Grenade*. Touristen auf einem sogenannten Bierbike, einem Gefährt mit zwölf Stühlen, die einen Tresen mit Zapfanlage umringten und über Pedale verfügten, fuhren am Fenster vorbei. Sie sangen laut grölend *Football's Coming Home* mit und ernteten die verwundernden Blicke anderer Touristen. Auch ich kannte dieses Ding nur aus Berlin und freute mich über die gute Stimmung, die die Jungs versprühten.

Ich rutschte noch ein bisschen tiefer in den großen Sessel. Gleich würde Tom kommen.

Tom, dessen Name mich schon ganz wuschig machte, war nach eigenen Angaben 2,06 Meter groß, braunhaarig, braunäugig. In mir keimte die leise Hoffnung, dass er wirklich so sympathisch war wie in seinen Mails und so gutaussehend wie auf seinen Fotos.

Tom hatte eine sehr leichte und unbeschwerte Art zu schreiben. Sein Humor war schwarz und derb, sehr zynisch und für politisch korrekte Leute wahrscheinlich überaus grenzwertig. Er hätte auch gut Redakteur bei der *Titanic* sein können. Endlich mal einer, der nicht so aalglatt und langweilig daherkam.

Ich hielt kurz inne und hoffte, dass ich dieses Mal Glück haben würde, wir beide uns hinreißend fänden … Kaum hatte ich den Gedanken zu Ende gedacht, piepste mein iPhone. Eine SMS von einem ehemaligen Arbeitskollegen: *Unsere Maja ist da! Gestern um 4:28 Uhr hat sie das Licht der Welt erblickt. 3560 g, 53 cm groß, kerngesund. Wir freuen uns riesig!*

Ich wusste gar nicht, dass ich noch seine Nummer hatte, geschweige denn, dass er in einer Beziehung war. Ich tippte: *Herzlichen Glückwunsch!*, und zog die Augenbrauen zusammen. In letzter Zeit erhielt ich gefühlt täglich SMS von entfernten Bekannten, die schrieben, dass sie Nachwuchs bekommen hätten. Andere posteten bei Facebook Ultraschallbilder oder verliebte Kussfotos mit dem Partner.

Nur ich war anscheinend die Einzige, die nicht ihren Beziehungsstatus von »Single« in »In einer Beziehung« änderte.

»Rosa?«, fragte jemand neben mir vorsichtig. Tom. Vollkommen unerwartet und viel zu früh. Zwanzig Minuten, um genau zu sein. Seine Stimme war tief und rau, als würde er jeden Morgen Whisky in seinen Kaffee kippen. Sie war so männlich, dass sie bei mir sofort Gänsehaut auslöste. Nicht nur seine Stimme war der Hammer. Er war sehr groß und sehr sexy. Volle Haare, markante Gesichtszüge.

Ein Adonis.

Ein riesiger Adonis.

Mein Date.

Strike!

»Hey!«, nickte ich lächelnd, nur darauf wartend, dass gleich ein Engelschor erklänge. Stand auf und ließ mich von ihm sehr gern auf die erröteten Wangen küssen.

Weiche Haut. Frisch rasiert. Brrr.

Hätte ich gewusst, dass man solche Männer online treffen konnte, hätte ich mich schon viel früher in einem Datingportal registriert.

»Hast du noch? Willst du noch was?«, fragte er, während er kurz auf meinen Becher zeigte.

Ja, dich!, dachte ich, verscheuchte meine sexuellen Gedanken aber sofort wieder. Jetzt hieß es, souverän zu sein. Unbeeindruckt. Cool. Lässig. Entspannt.

Denkste, Puppe.

Meine Antwort klang alles andere als das: »Nein danke, bin vollkommen zufrieden!«, sagte ich, als sei ich nicht mehr ganz dicht.

Erst als die Worte meine Lippen verlassen hatten, merkte ich, was ich da gesagt hatte. Tom grinste nur breit, erwiderte: »Okay, ich hole mir mal einen Kaffee«, und ging an die Theke.

*

Mich zu konzentrieren, wenn mir ein äußerst attraktiver Mann gegenübersaß, fiel mir noch schwerer als einzuparken oder in unpassenden Situationen den Mund zu halten.

Tom war einfach sexy. Ein ganz eigener Typ. Und die bevorzugte ich eindeutig gegenüber den klassischen, meist langweiligen, Schönheiten.

Als er sich mit einem großen Glas Eiskaffee mir gegenüber niederließ, musste ich mir wirklich Mühe geben, ihm überhaupt zuzuhören, weil ich so fasziniert von seiner Erscheinung war. Von seiner männlichen Ausstrahlung, seinen kräftigen Händen, den muskulösen Armen. Und dann trug er auch noch breite, dunkelbraune Lederarmbänder um die Handgelenke …

Bevor ich anfing zu sabbern, sagte er etwas, das das Eis endlich brechen und mich von meinen unanständigen Gedanken befreien sollte: »Ich heiße übrigens gar nicht Tom. In Wirklichkeit heiße ich Eberhardt.«

Das riss mich wirklich komplett raus. Mit Eberhardt brachte ich ganz automatisch einen dicken Bayern in Lederhosen in Verbindung. Einen mit Schnauzbart und Hut mit Feder, mit weißen Kniestrümpfen und dickem Bauch.

Dieser Eberhardt war aber ein wirklich heißer Halbgott!

»Ja?«, lächelte ich. Eberhardt … Warum hatten seine Eltern ihm das angetan? Wie kann man einen kleinen, nahezu unbehaarten Säugling nur Eberhardt nennen?

Er nickte und sagte, als hätte er meine Gedanken gelesen: »Ja, meine Eltern haben es besonders gut mit mir gemeint.«

»Immerhin siehst du nicht wie einer aus«, freute ich mich leider laut.

Jetzt musste er lachen. Vielleicht lag es auch an meinem Gesichtsausdruck, nachdem ich realisierte, was ich da gerade von mir gegeben hatte.

»Kannst aber auch Eber zu mir sagen. So nennen mich alle.« Er trank einen Schluck und sah mich über das Glas hinweg an.

»Eber?«, fragte ich, während ich seinem Blick standhielt und meine Erheiterung zu verbergen versuchte. Zugegeben: Seine Namensoffenbarung hatte tatsächlich dafür gesorgt, dass ich wieder Herrin meiner unanständigen Gedanken war, dafür musste ich mich jetzt umso mehr konzentrieren, nicht unentwegt zu kichern. Eber. Ich stellte mir vor, wie wir Sex hatten und ich dabei seinen Namen stöhnte.

Er grinste. »Sexy, ich weiß. Aber mein Opa hieß Eberhardt, und da er für meine Mutter der Größte war, gab es für sie nur eine Option, ihr Kind zu benennen ...«

»Zum Glück bist du kein Mädchen geworden.«

»Kannst du laut sagen. Aber ich glaube, viel schlimmer kann es eigentlich nicht werden. Wie kommst du denn zu deinem Namen?«

»Rosa ist die Lieblingsfarbe meiner Mutter. Hab noch Glück gehabt. Stell dir vor, es wäre Ocker gewesen.«

Grinsend löffelte er die Sahne von seinem Eiskaffee. »Bist du eigentlich gebürtig aus Berlin?«

»Nee, aus Hamburg.«

»Ach echt? Ich auch.«

»Cool!«, freute ich mich. Waschechte Hamburger waren sehr selten anzutreffen und sich deswegen fast immer auf Anhieb sympathisch. »Wo hast du denn da gewohnt?«

»Ich wohne da immer noch. Also die Wohnung habe ich noch. Eimsbüttel.«

»Da hatte ich meine allererste Wohnung.«

»Ja, ist einfach der derbste Stadtteil, kann man nichts machen. Auf jeden Fall cooler als Berlin.«

Ich zog meine Augenbrauen zusammen. »Echt? Du magst Berlin nicht?«

»Na ja, nicht mögen kann man nicht sagen, ich mag Berlin schon, aber mich nerven diese ganzen Möchtegern-Hipster mit ihren Nerdbrillen, den Spiegelreflexkameras und ihren bekloppten Outfits. Ziehen sich die Leggins von der Omma an, werfen sich so'n olles Lammfell über und sagen, das sei in. Ist doch voll bescheuert.«

»Du hast vergessen zu erwähnen, dass diese Herrschaften eigentlich aus irgendwelchen kleinen Dörfern kommen und alle anderen Städte auf einmal scheiße finden.«

Er schnaubte verächtlich. »Ja ja.«

»Der Unterschied zwischen Berlin und Hamburg ist, dass die Zugezogenen Berlin toller finden als die Berliner. Aber niemand ist von ganzem Herzen so patriotisch wie ein gebürtiger Hamburger.«

Er lächelte. »Da könntest du recht haben. Hier in Berlin ist alles einfach nur viel extremer und so richtig habe ich mich noch nicht daran gewöhnt. Bin ja erst seit fünf Wochen hier und kenne noch niemanden. Aber«, er sah mir in die Augen, »das ändert sich ja jetzt hoffentlich!«

Brrrrrrr … Warme Schauer liefen mir über den Rücken. Ich versuchte, sein Lächeln kokett zu erwidern, wobei ich mir nicht sicher war, ob es mir auch gelang. Wahrscheinlich grinste ich einfach ein bisschen debil. Noch nie hatte mich ein Eberhardt so erregt.

»Ich finde, dass man Hamburg und Berlin nicht vergleichen kann«, sagte ich und versuchte, die Fassung zu wahren. »Hamburg ist für mich Heimat. Ich liebe diese Stadt, weil ich mit so vielen Ecken und Stadtteilen Erinnerungen verbinde. Mal ganz davon abgesehen, dass das Stadtbild so elegant und norddeutsch ist.«

Er nickte.

»Und Berlin ist für mich eine ganz besondere Stadt. So wild und frei.« Ich machte eine kurze Pause. »So extrem. Vielleicht, weil sie mal eingemauert war und so viel nachzuholen hat. Ist 'ne heftige Stadt … Kann sehr viel Spaß machen …«

»Soso …«, grinste er. »Ich bin auch schon gespannt und habe mir etwas Tolles vorgenommen«, strahlte er.

»Was denn?«

»Ich habe vor, mir alle Friedhöfe der Stadt anzugucken.«

Oh nein! Doch ein Freak! Wen wollte er denn da kennenlernen? Zombies?

»Ja …?«, fragte ich skeptisch.

»Nein, so war das gar nicht gemeint«, wiegelte er grinsend ab. »Ich finde Friedhöfe einfach schön. Ich habe gern meine Ruhe.« Er sah mich eindringlich an. »Und die hat man in einer Stadt wie Berlin doch viel zu selten.«

Also doch kein Freak. Wie schön.

Es wurde eines der Dates, die nie zu Ende gehen sollten, weil es so unbeschwert, so vielversprechend war. Auf was auch immer.

Irgendwie war es auch egal, es wurde ein großartiger Nachmittag, dem ein ganz besonderer Zauber beiwohnte. Hatte man nicht oft, musste man genießen und nicht mit Grübeleien über eine gemeinsame Nacht oder Zukunft verschwenden.

Vielleicht liegt darin das Glück, in diesen großartigen Momenten, von denen man nie weiß, wie lange sie bei einem bleiben werden.

Wir lachten viel und schenkten uns schmutzige Blicke, die mich fast völlig zum Erliegen brachten. Sogar das Schweigen mit ihm war schön. Sich mit jemandem entspannt zu unterhalten, war wesentlich einfacher, als angenehm mit jemandem schweigen zu können.

Kein Wunder, dass ich nicht eine Sekunde nachdachte, als er mich fragte, ob ich noch mit ihm spazieren gehen wollte. Ich glaube, ich wäre mit ihm überall hingegangen. Ganz egal, wohin. Weil ich mehr von diesem Zauber wollte. Wenigstens für einen Nachmittag, einen Abend. Zwischen uns war etwas ganz Besonderes und ich wusste nicht, ob wir uns wiedersehen würden, auch wenn ich es mir in diesem Moment sehnlich wünschte.

Draußen dämmerte es bereits. Kühle Luft breitete sich langsam über den Straßen aus. Immer mal wieder strömte mir sein herber Geruch in die Nase. Vertraut wie alte Freunde und flirtend wie verknallte Teenager schlenderten wir über den Alexanderplatz, überquerten den Hackeschen Markt. Und landeten, als es schon dunkel war, an der Museumsinsel. Sahen von der Spreepromenade auf den Dom, Cabriolets mit offenen Verdecks und lauter Musik brausten an uns vorbei.

Trotz der kühlen Abendluft spürte man ganz deutlich, dass es langsam Sommer wurde. Und die Sommer in Berlin waren großartig … Sollte das hier ein perfekter Vorgeschmack sein?

»Ist dir kalt?«, fragte er.

»Ein bisschen, ist aber total okay«, antwortete ich fröstelnd.

Er zog seine Jacke aus und legte sie mir über die Schultern. Ich fühlte mich wie eine dieser bezaubernden Hollywood-Prinzessinnen, die in den Filmen immer diesen unfassbar tollen Männern begegneten und die man immer beneidete.

Kein Film. Meine Realität.

Ich lächelte ihn an und schenkte ihm meinen schönsten Augenaufschlag. »Danke«, hauchte ich, während ich ihn gedanklich nur zu einem aufforderte: Küss mich!

Seine Hände lagen immer noch auf meinen Schultern, wir standen so nah beieinander, dass ich seinen Atem auf meiner Haut spürte.

»Klar«, flüsterte er, beugte sich zu mir herunter, neigte seinen Kopf.

Und wir küssten uns und versanken in der Ewigkeit.

Oder in diesem Moment.

Egal.

Wie konnte sich etwas so richtig anfühlen? So perfekt?

*

Wir küssten uns so lange, bis unsere Lippen geschwollen waren. Die Luft zwischen uns brannte regelrecht.

Er flüsterte in mein Ohr, dass ich mit zu ihm kommen sollte.

Und ich konnte gar nicht anders, als »okay« zu hauchen und mit ihm in ein Taxi zu steigen. Er wohnte nicht weit entfernt, seine Wohnung war ein stylisher Neubau. Überall standen noch gestapelte Umzugskartons (von denen zwei herunterfielen, als er mich gegen sie drückte), die bodentiefen Fenster offenbarten eine wunderschöne Aussicht auf die Stadt.

Er war so gierig, dass ich das Gefühl bekam, dass er mich am liebsten verschlungen hätte. Wir wälzten uns wie im Rausch auf dem harten Boden, konnten nicht voneinander lassen. Seine großen Hände schienen überall gleichzeitig zu sein.

Wir befanden uns in einer Parallelwelt, in die nicht mehr passte als wir.

Er brachte mich dazu, nicht mehr zu denken, riss mich mit, voller Leidenschaft, voller unanständiger Worte und Berührungen.

Und selten habe ich einen Namen lieber gestöhnt als seinen.

5. Date

Das Schweigen der Männer

»Gesegnet seien jene, die nichts zu sagen haben und den Mund halten.«

OSCAR WILDE

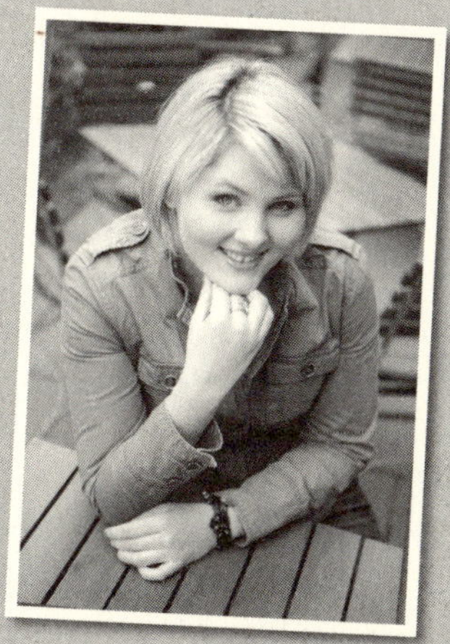

»Ich muss dir was sagen.« Eber saß mir in einem Café gegenüber und sah mich mit besorgten Augen an. Nervös rührte er seinen Pfefferminztee um, die grünen Blätter wirbelten durch das Glas. Regen prasselte an die Fensterscheiben.

Wir hatten uns seit unserem ersten Date noch ein paar Mal getroffen. Mittlerweile waren die Kisten fast alle ausgepackt und die Möbel aufgebaut (was meinen Rücken und meine Knie sehr freute).

»Das klingt ja sehr dramatisch«, sagte ich, während ich mir schon dachte, was jetzt wohl kommen würde.

»Ich habe eine Freundin.«

Gedanklich sprach ich diesen Satz mit. Wie oft hatte ich ihn eigentlich schon gehört? Wahrscheinlich zu oft.

»Sie wohnt in Düsseldorf. Und da wird sie wohl auch bleiben. Wir haben schon immer eine Fernbeziehung geführt.«

Das Absurdeste an der ganzen Situation aber war nicht, dass er mir diesen nicht ganz unwichtigen Punkt verschwiegen hatte, sondern dass ich nichts dabei spürte. War ich wirklich schon so abgestumpft? Hatte ich in all der Zeit meines Singledaseins mein Herz so gut weggeschlossen, dass es jetzt schier unmöglich war, mich zu berühren? Oder hatte ich es insgeheim geahnt? Ein Mann wie Eber musste nicht allein sein, wenn er es nicht wollte.

Hinzu kam, dass ich nicht an Monogamie glaubte. Dafür hatte ich mich mit zu vielen Männern sehr offen unterhalten. Ich wusste, dass Fremdgehen kein Grund dafür sein musste, dass die Beziehung scheiße lief.

Ein Mann hatte mich einmal, der Verzweiflung nahe, gefragt, was er machen solle. Sein Verlangen danach, seine Freundin zu betrügen, werde größer und größer. Dabei liebe er sie über alles (wie er dreimal betonte), der Sex sei super, alles liefe gut. Nur gäbe es im Bett ein einziges Problem: Sie sei halt immer die gleiche Frau. Dagegen halfen auch keine Kostüme oder sanften Peitschenhiebe.

Ich war in dieser Hinsicht mittlerweile wirklich abgebrüht, dabei wusste ich tief in mir, dass ich einen Mann suchte, der treu sein konnte und wollte. Doch diese Seite kam nur in schwachen Momenten zum Vorschein.

Kein Wunder, dass ich nicht zickig wurde und ihm einen Spruch à la »Du bist ein Schwein« entgegenwarf. Ganz einfach, weil ich mit ihm von Anfang an nur den Moment genossen und mir nie ernsthafte Gedanken über eine gemeinsame Zukunft gemacht hatte. Eber war also kein Schwein, sondern immer noch eine heiße Sau.

»Warum erzählst du mir das?«, fragte ich ihn.

Er zuckte mit den Schultern. »Weiß nicht. Wollte nicht, dass du dir Hoffnungen auf eine Beziehung machst.« Unsicher sah er mich an.

»Okay. Hätten wir das ja geklärt«, antwortete ich lächelnd und fragte mich wieder, warum ich so emotionslos reagierte. Die Mauer um mein Herz war anscheinend riesig geworden, fetter als gedacht. Ich hatte in meinem teilweise ausschweifenden Singleleben wohl wirklich gelernt, Sex und Gefühle zu trennen.

Eber grinste mich an. »Cool. Was machst du heute Abend?«

*

Eber und ich hatten also eine Affäre. Ich ignorierte die Tatsache, dass er vergeben war. Ich kannte seine Freundin nicht, ich würde in seinem Leben eine andere Rolle spielen als sie, wir würden uns auf emotionaler Ebene nicht begegnen.

Ihr gehörte sein Herz.

Ich genoss nur seinen Körper.

Trotzdem war es nicht genau das, was ich wollte. Ich wollte mich verlieben, wollte einen Mann kennenlernen, der mein Herz eroberte. Und genau das war das Schöne am Online-Dating: Es war so unglaublich einfach, jemand Neuen kennenzulernen.

Manchmal fühlte ich mich auf meiner Männersuche wie bei dem Durchblättern eines Kataloges. Von der Größe über die Haar- und Augenfarbe konnte ich sogar die gewünschte Figur angeben oder ob ich einen Raucher wollte oder nicht.

Wenn es so einfach war, nach seinem Traumpartner zu suchen, warum war es nur so schwer, ihn zu finden?

Wahrscheinlich, weil es kein Feld für »Zwischenmenschliche Harmonie« gab. Oder wie auch immer man das bezeichnen wollte.

An manchen Tagen mochte ich diese Art von Partnersuche. An manch anderen fand ich sie total abtörnend. Man suchte sich einen aus, traf sich. Wenn er einem nicht gefiel, schickte man ihn einfach wieder zurück ins Internet. Fast so wie ein Paar Schuhe, das man sich online gekauft hatte. Es war so einfach. Vielleicht sogar zu einfach. Vielleicht konnte man den anderen gar nicht wertschätzen, weil man ihn so schnell kennengelernt und deswegen nichts zu verlieren hatte.

Ich beschloss, erst mal offline zu gehen, und rief Selma an. Ich hatte sie in den letzten Wochen ganz schön vernachlässigt. Wir verabredeten uns auf ein paar Cocktails. Ungeachtet dessen, dass es erst Samstagmittag war. Für einen guten Drink war es an manchen Tagen nie zu früh.

*

Ziemlich betrunken begaben wir uns später auf ihrem Balkon in der Sonne auf Männersafari. Der Laptop lag auf ihrem Schoß, der Prosecco sprudelte in den großen Gläsern. Auch Lillifee lag in der prallen Sonne und genoss die Hitze auf ihrem kleinen Körper.

»Der ist doch cool!«, quietschte Selma, während wir das Portal durchstöberten.

Ich beugte mich zu ihrem Liegestuhl. Der Mann, den sie meinte, saß an einem Tisch, hatte das Kinn auf seine Faust gestützt und blickte sehr klug in die Kamera.

»Oh nee, der sieht ja schon so langweilig auf seinem Foto aus …!«, lallte ich und ließ mich wieder in meinen Stuhl fallen.

Sie zuckte mit den Schultern. »Also ich finde, der sieht intelligent aus.«

»Ja, das wollte er bestimmt auch – total allwissend aussehen. Neee, ist nichts für mich.«

Sie trank einen großen Schluck und klickte sich durch die Profile. »Sagst du eigentlich allen deinen richtigen Namen?«

»Ja. Warum?«

»Lass das mal lieber, nachher googeln die dich noch und finden alles über dich raus!«

»Ja, Mama.«

»Ernsthaft, du solltest dir ein Pseudonym zulegen.« Sie dachte kurz nach.

»Mhm«, brummte ich unbeteiligt und gab mich der Sonne und meinem Schwips hin.

»Lilli!«

Mein Hund und ich hoben gleichzeitig den Kopf. »Hä?«, gab ich äußerst eloquent von mir. Sich bereits mittags zu betrinken, hinterließ eben seine Spuren.

»Ab sofort heißt du Lilli!«

»Von mir aus«, nuschelte ich. Selma hätte mir so ziemlich jeden Namen geben können, in diesem Moment war mir alles egal. Ich entspannte mich einfach nur.

»So, liebe Lilli, und das«, sie schob den Laptop zu mir, »ist dein nächstes Date.«

Ich öffnete meine Augen und sah über die Sonnenbrille hinweg in das fröhliche Gesicht eines braunhaarigen Mannes. Scooby_Doo hieß er. Der Name passte. Ein wenig erinnerte er mich an den trotteligen Comic-Hund. Er sah sympathisch aus. Nicht so sexy wie Eber, aber genau so einen Mann konnte ich jetzt gut gebrauchen. Dann konnte ich mich bei den Treffen wenigstens ohne große Mühe auf das Gespräch konzentrieren.

»Aye Aye!«, sagte ich und schloss wieder die Augen.

»Ich schreib ihm jetzt und du triffst dich dann mit ihm, ja?«

»Mhm …«

»Versprochen?«

»Mhm …«, nuschelte ich und dann war ich auch schon eingeschlafen.

*

Mein nächstes Date hatte ich also mit Scooby_Doo, der eigentlich Marcel hieß. Er war 35 Jahre alt, 1,95 Meter groß und hatte gerade nach eigenen Angaben sein »Lilli-Trauma« überwunden. Selma hatte vielleicht einen unpassenden Namen ausgesucht, aber dafür ganze Arbeit geleistet. Während ich betrunken in der Sonne meinen Rausch ausschlief, hatte sie ihn angeschrieben und mit Leichtigkeit um den kleinen Finger gewickelt.

Sein »Lilli-Trauma« beruhte auf seiner Ex, die Lilli hieß und ihn von vorn bis hinten verarscht hatte. Er wünschte sich eine Beziehung. (Selma antwortete: »Ich mir auch.« Anscheinend hatte sie mich durchschaut.) Er war sportlich, schrieb, dass er früher mal dick gewesen sei. Nun hätte er auch jetzt kein Sixpack, woraufhin Selma schrieb, dass das egal sei. *Ich weiß. Jetzt habe ich ja auch ein Eightpack!*, hatte er selbstbewusst geantwortet. Nachdem ich das gelesen hatte, zog ich ganz automatisch meinen Bauch ein.

Marcel war wirklich liebebedürftig. Er schrieb mir fortan mindestens drei Mails täglich:

Guten Morgen Lilli,

Hast du süß geträumt? Ich hatte keine süßen Träume, dafür hab ich wohl zu tief und fest geschlafen.

Trinke jetzt erst mal noch 'nen Pott Kaffee. Wünsch dir 'nen schönen Start in den Tag!

Liebe Grüße!

Mittags kam dann die nächste Nachricht:

Na, machst auch gerade 'ne Schaffenspause???

Muss gerade mal meinen Zuckerspiegel mit 'nem Stück Kuchen wieder auffrischen. Lecker!!!

Vier Stunden später:

So, endlich Feierabend!!!

Bei mir gibt's erst mal 'n Feierabendbier (die leichte Variante) auf dem Balkon. Hast du 'ne Idee, was man noch machen kann?

Liebe Grüße

Zu später Stunde kam dann noch eine Gute-Nacht-Mail:

Liebe Lilli,

ich bin total müde und gehe jetzt schlafen.

Wünsche dir eine gute Nacht!

Liebe Grüße & bis morgen, Marcel

Eigentlich war mir diese Masse an Mails zu viel, aber Selma bestand darauf, dass ich mich mit ihm treffen sollte. Sie war der Meinung, dass ich einen fürsorglichen Mann bräuchte. Und dieser hier habe immerhin ein Eightpack, ich solle mich also nicht so anstellen.

Als ich an einem Wochenende Besuch von meinem Vater bekam und Marcel schrieb, dass wir gleich zur Massage fahren würden, antwortete er, dass er auch »total gut« massieren könne und mir »gern eine Kostprobe« gäbe.

Nach dieser Mail wollte ich das Treffen am liebsten platzen lassen. Das war einfach zu viel des Guten! Ich mochte es nicht, wenn Männer sich so anbiederten und einem das Gefühl gaben, dass sie es dringend nötig hatten. Mal ganz davon abgesehen, hatten wir uns noch nie gesehen – woher wollte er denn wissen, dass er mich wirklich gern massieren wollte?

Doch Selma beruhigte mich: »Das schreibt er doch nur, um dich zu beeindrucken. Er will dir zeigen, wie zärtlich er sein kann. Auf so was stehen doch die meisten Frauen.«

»Darauf kann ich aber sehr gut verzichten. Wenn man sich nicht kennt, ist so was ekelhaft!«, schnaubte ich überempfindlich.

»Ja Rosa, du! Stell dich nicht so an. Triff den guten Masseur … Lass dich verwöhnen!«, flötete sie.

»Halt den Mund!«

*

Ich befolgte Selmas Rat und verabredete mich mit Marcel in einem Beach Club. Es war kühl und windig, die Sonne versteckte sich hinter den Wolken und ließ sich nur selten blicken.

Kurz nach sechs kam ich mit Lilli, die ich für dieses Date in Gini umbenannt hatte, am Treffpunkt an und wurde auch schon erwartet. Marcel war wirklich groß und sportlich, sah allerdings wesentlich älter als 35 aus. Er hatte ein kleines Grübchen im Kinn, sein Gesicht wirkte schmal und hart.

»Hallo Lilli«, begrüßte er mich zurückhaltend.

»Hey!« Wir umarmten uns leicht.

»Was willst du trinken?«

Es war erstaunlich leer, als wir Cranberrysaftschorle bestellten und uns in die vorübergehend scheinende Sonne setzten.

»Und? Wie war dein Wochenende?«, fragte ich.

»Ja, ganz gut. Ich war eben noch bei meinen Eltern.«

Ich wartete darauf, dass er mehr erzählen würde, doch er schwieg. Nach einer kurzen Pause sagte ich: »Wie schön! Was hast du sonst so gemacht?«

»Ach, nichts Besonderes. Habe mich mit Freunden getroffen. Waren was trinken. Ansonsten haben wir gechillt.«

Er trank einen Schluck und sah aufs Wasser.

Stille.

Bis auf das Rascheln seiner Hose.

Er wippte nervös mit seinem Bein, was wiederum mich ganz nervös machte. Ich fühlte mich, als müsste ich einen alten Esel anschieben. Nachdem er in den Mails so flirty gewesen war und so viel geschrieben hatte, entpuppte er sich nun als stilles Lamm. Vielleicht stand er ja einfach nicht auf mich und überlegte, wie er sich am schnellsten aus der Affäre zog. Oder er war einfach nur schüchtern.

Nicht mal für Lilli-Gini interessierte er sich. Dabei boten Hunde (auch wenn es kleine Tussenhunde waren) immer Gesprächsstoff. Hatte ich zumindest bisher gedacht.

»Was machst du denn sonst so?«, fragte ich, um überhaupt etwas zu sagen.

»Ich arbeite viel. Habe einen guten Job, ist so weit auch alles gut.«

Ich nickte. Er hüllte sich wieder in Schweigen. Lilli-Gini saß zitternd vor uns. Er beobachtete sie kurz. Der Wind wurde stärker.

»Meine Mutter hat sich auch einen Hund gekauft.«

»Ah. Was für einen denn?«

»Einen Mops. Der hat mir zur Begrüßung erst mal in den Flur gekackt.«

Was für ein Gespräch!

»Schön!«

Er schnaubte. »Kannst du wohl sagen. Die kümmert sich auch gar nicht so richtig um den.«

»Oh.«

»Na ja, ist mir auch egal. Bin eher ein Katzenmensch.«

Soso. Scooby Doo war also ein Katzenmensch.

»Und wie kommt's dann zu deinem Nickname?«

»Hm?«

»Na du nennst dich doch Scooby Doo.«

»Ach so. Hatte mal einen Kater. Und den hat meine Ex so genannt. Deswegen.«

Verlegen sah ich mich um. Was sollte ich denn darauf antworten?

Mein Blick folgte einem Touristendampfer auf der Spree. Ich war froh, dass ich mit Marcel keine Bootstour gemacht hatte. Wenn das so weiterging, würde ich gleich gehen.

Zwischen uns entstand einfach keine Chemie. Nicht einmal ansatzweise. Ich musste an sein Massage-Angebot denken. Wie er wohl reagierte, wenn ich ihn darauf ansprach? Die Zeit verging nicht, es wurde immer kälter. Und unsere Gläser waren noch halb voll. Warum hatten wir nicht einfach irgendwas unternommen, über das man sich unterhalten konnte?

Aber noch wollte ich nicht aufgeben. Also lenkte ich das Thema auf sein Singleleben und fragte ihn nach seinen Online-Flirterlebnissen.

»Meine Ex habe ich online kennengelernt. Da hat das echt gut funktioniert. Also mit der Liebe.« Er hielt kurz inne. »Nachdem wir uns getrennt haben, habe ich mich wieder angemeldet.«

»Und wie lange bist du wieder online?«

»Ein Jahr.« Und beiläufig fügte er hinzu: »Habe aber noch keine nette Frau getroffen.«

Oh. Sehr charmant.

Pause.

Ich sah ihn an und erwischte ihn bei einem Gesichtsausdruck, der verriet, dass ich wohl auch zu diesen Frauen gehörte. Gerade als ich mir also einen guten Grund überlegen wollte zu gehen, erwischte ich Lilli dabei, wie sie einen Zigarettenstummel fressen wollte.

»Lilli! Aus!«, herrschte ich sie im Affekt an.

Ups. *Ich* hieß doch Lilli. Und Lilli Gini. Ganz vergessen!

Marcel guckte mich böse an. Was er in diesem Moment wohl dachte? Wahrscheinlich schwor er sich, nie wieder eine Lilli zu daten!

Gerade als ich Luft holen wollte, um ihm zu sagen, dass ich jetzt gehen würde (immerhin brauchte ich jetzt keine Ausrede mehr), stand er auf und fauchte: »Heißt du wie dein Hund, oder was?«

»Mein Hund heißt wie ich«, sagte ich, weil mir nichts Besseres einfiel und ich Marcel sowieso nicht wiedersehen wollte.

»Was bist du denn für eine? Bisschen plemplem?« Er zeigte mir wild gestikulierend einen Vogel.

Noch bevor ich auch nur ein Wort erwidern konnte, griff er sich seinen Rucksack und ging.

In diesem Moment fing es an zu nieseln. Lilli glotzte mich mit großen Augen an.

Manchmal war halt nicht der Mann der Freak. Sondern ich.

6. Date

Berauscht

»Das Dasein ist köstlich,
man muss nur den Mut haben,
sein eigenes Leben zu führen.«
CASANOVA

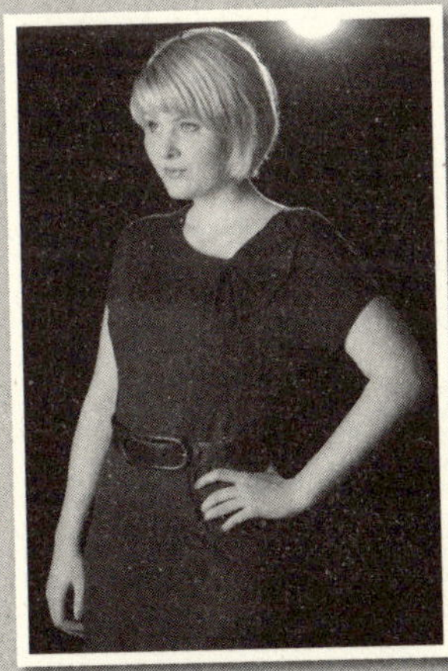

Nach dem Desaster mit Marcel hatte ich erst mal die Nase voll vom Online-Dating. Aber eines verregneten Sonntagmorgens zog es mich doch wieder magisch an meinen Laptop.

Kaum ein paar Tage offline, schrieben mich nicht mehr so viele Männer an. Das lag wahrscheinlich daran, dass Personen, die online waren, immer in einer Spalte auf der rechten Seite des Bildschirms mit Foto angezeigt wurden und so automatisch höheren Zulauf erhielten. In meinem Postfach gähnte also erstaunliche Leere. »Willst du gelten, mach dich selten« galt demnach nicht fürs Online-Dating. Hmpf.

Und dann bekam ich überraschenderweise doch noch eine Mail, von einem Mann, der mir sehr gut gefiel. Sie war freundlich, sympathisch. Keine Ahnung, wie die perfekte Online-Anmache aussehen sollte, aber die von Michael, der sich unter dem Namen »KC« registriert hatte, weckte vom ersten Augenblick an mein Interesse.

Hallo Elbmädchen,

deinen Text fand ich sehr schön! (Und das kann ich nicht oft behaupten.) Lachst du auch gern? Ich bin nämlich über meine Rolle als Klassenkasper nie hinausgekommen.

Neugierig klickte ich auf sein Profil. 1,86 Meter groß, braune Haare, braune Augen. Auf einem seiner Bilder trug er einen Anzug, seine kurzen Haare waren perfekt frisiert, sein Blick hatte etwas Arrogantes. Sehr sexy. Allerdings ohne, dass er zu wissen schien, wie sexy. Das andere zeigte ihn entspannt in einer Bar mit quer gestreiftem Pulli und Bier in der Hand.

Da ich auch seine Fotos durchaus ansprechend fand, antwortete ich ihm prompt:

Hallo KC,

und wie – ich liebe es zu lachen. Und die Klassenkasper waren mir damals schon am liebsten. Sie waren der einzige Lichtblick im grauen Schulalltag …

Viele Grüße,

Rosa

PS: Darf ich fragen, wofür diese Abkürzung steht? Siehst nicht gerade wie ein Gangsterrapper aus.

Es dauerte nicht lange, bis er mir zurückschrieb:

Hallo Rosa, sehr erfreut!

Mein Name ist Michael, KC steht für Klassenclown, was Besseres ist mir im Moment der Registrierung nicht eingefallen. Und so was schimpft sich »Kreativer« ... Schande auf mein Haupt!

Nein, als Gangsterrapper würde ich mich wirklich nicht bezeichnen. Im Gegenteil: Die letzte Straftat liegt schon 25 Jahre zurück ... Da war ich so frei, Gummibärchen am Kiosk zu klauen ... Außerdem komme ich aus München und putze (bei Gelegenheit) meine Wohnung noch selber. Wahrscheinlich sieht es deswegen so unordentlich aus.

Das Gute an Berlin ist ja, dass man immer sagen kann, dass es so sein muss und einen tieferen Sinn hat. »Moderne Kunst« klingt auch viel besser als Faulheit.

Wäre in meiner Heimat nicht so einfach möglich.

Und zum Schluss noch ein Kompliment: Dein Lächeln auf den Bildern ist zauberhaft!

Viele Grüße,

Michael

Mir gefiel es, dass er gleich so viel von sich erzählte und mich nicht wie die anderen Männer mit lauter Fragen löcherte. Und natürlich freute ich mich auch über das kleine Kompliment.

Den ganzen Nachmittag schrieben wir uns Mails. Wir unterhielten uns über unsere Lieblingsclubs und das Leben in Berlin. Es war alles so natürlich, fühlte sich vertraut an und machte so viel Spaß, dass ich gar nicht merkte, wie die Zeit verflog.

Solche Begegnungen schätzte ich sehr – im digitalen wie im realen Leben.

Als ich dann endlich den Laptop zuklappte, taten mir die Augen weh. Dafür war ich sehr euphorisch. Ich freute mich jetzt schon auf den weiteren Kontakt mit ihm.

Die nächsten Tage zwang ich mich, so selten wie möglich die Seite des Datingportals zu besuchen. Immerhin konnte man anhand eines grünen Punktes sehen, ob ich online war oder nicht. Und ich wollte auf keinen Fall den Anschein erwecken, als hätte ich nichts anderes zu tun, als auf eine Mail von Michael zu warten. (Auch wenn das absolut der Wahrheit entsprach!) Ich tat so, als ob ich ein sehr interessantes Privatleben und viel zu tun hätte. Dabei war die Auftragslage momentan eher mittelmäßig und ich verbrachte meine freie Zeit überwiegend an einem der vielen Badeseen.

Michaels Mails verschlang ich sofort, beantwortete sie aber wesentlich später. (Ich hatte ja viel zu tun!) Kaum hatte ich dieses alberne Fang-mich-Spielchen ein paar Mal gespielt, fragte er mich nach meiner Nummer, um mich besser erreichen zu können.

Ich schrieb sie ihm, klappte den Laptop zu und freute mich sehr, dass mein Plan funktioniert hatte. Zur Feier des Tages gönnte ich meiner sonnengestressten Haut eine Entspannungsmaske, schmierte eine Kur in meine Haare, las ein Buch, hörte Feist und fühlte mich wie im Himmel.

Und dann klingelte mein iPhone. Anonym rief an.

Ich überlegte kurz, eine bekloppte Ansage à la »Wellnesstempel Mai« zu machen, meldete mich dann aber doch glücklicherweise mit einem tiefenentspannten »Hallo?«

Anonym sagte etwas, was ich leider nicht verstand. Ich hörte nur, dass es sich um einen männlichen Unbekannten handelte. Da ich mein Smartphone nicht mit meiner grünen Maske beschmieren wollte, hatte ich es ein bisschen vom Ohr weg gehalten.

»Wer ist da?«, fragte ich immer noch sehr entspannt. Heute konnte mich nichts aus der Ruhe bringen.

»Hier ist Michael.«

Ahhhh!!! Okay, *er* konnte das definitiv!

»Hi! Was für eine Überraschung, dass du anrufst!« Ich klang hibbelig und euphorisch, dabei war ich doch so … ach egal.

»Störe ich?«

Hm. Gute Frage. Störte er mich? Immerhin hatte ich irre viel zu tun! Ich könnte ihm sagen, dass ich gleich ein wichtiges Meeting hatte (musste ja noch meine Maske abspülen und die Kur auswaschen), oder …

»Nein, überhaupt nicht. Wie geht's dir?«

»Danke, gut. Habe eben noch schnell was getextet und bin jetzt fertig … Was hast du gemacht?«

Und so kam es, dass Michael und ich sage und schreibe eine Stunde und 38 Minuten telefonierten, uns über das Leben in Berlin und in unseren Heimatstädten unterhielten, viel lachten und flirteten, bis er sagte: »Witzig, jetzt telefonieren wir schon so lange, da hätten wir uns doch auch schon längst treffen können.«

Leichtfertig sagte ich: »Was hält uns denn davon ab, es jetzt zu tun?«

Dabei vergaß ich, dass es durchaus Gründe dagegen gab: zum Beispiel meine inzwischen bröckelig gewordene Maske, unter der ich vollkommen ungeschminkt war, und die Tatsache, dass die Haarkur schon seit fast zwei Stunden einwirkte und meine Haare vor lauter Feuchtigkeitsschüben bestimmt schon ganz fettig aussahen.

»Super! Zu mir oder zu dir? Kleiner Scherz, meine natürlich meinen oder deinen Kiez.«

»Ich komme zu dir. Also in deinen Kiez«, sagte ich lächelnd und versprach idiotischerweise, es in einer Stunde zu schaffen, was aufgrund der Tatsache, wie ich aussah, schier unmöglich schien.

Warum hatte ich mich nicht erst in zwei, drei Stunden mit ihm verabredet? Manchmal war ich leider doch nicht so cool, wie ich es gern gewesen wäre.

Nachdem ich im Eiltempo noch einmal unter die Dusche gesprungen war, meine Haare geglättet und mich geschminkt hatte, stand ich vor dem Kleiderschrank und fragte mich mal wieder, was ich anziehen sollte. Blöderweise hatte ich gerade eine Blau-Phase.

Ich kaufte nur noch alles in Dunkelblau, ohne Teile zu besorgen, die dazu passten.

Ich griff nervös nach meinem Lieblingskleid (natürlich in Dunkelblau), zog eine weiße Strickjacke und Sandalen an, warf einen flüchtigen Blick in den Spiegel und huschte aus der Wohnung.

Als ich kurz darauf zwischen Touristen und Straßenmusikanten in der Bahn Richtung Kreuzberg saß, war ich so aufgeregt wie bei keinem anderen Date zuvor. Überall kribbelte es. Die Wirkung meiner Entspannungsmaske war bestimmt schon längst wieder verflogen.

Wie Michael wohl aussah? Genauso gut wie auf den Bildern? Ob es zwischen uns so locker blieb wie eben am Telefon? Und was war, wenn ich ihm nicht gefiel?

Die Stadt flog an mir vorbei.

Und dann war ich da.

Ich setzte meine Sonnenbrille auf und stieg ich aus.

*

Wir hatten uns in einem Biergarten verabredet. Glücklicherweise war ich ein bisschen zu spät, hoffentlich blieb mir das Warten erspart … Noch mehr Aufregung konnte ich jetzt wirklich nicht gebrauchen.

Ich ging den sandigen Weg durch den Görlitzer Park, Kinder spielten, Hunde spielten und ich spielte verrückt. Die Sonne brannte auf meiner Haut und ich redete gedanklich auf meine Blutzirkulation ein, dass sie bitte meine Wangen weitestgehend vergessen möge. Ich hatte immer rote Wangen. Wenn ich aufgeregt war, knallrote.

Und dann sah ich ihn. Michael. Ungefähr zwanzig Meter von mir entfernt stand er vor dem Biergarten und beobachtete das Treiben im Park. Bis jetzt sah er gut aus. Aber vielleicht war er einer dieser hübschen Menschen aus der Entfernung …?

Als er sich dann zu mir drehte, lächelte er und kam mir entgegen.

Mein Herz schlug schneller.

Noch schneller.

»Hi, wie schön, dass es geklappt hat!«, sagte er. Viel besser als das Synonym »KC« für »Klassenclown« hätte »EhcTgmF!« gepasst – »Extrem heißer, cooler Typ, genau mein Fall«. Er trug eine locker sitzende Jeans, Chucks und ein grünes T-Shirt.

»Hey!«, lächelte ich und setzte meine Sonnenbrille in die Haare.

Er wirkte so entspannt, wie ich gern gewesen wäre. Indiz dafür: Er hatte keine roten Wangen! Dafür einen Bart, dessen Stoppeln bestimmt schon weich waren.

Wir küssten uns auf die Wangen.

Sein Bart war weich. Michael roch holzig und frisch, meine Nackenhaare stellten sich auf. Gut riechende Männer machten mich schwach.

»Wartest du schon lange?«, überspielte ich meine Nervosität.

»Stunden!«, scherzte er und sah mich eindringlich an. »Nein, Quatsch, bin eben erst gekommen.«

Ich mochte ihn vom ersten Augenblick an. Und wusste sofort, dass der Abend nicht im Biergarten enden würde …

*

Wir hatten Glück und ergatterten den letzten freien Tisch in der Sonne, tranken Gin Tonic und landeten nach einem sehr kurzen und lustigen Small Talk beim Thema Sex.

Als er mir erzählte, dass er gern mal in einen Swingerclub gehen würde, war ich schon beschwipst.

Diesen Swingerclub-Wunsch hörte ich momentan häufig. Insbesondere via Facebook bekam ich des Öfteren Mails von Leuten, die mich fragten, ob ich einen empfehlen könne. Ab und an wurde ich sogar zu privaten Orgien eingeladen. Zu verdanken hatte ich das meinem damaligen Blog, in dem ich äußerst unzensiert über Sex geschrieben hatte. Mit dem Bloggen hatte ich mittlerweile aufgehört, weil ich an meinem ersten Buch arbeitete, die Leser und die Fragen waren aber geblieben. Swingen erfreute sich großer Beliebtheit, auch unter denjenigen, die nicht ins Swinger-Klischee passten.

»Warum machst du es denn nicht einfach?«, fragte ich.

»Gute Frage … Keine Ahnung. Wahrscheinlich, weil meine Ex nie Lust dazu hatte. Oder besser gesagt: mich deswegen eklig fand und total dafür verurteilt hat.«

»Na dann wird's doch mal Zeit«, grinste ich. »Ist doch besser, Träume wahr werden zu lassen und zu gucken, ob sie sich wirklich so gut anfühlen, wie man es sich vorstellt, als sie immer nur zu träumen.« Ich war ja richtig philosophisch! Darauf trank ich noch einen Schluck. Und dann war das Glas auch schon leer. Das ging aber auch immer schnell!

»Ich finde es großartig, dass du nicht verklemmt bist«, sagte er augenzwinkernd.

»Ich auch.«

»Soso … Gut zu wissen.« Dann deutete er auf mein leeres Glas. »Noch was zu trinken?«

Ich genoss die Stimmung zwischen uns, die Spannung, die sich langsam aufbaute und die eigentlich jedes Wort überflüssig machte. Unsere Blicke sagten alles.

Trotzdem wäre es zu einfach gewesen, jetzt gleich mit ihm rumzumachen.

Und so kam es, dass wir immer mehr Gin Tonic tranken und nur über Sex redeten, anstatt selber welchen zu haben. (Obwohl in Berliner Bars/Clubs/Biergärten nichts unmöglich schien!)

Mittlerweile war es dunkel geworden, der Biergarten immer noch überfüllt, die Stimmung ausgelassen. An unserem Tisch hatten sich noch drei andere Leute niedergelassen, dafür saßen wir jetzt nebeneinander und mussten uns in die Ohren sprechen, um überhaupt etwas zu verstehen.

Ich atmete seinen herben Geruch ein und genoss seine Nähe. Online-Dating konnte wirklich sehr viel Spaß machen!

Dann legte er seinen Arm um mich, ich drehte mein Gesicht zu ihm. Wir sahen uns in die Augen. Wieder ein bisschen zu lange. Ich atme tiefer und musste mich richtig konzentrieren, ihm nicht auf der Stelle zu verfallen.

Doch er küsste mich nicht, seine Lippen fanden ihren Weg zu meinem Ohr. »Wollen wir zu mir gehen?«

*

Mein Kopf dröhnte. Er fühlte sich an wie eine Bombe, die gleich explodieren würde. Ich versuchte, die Augen zu öffnen, doch meine Wimpern klebten zusammen. Warum war ich geschminkt ins Bett gegangen?

Als die verschwommenen Konturen des Zimmers deutlich wurden, wusste ich es: Ich war nicht zu Hause. Die Sonne schien kurz ins Zimmer und verschwand dann wieder hinter den Wolken. Überall auf dem Boden stapelten sich Magazine und Bücher, an der Wand hing ein riesiger Fernseher.

Neben mir hörte ich ein Grunzen. So vorsichtig ich konnte, drehte ich mich um und sah in das schlafende Gesicht von Michael. Jetzt fiel es mir wieder ein: das spontane Date, der überfüllte Biergarten, die Idee, zu ihm zu gehen …

Zu diesem Zeitpunkt war ich schon so betrunken gewesen, dass ich mich gar nicht mehr erinnern konnte, was bei Michael passiert war.

Er drückte seinen leicht geöffneten Mund ins Kissen. Seine Wimpern waren lang und geschwungen, die braunen Haare zerzaust. Auch jetzt sah er immer noch beneidenswert attraktiv aus.

Dann richtete ich mich langsam auf. Mir war schlecht. Als ich die Füße auf dem Boden abstellen wollte, trat ich aus Versehen gegen eine leere Flasche Wodka. Hatten wir die etwa komplett ausgetrunken? Jedenfalls fühlte sich mein ganzer Körper danach an.

Ich sah an mir herunter. Ich trug tatsächlich noch mein Kleid.

War wohl nichts gelaufen zwischen uns.

Ich stand auf, schlurfte ins Bad. Betrachtete mich im Spiegel und stellte fest, dass ich genauso fertig aussah, wie ich mich fühlte. Meine Haare standen in alle Richtungen ab, meine Wimperntusche war verschmiert. Zum Glück schlief Michael noch, ich war froh, dass er von diesem Anblick verschont blieb.

Bevor ich die Wohnung verließ, warf ich noch einmal einen Blick ins Schlafzimmer. Michael hatte sich mittlerweile auf den Rücken gerollt und war kaum noch zugedeckt. Auch er trug noch seine Klamotten, sein Arm und sein Fuß hingen aus dem Bett.

Sein T-Shirt war ein bisschen hochgerutscht und legte den Blick auf seinen flachen Bauch frei.

Brrr.

Ich zog mir die Sandalen an, nahm meine Handtasche und schlich auf leisen Sohlen hinaus. Als ich die schwere Haustür hinter mir zuzog, wusste ich, dass wir uns definitiv wiedersehen würden – nüchtern!

7. Date

Versetzungsgefährdet

»Die ersten Menschen
waren nicht die letzten Affen.«
ERICH KÄSTNER

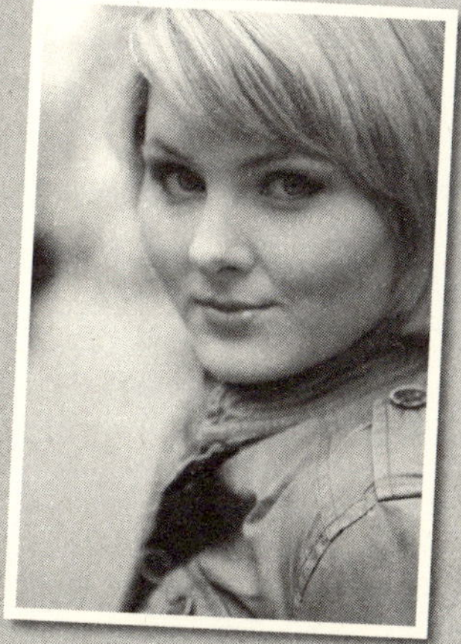

Es war Sonntagmorgen, ich konnte nicht mehr schlafen, machte mir einen Kaffee und setzte mich an den Laptop. Neugierig klickte ich mich durch die verschiedenen Profile der Männer. Sah mir ihre Fotos an, las mir ihre Texte durch.

Auffällig häufig posteten sie Links zu Musikvideos auf Youtube, zitierten Antoine de Saint-Exupérys *Der kleine Prinz* (»Man sieht nur mit dem Herzen gut. Das Wesentliche ist für die Augen unsichtbar«), wollten aber auf gar keinen Fall von Frauen ohne Profilfoto angeschrieben werden.

Bei manchen Männern wäre das Weglassen eines Bildes allerdings gar nicht so schlimm gewesen: Sie streckten die Zunge raus, posierten lächelnd mit schnuckeligen Welpen. Oder sie fotografierten sich gleich oben ohne und guckten wollüstig mit zusammengekniffenen Augen und Duckface in die Kamera. Ihr Bauch war angespannt und meistens gut trainiert.

Einer von dieser Spezies sah gar nicht so schlecht aus, allerdings kam er aus Gelsenkirchen und aufgrund der Art des Fotos hegte ich auch schon jede Menge Vorurteile, weswegen ich ihn nicht anschrieb. Allerdings war der heiße Assi gerade online, und als er sah, dass ich auf seinem Profil gewesen war, chattete er mich an:

»Hey Sexy! Hattest du ein bisher ein schönes WE?«

Ich trank einen Schluck Kaffee und antwortete trotz meiner Vorurteile: *»Ja, danke. Und selbst? Warum bist du denn schon wach?«*

Immerhin war es gerade mal acht Uhr. Normalerweise gehörte ich zu den Menschen, die sonntags das Bett nicht vor zehn verließen, aber da meine Samstagnacht extrem entspannt gewesen war (*Sex and the City* – Staffel 6, dazu Magnum Gold und Martini), hatte ich nicht viel Schlaf gebraucht.

»Wenn ich dir das sage, willst du mir nicht mehr schreiben.«

Jetzt wollte ich es erst recht wissen!

»Jetzt will ich's erst recht wissen … Es gibt keinen Weg mehr zurück! Warum bist du schon wach?«

Vielleicht hat er ja gar nicht erst geschlafen, weil er die ganze Nacht so viel gesoffen hatte. Und jetzt lag er kotzend neben dem Klo, übersät mit kleinen Bröckchen. Nein, das hätte ich wirklich nicht wissen wollen.

»Männerprobleme. Bin Bauchschläfer. Meine Riesenlatte hat mich aufgeweckt.«

Ich musste so laut anfangen zu lachen, dass der Rest des Hauses spätestens jetzt auch wach war. Das war ja mal eine Ansage!

»Guten Morgen! An Selbstbewusstsein mangelt es dir ja zum Glück nicht.«

»Das ist die Realität! Ich schicke dir gern Bilder!«

»Nein danke.«

»Warum denn nicht? Magst du keinen Sex? Also ich kann ja immer. Und brauch's mindestens zweimal täglich. Leider bin ich momentan Single und kann nicht so oft ficken, wie ich es gern würde …«

»Wie tragisch.«

»Willst du nicht doch Fotos sehen?«

»Nein danke.«

»Ach komm schon … Hätte ja auch mal Lust auf einen kleinen Berlin-Trip … Ich komme gern zu/in dir …«

Ich fühlte mich in sämtlichen Vorurteilen bestätigt, als ich ihn sperrte.

Und auch das schätzte ich sehr am Online-Dating. Idioten konnte man so einfach wieder aus seiner Welt verbannen!

*

»Dein siebtes Date!« Selmas Augen leuchteten. Ich nickte langsam. In meinem Kopf ließ ich die bisherigen Treffen Revue passieren. »Und? Wie fühlst du dich?«, fragte sie mich neugierig.

»Nomal?«

»Nee, du kannst dich nicht normal fühlen! Das ist dein siebtes Date! Die Sieben ist eine magische Zahl!« Aufgeregt rutschte sie auf ihrem Stuhl hin und her. Wir frühstückten in einem kleinen Café am Nollendorfplatz. Die Sonne schien durch die Fenster in den vollen Raum, vor uns standen Teller mit Aufschnitt und Rührei.

Ich zuckte mit den Schultern. »Ja?«

»Mensch Rosa, was ist denn los mit dir?«

»Weißt du, ich glaube einfach nicht an magische Zahlen.« Ich machte eine kurze Pause. »Außerdem habe ich mittlerweile schon so viele Männer getroffen, dass ich mich erst freue, wenn ich sie sehe. Denk doch nur mal an diesen Kartoffelmann. Da habe ich meine große Liebe erwartet … Und es wurde einfach nur peinlich!«

»Rate mal, wer mein siebtes Date war …«

»Marc?«, fragte ich gelangweilt.

Sie strahlte mich an. »Exakt!«

»Selma, das war Zufall. Die Sieben ist eine ganz normale Zahl!«, antwortete ich leicht genervt.

Selma zwinkerte mir zu: »Du wirst schon sehen …«

Ich gab zwar ein verächtliches Schnauben von mir, trotzdem konnte ich den ganzen Tag nicht aufhören, über ihre Worte nachzudenken. Insgeheim wünschte ich mir, dass sie recht haben würde. Dass ich endlich einen Mann treffen würde, der tatsächlich Single war und mit dem sich mehr als nur ein Date oder eine Affäre ergeben würde.

Obwohl ich mir nur kurz mit Jannik (1,80 Meter groß, blonde Haare, blaue Augen, freundliches Gesicht) Mails geschrieben hatte, steckte ich diese Hoffnung auch in ihn. Die Vergangenheit hatte gezeigt, dass es fast egal war, wie toll der Mann schreiben konnte oder wie gut er auf den Bildern aussah. Was letztendlich zählte, war die Chemie, das Zwischenmenschliche, das besondere Etwas, das man so schwer in Worte fassen konnte.

Deswegen war es mir nur recht, als er mich gestern nach dem üblichen Was-machst-du-so-Geschreibe gefragt hatte, was ich denn heute vorhätte. Da ich zu faul war, mir großartige Geschichten darüber auszudenken, wie toll und busy ich war, schrieb ich einfach: *»Nichts.«*

»Sehr schön! Wenn du Lust hast, komm doch einfach mit mir zum Erykah-Badu-Konzert. Ich habe von meinem Chef zwei Karten bekommen …«

»Nur unter einer Bedingung …«

»?«

»Ich zahl das Bier!«

*

Vor der Konzerthalle war schon einiges los: Überall standen kleine Grüppchen fröhlicher Leute, die vor dem Konzert noch Bier tranken, rauchten und Currywurst aßen. Schon jetzt war die Stimmung großartig! Der Abend konnte also nur gut werden.

Selmas Worte hallten noch in meinen Ohren und lächelnd ging ich zu dem Eingang, an dem ich mich mit Jannik verabredet hatte. Ich war schon ein bisschen zu spät, konnte ihn jedoch weit und breit nirgends entdecken.

Also wartete ich.

Da ich am Eingang stand und sich dort anscheinend viele Leute verabredet hatten, kam immer mal wieder jemand auf mich zu. Jedes Mal musterte ich die Personen flüchtig und hoffte, dass ich gleich Jannik erkennen würde, doch nichts passierte.

Keine Spur von meinem Date.

Fünf Minuten später: Auf ein Blind Date zu warten, ist immer ein bisschen wie vor dem Berghain zu stehen und nicht zu wissen, ob man reinkommt. Man steht ganz vorn in der Schlange und versucht, lässig auszusehen. So, als ob es einem völlig egal wäre, ob man es in diesen Monster-Club schafft, dabei rast das Herz und man will nur eines: von den Bässen gefressen werden, wild tanzen, die Zeit vergessen …

Auch jetzt versuchte ich, so zu wirken, als sei es mir egal, dass um mich herum nur schöne Pärchen und fröhliche Grüppchen standen, die alle perfekt gezapftes Bier in der Abendsonne tranken und ich quasi die Einzige war, die ganz allein hier wartete.

Zehn Minuten später: Von Jannik war immer noch nichts zu sehen. Die Frau, die sich eben neben mich gestellt hatte, sah todtraurig aus. Ob sie wohl zu lange vergeblich nach ihrem Traummann gesucht und ihn nie gefunden hatte? Oder wartete sie auch auf einen Mann und befürchtete, versetzt zu werden?

Zwölf Minuten später: Ich fühlte mich wie ein Fehler in dieser Kulisse. Überflüssig. So viel zum Thema »Magische Zahl«.

Ich schrieb Selma eine SMS:

»Der Arsch kommt nicht. Ich gehe jetzt. Sehr magisch.«

»Nein, warte noch ein bisschen! Der kommt bestimmt gleich … Sei nicht immer so ungeduldig.«

15 Minuten nach der vereinbarten Zeit checkte ich mit meinem iPhone meinen Dating Account. Vielleicht hatte Jannik mir ja noch geschrieben, dass er später kommen würde …? Warum war ich auf die Idee nicht schon vorher gekommen?

17 Minuten später: keine Mail von Jannik, weit und breit nichts von ihm zu sehen. Das durfte doch nicht wahr sein!

Jeder konnte mal zu spät kommen, aber bitte nicht beim ersten Date! Und dann auch nicht 17 Minuten! Warum war ich überhaupt noch hier?

Eine Minute später stellte ich mir vor, dass er mich beobachtete, und fand das sehr erniedrigend. Wahrscheinlich amüsierte er sich königlich über mich. Oder er hatte mich gesehen und wollte dann doch lieber allein zum Konzert? Vielleicht war ich einfach nicht sein Typ? Oder hatte er etwa mehrere Mädchen an verschiedene Treffpunkte bestellt, sich alle angesehen, ohne dass sie ihn entdeckt hatten, und sich nur der Hübschesten zu erkennen gegeben?

Diese Gedanken waren zu viel.

Ich ging.

Verließ die perfekte Kulisse und tauchte wieder in die kühlen Unterwelten Berlins ab.

Ich wollte nur nach Hause, wollte kalt duschen, um den Schmutz der Stadt, die ölige Sonnencreme abzuwaschen. Und um wieder einen klaren Kopf zu bekommen.

*

Als ich in der Bahn saß, dachte ich daran, dass, wäre mein Leben ein Hollywoodfilm, ich jetzt meinen Traummann erblicken würde. Es wäre Schicksal gewesen, dass mich Jannik versetzt hatte. Schicksal, dass ich genau in dieser Bahn saß. Unsere Blicke würden sich treffen, es würde sich anfühlen, als hätte uns Amors Pfeil direkt in die Herzen getroffen. Er würde mich charmant ansprechen, wir würden etwas trinken gehen, die Zeit vergessen, die ganze Nacht reden, unvergesslichen Sex bei Sonnenaufgang haben, kurze Zeit später heiraten, ein Haus und einen Golden Retriever kaufen, ich würde ein paar Kinder auf die Welt pressen und wir würden glücklich und zufrieden bis ans Ende unserer Tage leben.

Eindeutig zu viele Konjunktive und Klischees in einem Satz.

Stattdessen saß mir gegenüber eine schwitzende, ältere Dame.

Ansonsten war die Bahn ziemlich leer. War bei dem Wetter ja auch kein Wunder.

Wenigstens sorgte mein MP3-Player für ein bisschen Film-Feeling: Er spielte im Shuffle-Modus Robyns und Snoop Doggs *U Should Know Better …*

Magie liegt anscheinend im Auge des Betrachters.

8. Date

Der Wolf

»Nimm sie nimm sie nimm sie verschling sie.«

NIMM SIE, 2RAUMWOHNUNG

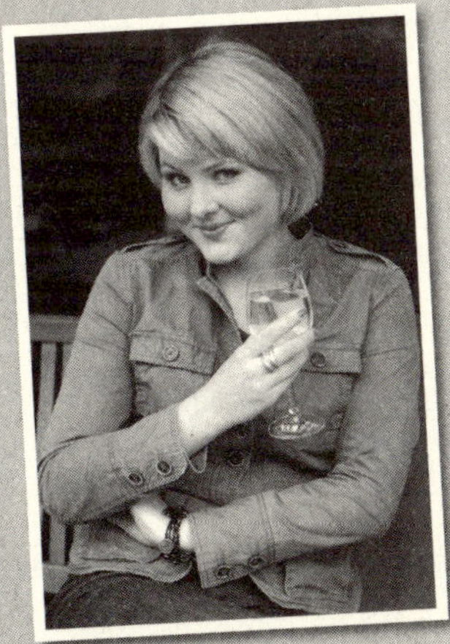

Eines Abends setzte ich mich mit einem Glas Martini an den Laptop und sah mir die verschiedenen Profile der Männer an. Eigentlich hatte jeder irgendwas an sich, was mir nicht gefiel – bis ich auf das von Oliver stieß. Sein Foto sprach mich sofort so sehr an, dass ich ihn einfach anschreiben *musste*. Es unterschied sich von denen der anderen Männer, weil es so schlicht war. Pur.

Der Himmel hing trüb über Dünen und er blickte mit einer solchen Intensität in die Kamera, als würde er einem direkt ins Herz sehen. Sein Ausdruck war wild und schmerzvoll zugleich, fordernd, sehnsüchtig.

Erlaubte auch einen Blick in sein Herz.

Bevor ich ihn anschrieb, musste ich es mir erst mal sehr lange ansehen.

Und dann musste ich mir sehr lange überlegen, was ich schreiben sollte, weil ich ihn unbedingt kennenlernen wollte und es unglaublich schwierig fand, die Mail-Unterhaltung zu beginnen.

Nach sehr vielen Versuchen und gelöschten Zeilen beließ ich es bei wenigen Worten.

Um genau zu sein, bei einem: *Hey!*

Sehr eloquent, ich weiß.

Glücklicherweise musste ich nicht lange auf seine Antwort warten. Noch am selben Abend schrieb er:

Hey Elbmädchen,

erste Mails zu schreiben ist scheiße, oder? ;) Hier sind ja sowieso alle sehr kritisch und jedes Wort zu viel könnte das falsche sein, das dich ins Aus katapultiert … Dafür ist die Auswahl an Alternativen auch einfach zu groß … Weiß ja noch nicht, wie ich das hier so finde … Viele Grüße, Oliver

Und schon waren wir im Gespräch. Begleiteten uns von da an ständig digital.

Er war wie eine Person, die in meiner Handtasche lebte, die mir immer mehr Bilder schickte und die ich mit jeder Mail mehr sehen wollte.

Er erzählte, dass er sehr viel verreiste und am liebsten nach Schweden fuhr. Und dass er Filme von Quentin Tarantino und Fatih Akin genauso liebte wie ich.

Nach zwei Wochen voller Mails verabredeten wir uns für einen Freitagabend.

*

Der Wind zerzauste erbarmungslos meine Frisur und spielte mit meinem dunkelgrünen Kleid. Der Abend dämmerte und trotz des Windes war es immer noch heiß.

Meine leicht gebräunten Beine zitterten trotzdem. Ich war so nervös.

Und dann entdeckte ich ihn.

Er saß an einem Tisch vor der Bar und wartete schon auf mich. Vor ihm stand ein volles Bier, er schien also noch nicht lange hier zu sein. Schauer durchliefen meinen Körper. Ich konnte es kaum erwarten, endlich mit ihm zu sprechen, ihn zu riechen. Ihn kennenzulernen.

Er bemerkte mich, als ich schon fast neben ihm stand. »Hey!«, sagte er so überrascht, als ob er gar nicht mit mir gerechnet hätte. Dann lächelte er breit und erhob sich. Seine Zähne erinnerten mich an die Reißzähne eines Wolfes.

»Moin!«, lächelte ich und musterte ihn kurz. Seine Haare waren voll, dunkelbraun und schulterlang, seine Jeans ein bisschen zu weit und unförmig. Kurz musste ich an die Karottenhosen in den Neunzigern denken. Seine sah aus wie eine Light-Version dieses Mode-Faux-pas. Sein Hemd war gestreift, sein ganzer Stil wirkte veraltet. Er war nicht sonderlich groß oder breit. Außerdem war er mit Sicherheit wesentlich älter als ich. Hatte er ein Alter in seinem Profil angegeben? Ich schätzte ihn auf vierzig.

»Schön, dass du da bist!« Seine Stimme klang warm.

Wir küssten uns auf die Wangen, während seine Hand leicht meine Taille berührte. Seine Haut roch nach Seife. Wir sahen uns kurz und intensiv in die Augen. Grün waren seine und sie packten mich vom ersten Augenblick an. Sie ließen mich vergessen zu atmen, raubten mir die Konzentration.

Seine wilde Ausstrahlung ließ alles andere farblos erscheinen und sein markantes Gesicht mit den sinnlich geschwungenen Lippen bewies eine starke Ausdruckskraft. Durch seine feinen Züge schimmerte eine unfassbar erotische Ausstrahlung.

Scheißegal, was er anhatte – er haute mich sofort um.

»Willst du was trinken?«, unterbrach er die Stille.

»Ja gern! Einen Gin Tonic, bitte«, sagte ich. Mein Herz raste.

»Moment … Ist sofort da. Setz dich doch!« Dann ging er rein und kam kurze Zeit später mit einem großen Glas zurück.

Wir kamen schnell ins Gespräch. Und weil ich den ganzen Tag vor Aufregung fast nichts gegessen hatte, entfachte der Gin rasch seine Wirkung. Ich konnte nicht aufhören, Oliver anzusehen. Es war warm, die vorbeikommenden Menschen gut gelaunt, die Chemie zwischen uns stimmte.

»Weißt du, es gibt ein paar Dinge, die man einfach nicht sagen darf, obwohl sie wahr sind. Die sind gesellschaftlich einfach nicht akzeptiert«, bemerkte ich angeheitert.

»Welche denn?«, grinste er. Ja, er sah wirklich aus wie ein Wolf. Wie es sich wohl anfühlte, von ihm gebissen zu werden?

Ich rührte mit dem Strohhalm meinen Gin Tonic um. Die fast geschmolzenen Eiswürfel wirbelten durchs Glas. Ich sah ihn an. »Einer Mutter zu sagen, dass ihr Kind nicht süß, sondern hässlich ist.«

»Ohhhh«, lachte er. »Das stimmt! Was noch?«

Ich überlegte kurz. »Auf die Frage ›Wie geht es dir?‹ ehrlich zu antworten. Lässt dich beim Small Talk leicht wie einen Psychopathen wirken.«

»Oh ja!«, nickte er.

»Zu fragen, ob die Person ein Mann oder Frau ist. Oder eine Frau zu fragen, ob sie dick oder schwanger ist.« Ich kam so richtig in Fahrt. »›Zusammen oder getrennt?‹ ist auch immer eine schöne Frage. Besonders beim ersten Date.«

Er lachte und sagte: »Oder … Oder seiner Mutter zu sagen, dass es wirklich nirgendwo so abartig schmeckt wie bei ihr.«

»Boah, das ist wirklich fies!«, freute ich mich.

»Eben!«

»Stimmt bei meiner zum Glück nicht.«

Er hob sein Glas. »Darauf trinken wir!«

Wir stießen an und ließen uns dabei nicht aus den Augen. Nachdem er einen großen Schluck getrunken hatte, beobachtete er mich immer noch.

»Was denn?«, fragte ich. Seine Blicke machten mich zu heiß, um cool zu bleiben.

»Wollen wir spazieren gehen?«, fragte er mich und sah mich so herausfordernd an, als ob es sich um eine Mutprobe handelte.

Ich zog eine Augenbraue hoch und lächelte. Was für eine Frage! Natürlich würde ich nicht Nein sagen. Dafür war er viel zu attraktiv, da musste ich mir nichts vormachen. Genauso gut hätte ich versuchen können, mich an Vorsätze wie »nie wieder Alkohol« oder »weniger shoppen, mehr sparen« zu halten. Es gab Dinge, die mir einfach zu viel Spaß machten, um darauf zu verzichten.

Er zahlte und wir schlenderten an das nahe gelegene Ufer der Spree. Die Spannung zwischen uns wurde unerträglich. Es fühlte sich an, als wäre sogar der Wind schwächer geworden, weil er es nicht schaffte, sie zu durchdringen.

Gänsehaut überzog meinen Körper.

Bierpfützen mit Glasscherben lagen auf dem Weg, ich sah auf die Oberbaumbrücke, über die immer wieder die gelben U-Bahnen fuhren.

Das Wasser plätscherte gegen das Ufer, den Himmel übersäten Sterne.

Wir sprachen kein Wort mehr miteinander.

Mein Herz schlug hart und laut gegen meinen Brustkorb.

Unser Gang wurde immer langsamer. Es war so klar, was gleich passieren würde. Und um ehrlich zu sein, konnte ich es kaum abwarten.

Dann legte er seinen Arm wie selbstverständlich um meine Taille.

Meinen ganzen Körper durchfuhr ein Kribbeln. Ich blieb stehen, er wandte sich mir zu. Wir sahen uns in die Augen.

Er kam näher. Neigte seinen Kopf. Ich öffnete meinen Mund. Seine Lippen waren weich. Gott, wie er küssen konnte. Heiße Schauer durchfuhren mich.

Er war einer der Männer, deren Küsse allein einen schon wahnsinnig werden ließen. Alles, was diese Männer mit ihrem Mund anstellten, war so unglaublich göttlich.

Wir küssten uns immer heftiger. Der Wind wehte wieder, ich bekam Gänsehaut.

Seine Hände fuhren in meine Haare, er roch so gut, schmeckte nach Bier.

Wir waren so eng verschlungen, dass niemand uns hätte trennen können.

Es war herrlich.

Bis er innehielt und mich aus meinem Rausch riss. Mir in die Augen sah. Sein Blick hatte etwas Besorgtes. Er setzte an, etwas zu sagen, küsste mich dann doch lieber wieder.

Aber sein Blick war zu heftig gewesen, um ihn zu ignorieren, und so fragte ich, blöd und fürsorglich, wie ich manchmal war, was los sei.

Er atmete tief ein, sehr laut wieder aus und antwortete: »Ich bin verheiratet.« Und als ob das nicht schon genug gewesen wäre, fügte er: »Und ich habe zwei Kinder«, hinzu.

Seine Worte knallten gegen mich und prallten ab. Ich war zu verwirrt und zu betrunken, um zu reagieren.

Dann sah er mich so fordernd an wie zuvor, als ob er einfach sein Gewissen erleichtern musste, um genauso geil weiterzumachen.

Seine Küsse waren so sexy, dass mir immer heißer wurde. Meine Lippen würden morgen wehtun, wenn wir nicht aufhörten, sie würden pulsieren, wenn ich mich später schlafen legte. Und ich würde es genießen, würde lächeln, würde mich an diesen prickelnden Abend erinnern …

Und an seine Worte!

»Ich bin verheiratet!« Jetzt hatten sie ihren Weg gefunden, waren doch zu mir durchgedrungen, hallten in meinem Kopf, übertönten den herben Geschmack seines Kusses, übertönten meine Erregung. »Und ich habe zwei Kinder.«

Meine Hände wanderten nicht mehr. Warum musste er mir das auf die Nase binden? Wollte er, dass ich die Entscheidung für ihn traf, ob er durfte oder nicht? Wollte er letztendlich doch, dass ich Nein sagte? Weil mein Gewissen ihr und den Kindern gegenüber schlechter war als seins?

Seine Hände griffen energisch nach meinem Po, ich spürte seine Erregung an meinem Oberschenkel.

Doch als ob ich mit jedem Schluck Alkohol Anstand getrunken hätte, gelang es mir nicht mehr, ihm zu verfallen. Und das, obwohl ich nichts lieber getan hätte.

Wie alt seine Kinder wohl waren?

Seine Hände packten mich fester. Sie waren breit und kräftig. Stark. Mit ihnen konnte er mit Sicherheit noch bessere Dinge als mit seinem Mund anstellen … Ich schloss die Augen. Genoss seinen Biss in meinen Hals …

Als ich sie wieder öffnete, blickte ich in sein wildes Gesicht.

Er sah mich voller Leidenschaft an. Seine langen Haare waren zerzaust, seine Lippen rot. Er hatte wirklich ein außergewöhnliches Gesicht. Er hätte auch gut Schauspieler sein können.

Ich stellte mir seine Frau vor. Wie sie wohl aussah?

Dann biss er mir wieder in den Hals, drückte sein Becken gegen mich.

Ich stöhnte lustvoll auf.

Seine Hände packten meine Schenkel, ich fummelte an seiner Hose rum.

Ich drohte, ihm zu erliegen, ich wollte ihn so sehr. Doch mein Gewissen wurde lauter. Es brüllte mich an, ich ignorierte es, griff Oliver in die Hose, er keuchte.

Wie konnte sich etwas so richtig und gleichermaßen so falsch anfühlen?

Seine Hände glitten unter mein Kleid, griffen sich meinen nackten Po. Der Wind spielte mit meinen Haaren. Seine Erregung riss mich wieder mit, seine Hände begaben sich wieder auf Wanderschaft.

»Ich will dich!«, raunte er, »Fuck, wie ich dich will …«

Wie er wohl mit seinen Kindern sprach?

Der Gedanke war zu viel. Bevor seine Hände meinen heißen Schritt erreichten, sagte ich plötzlich: »Ich kann nicht.«

Keine Ahnung, wer von uns beiden verwirrter aussah. Und selbst mit diesem Gesichtsausdruck war er immer noch so sexy, dass ich mich nur zu gern von ihm hätte nehmen lassen.

»Was? Warum?« Seine Stimme klang erschrocken. Unsere Körper standen noch genauso nah beieinander wie kurz zuvor.

Jetzt war ich es, die laut ausatmete. Die auf das dunkle Wasser der Spree und die Oberbaumbrücke sah. Ich wich einen Schritt zurück. »Du hast Kinder. Ich kann nicht.« Ich sagte das ohne einen Hauch von Zynismus oder diesem »Wir Frauen müssen zusammenhalten«-Ton. Mir ging es nicht um seine Frau.

Meine Worte würgten mir genauso sehr eins rein wie ihm. Die Tatsache, dass er Kinder hatte, hatte mich vollkommen aus der Bahn geworfen. Ich zog mein Kleid nach unten.

»Scheiße«, sagte er dann tonlos und sah in den Himmel.

Und ich glaubte, den gleichen Blick wie auf seinem Profilfoto zu entdecken.

Mich durchfuhr ein Stechen.

Dann sah er mich wieder an. Und das Stechen wich der Erregung.

Ich musste weg, wenn ich ihm nicht doch noch verfallen wollte. Er kam näher, strich über meine Wange, küsste mich wieder. Drückte mich an sich. Er fühlte sich so gut an …

Ich stöhnte. Rang mit mir selbst. Was interessierte mich seine Familie? Wenn er kein schlechtes Gewissen hatte, warum sollte ich eins haben? Es wäre nur Sex …

Wir küssten uns heftiger. Heiße Schauer durchfuhren mich.

Warum tun wir dumme Dinge, obwohl wir ganz genau wissen, wie dumm sie sind? Wir trinken zu viel Alkohol, nur um uns später im Taxi zu übergeben; wir verlieben uns in verheiratete Männer, obwohl wir wissen, dass ihr Herz längst vergeben ist …

Seine Hände schienen überall gleichzeitig zu sein.

Die Hände, mit denen er seinen Kindern bestimmt Brote strich.

Ich wich zurück. Nein, es ging definitiv nicht.

»Glaube mir, ich würde zu gern, aber es geht nicht.« Ich konnte selber nicht fassen, dass ich so was sagte. Dass ich seiner Familie Platz in meinem Kopf einräumte.

»Komm schon …«, raunte er und kam wieder näher. »Ich will dich …«, flüsterte er und legte seine Hände auf meine Hüften.

Ich bekam Gänsehaut. Vor Erregung, vor Aufregung. »Warum hast du mir von deiner Familie erzählt?«, fragte ich. Es klang fast vorwurfsvoll. Immerhin war es *seine* Familie, *sein* schlechtes Gewissen, mit dem er allein hätte klarkommen müssen. Ich war Single. Ich musste mich vor niemandem rechtfertigen, außer vor mir selbst.

Und genau das war der springende Punkt. Wahrscheinlich hätte ich später in allen Kindern seine gesehen. Und darauf hatte ich einfach keinen Bock. Es war anders als bei Eber, der einfach »nur« eine Freundin hatte, die ich so leicht ausblenden konnte. Hierbei ging es um mehr.

»Weil ich ein Idiot bin.« Selbst als begossener Pudel wirkte er auf mich immer noch wie ein Wolf. Sein Mund war so sinnlich, sein Kinn genauso energisch wie seine Augen.

Er sah mich resigniert an. »Normalerweise mache ich …«

»Ja, ich weiß«, unterbrach ich ihn. Ich wusste, was jetzt kommen würde.

Normalerweise war er mit Sicherheit ein Lamm. Ich küsste ihn auf die Wange und flüsterte: »Idiot«, in sein Ohr. Er schloss die Augen.

Und bevor er mir noch einmal diesen Blick schenken konnte, dem ich so leicht wieder zu erliegen drohen würde, sagte ich: »Mach's gut.«

Und ließ mich von der Dunkelheit verschlucken.

9. Date

Alte Bekannte

»Better to be hated than loved for what you're not.«

I AM NOT A ROBOT, MARINA AND THE DIAMONDS

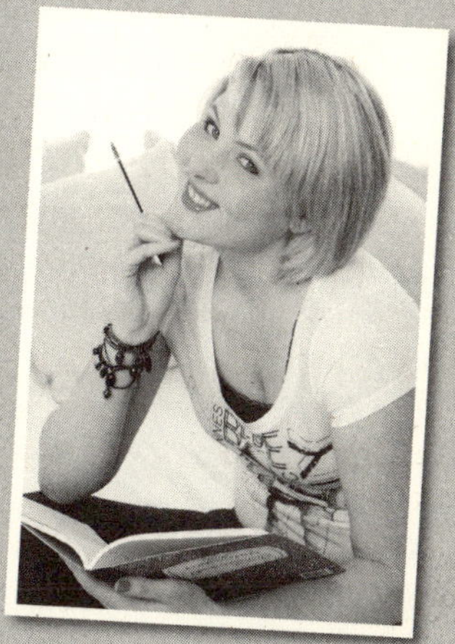

Ich war erschöpft. Es war so anstrengend, immer Männer kennenzulernen, mit denen irgendetwas nicht stimmte. Alle hatten entweder eine Beziehung oder irgendeine Macke, nach der ich schon fast krankhaft suchte, um ja nicht enttäuscht zu werden. Warum konnte denn nicht einfach mal etwas klappen? Der Schmerz zerriss mich nahezu, auch wenn dieses Gefühl absolut übertrieben und der Situation wahrscheinlich nicht angemessen war.

Am liebsten hätte ich wie ein Cowboy in einem Spaghettiwestern brennenden Alkohol meine Kehle runtergekippt und versucht, alles zu ersäufen, bis ich nichts mehr fühlte.

Aber ich saß einfach da, mit einem riesigen Kloß im Hals, mit müden Augen, und starrte in den Fernseher, ohne zu realisieren, was ich sah.

Ich hätte (obwohl es so spät war) auch Selma anrufen und ihr alles erzählen können, aber ich fühlte mich so dämlich. Weil es irgendwelche Männer, die ich nur aus dem Internet und von ein paar Mails kannte, schafften, mich derart zu berühren.

Wie betäubt ging ich ins Bett. Und versuchte zu vergessen, was eben mit Oliver passiert war.

*

Mitten in der Nacht wachte ich auf. Es war 3:29 Uhr. Lilli lag zusammengerollt neben mir. Nachdem ich meinen Durst mit einer halben Flasche Wasser gestillt hatte, knipste ich das Licht an. Lilli hob ihren Kopf und blinzelte.

Ich nahm ein Buch vom Nachttisch und las, doch ich konnte mich nicht konzentrieren, immer wieder schweiften meine Gedanken ab. Der Wind pfiff so laut vor meinem Fenster, dass ich dankbar war, drinnen zu sein. Völlig betrunken war ich um halb zwei ins Bett gegangen. Mit glasigen Augen und viel zu viel Gin Tonic intus.

Ich stand auf und ging ins Wohnzimmer. Ich hatte keine Lust mehr. Acht Dates waren mir genug. Im Internet würde ich nicht den Mann treffen, den ich wollte, der wirklich Single war und mehr als nur eine Affäre suchte. Es würde immer so weitergehen.

Ich klappte meinen Laptop auf und wollte nur noch eins: mich abmelden. Offline gehen und das machen, was ich schon die letzten zwei Jahre getan hatte. Nicht suchen, sondern mich einfach auf die Begegnungen einlassen. (Jedenfalls, wenn es sich zu lohnen schien …)

Die Seite des Datingportals öffnete sich, ich loggte mich ein. Ich war fest entschlossen, alles zu löschen.

Bis ich meine neuen Mails las.

Ich hatte mich seit meiner Anmeldung gefragt, wie es wohl sein würde, online jemanden zu entdecken, den ich kannte. Wäre es witzig oder doch eher unangenehm? Bevor ich auf den blinkenden Umschlag klickte, wusste ich nicht, dass ich gleich darauf eine Antwort auf diese Frage bekommen sollte.

Eine, die alles ändern würde.

Ich öffnete die Mail und sah in das Gesicht von Lars.

Ein verwundertes Lächeln umspielte meine Lippen. Lars war ein guter Freund meiner Freundin Katharina. Wir kannten uns von ein paar Partys und hatten uns immer gemocht.

Er war ein gut aussehender Mann mit grau melierten Haaren und einem verschmitzten Gesichtsausdruck. Trotzdem war nie was zwischen uns gelaufen.

»Mich wirst du nicht mehr los!«, schrieb er mir. Neben seinem Bild leuchtete der grüne Punkt. Lars war also online.

»Ich bitte darum! Warum bist du denn noch wach?«

»Ich habe Urlaub und kenne jetzt keine Uhrzeiten mehr … Schon Erfahrungen hier gemacht?«

»Kann man wohl sagen! Wollte mich gerade abmelden …«

»Ja?«

»Ja. Macht keinen Spaß mehr.«

»Oh … Was ist denn passiert?«

»Zu viel, um es aufzuschreiben.«

»Ich glaube, ich weiß, wovon du sprichst … Hat Katharina dir mal von meinen gesammelten Erfahrungen erzählt?«

»Nein … Sind's denn wirklich so viele?«

»Zu viele, um es aufzuschreiben ;)«

»;)«

»Erzähl ich dir, wenn du willst. Geteiltes Leid …«

Und so kam es, dass ich mein neuntes Date mit einem alten Bekannten hatte: Lars.

*

»Ich finde es so absurd, dass ich mich tatsächlich gedemütigt gefühlt habe, nachdem dieser Fritze mich versetzt hat. Ich kannte den doch nicht mal!«, echauffierte ich mich über mich selbst.

Lars nickte verständnisvoll. Es war ein sonniger Nachmittag, wir schlenderten mit Lilli an der Spree entlang und tranken Eiskaffee aus Plastikbechern.

»Ich weiß genau, was du meinst. Ich hätte auch nicht gedacht, dass es eine wildfremde Frau schafft, mich so dämlich fühlen zu lassen.«

»Was ist denn passiert?«

»Wir haben uns echt lange geschrieben und uns immer total nett unterhalten. Und als wir uns treffen wollten, kam sie nicht.«

»Oh.«

»Nee, das ist noch nicht das ›Oh‹ …«

Wie Diamanten funkelten die Sonnenstrahlen auf dem Wasser. Die Luft war so warm, dass es sich anfühlte, als seien wir im Süden und nicht im dreckigen Berlin.

»Ich habe sie natürlich danach angeschrieben und sie gefragt, was das sollte. Und sie hat mir allen Ernstes geantwortet: ›Ich dachte, du wärst nicht echt.‹«

»Was?«

»Ja, das war auch mein erster Gedanke. Warum schreibt sie mir dann so viel, wenn sie sowieso nicht daran glaubt, dass ich wirklich existiere? Das habe ich sie dann auch gefragt … Und sie meinte nur, dass es so guttun würde, sich mal wieder mit jemandem einfach nur zu unterhalten.«

»Oh … Wie armselig.«

»Da war ich wirklich froh, dass sie mich versetzt hatte.« Er lachte kurz und schüttelte den Kopf. »Man trifft ja auch nette Leute, aber teilweise sind echt komische Tanten unterwegs. Solche, die einem sonst nur im Nachtbus begegnen.«

»Mit wie vielen Frauen hast du dich denn schon getroffen?«

Er überlegte kurz. »Hm … 15? Mit ein paar habe ich auch immer noch Kontakt, aber das sind eigentlich nur Affären.«

»Für Affären ist das Netz super!«, sagte ich. Leise fügte ich hinzu: »Die Frage ist nur, ob man das will …«

»Allerdings. Auf Dauer ist das ja irgendwie auch nicht alles.«

»Das stimmt. Was hast du denn noch für Absurditäten erlebt?«

Ein mit Touristen beladener Spreedampfer fuhr an uns vorbei. Leute mit Sonnenbrillen und Kameras winkten uns lachend zu.

»Eine hat mir mal so einen Fragebogen geschickt, den ich vor dem Treffen ausfüllen sollte. Da standen dann wirklich merkwürdige Punkte drauf: Wein oder Bier? Schokolade oder Chips? Sex oder kuscheln? Hund oder Katze?«

»Ach du Scheiße.«

»Anfangs war das noch ganz lustig, aber nach dem dritten Bogen hatte ich keine Lust mehr.«

»Drei finde ich aber schon sehr ausdauernd«, meinte ich schmunzelnd. Lilli jagte kläffend ein paar Tauben, die erschrocken wegflogen. Der sandige Weg knirschte unter unseren Füßen.

»Das finde ich im Nachhinein auch. Totale Zeitverschwendung … Wie machen die Männer eigentlich die Frauen an? Vielleicht kann ich ja noch was lernen.« Er boxte mir sanft in die Seite.

»Das glaube ich nicht. Manche schreiben sehr charmante und witzige Mails, aber das ist wirklich die Minderheit. Die meisten schicken dir Nachrichten, aus denen du total herausliest, dass sie die schon an zig andere Frauen geschrieben haben … Ihren Samen streuen und gucken, wo es fruchtet.«

Lars gluckste wie ein fröhliches Baby.

»Es waren aber auch Frauen und unheimlich junge Typen dabei, die sich mit mir ›zum Knutschen‹ treffen wollten.«

»Und die schlimmsten?«, fragte er vorsichtig.

»Die schlimmste kam von einem Kerl, der geschrieben hat: ›Wollen wir uns treffen? Du bist fickbar.‹«

»Nein!!!«

»Doch«, grinste ich, »›fickbar‹ kannte ich noch gar nicht. Klingt sehr gelangweilt, finde ich.«

»Oh ja!«

»Und dann gibt's da noch eine ganze Menge anderer Anzüglichkeiten. Die Klassiker eben.« Ich verstellte meine Stimme. »Ich hab so einen dicken Schwanz und noch dickere Eier, willst du mal sehen, und so weiter.«

»Echt? Das schreiben die?«

»Klar! Anonymität macht mutig …! Einer hat auch mal geschrieben, dass er den ganzen Tag nur noch an mich denkt, seit er mein Bild gesehen hat. Das fand ich ein bisschen beängstigend.«

Wir setzten uns auf eine Bank. Die Sonne schien uns in die Gesichter. Der Eiskaffee verklebte meinen Mund, die Vögel zwitscherten. Lars legte den Kopf schief und strich sich übers Kinn. »Ich hab mich mal mit einer getroffen, die ihren Hund dabeihatte. Das war so eine fette Amerikanische Bulldogge. Schrecklich! Am schlimmsten aber war, dass diese heiße Frau die ganze Zeit ihr sabberndes, röchelndes Urvieh interessanter fand als mich.«

Ich musste schlagartig an den schweigsamen Marcel denken, der mich nach unserem Date mit Sicherheit für eine Irre hielt, die genauso hieß wie ihr Hund. Wie er wohl über mich reden würde? Kichernd erzählte ich Lars von dieser katastrophalen Verabredung. Er strich mir freundschaftlich über den Rücken: »Sei froh, so einen brauchst du eh nicht. Ich habe aber auch noch eine gute

Geschichte: Eine wollte alles über meine Exfreundinnen und guten Freundinnen wissen. Die entpuppte sich schon beim ersten Date als der totale Kontroll-Freak. Das war so anstrengend!«

»Das kannst du laut sagen. Ein eifersüchtiger Mann geht gar nicht …« Ich machte eine kurze Pause. »Eifersucht konnte ich noch nie verstehen. Ein Ex von mir war mal so eifersüchtig, dass er mir sogar verbieten wollte, meine beste Freundin auf die Wange zu küssen. Einmal hat er echt zu mir gesagt: ›Du liebst mich nicht – du bist ja nie eifersüchtig.‹«

»Hätte er doch froh sein sollen.«

»War er nicht. Er fand das schrecklich. Und ich verstand die Welt nicht mehr. Ich hatte einfach keinen Grund, eifersüchtig zu sein oder an ihm zu kleben, obwohl ich in ihn verliebt war. Ich kannte meinen Platz, meinen Stellenwert. Energie in Eifersucht zu verschwenden, wäre überflüssig gewesen.«

»Und jetzt? Bist du eifersüchtig?«

»Sehr selten. Ich sehe das so: Jede zwischenmenschliche Beziehung ist einzigartig. Und wenn man einander schätzt, wird auch nichts durch Dritte kaputtgehen.«

»Krass.« Lars zog die Augenbrauen hoch und fuhr sich durch die Haare.

»Manchmal wundere ich mich selbst darüber. Aber das ist auch der Grund, warum ich problemlos Affären haben kann. Ich kenne meinen Platz und weiß, dass den so schnell niemand einnehmen kann. Fertig.«

»Glaubst du denn an die Liebe?«

»Ja klar. Aber ich glaube nicht an Monogamie.«

Er sah mich mit großen Augen an. »Okay …«

»Es gibt nur eine Sache, die man verbieten sollte: Verbote.«

Lars schwieg einen Augenblick, bevor er sagte: »Ich könnte das nicht.«

»Ich finde, dass jeder für sich sein Ideal finden muss. Es ist so einfach, sich in dieser Hinsicht der Gesellschaft anzupassen … Die

Paare wirken nach außen hin so glücklich. Und oftmals sind sie total kaputt, hintergehen sich.« Ich sah ihn an. »Und genau das kann *ich* nicht.«

Es war ein herrlicher Tag. Sonnig und warm. Lilli war auf die Bank gesprungen, lag neben mir und beobachtete mit gespitzten Ohren die Spatzen, die vor uns Brotkrümel aufpickten.

»Vielleicht ist genau das dein Problem«, sagte er ruhig.

»Was?«

»Na, dass du dich nicht anpassen kannst. Wäre doch bestimmt nicht so schwer, jemanden zu finden, wenn du ein bisschen von deinem Egotrip runterkommen würdest.« Seine Stimme war ruhig, seine Worte klangen wie ein gut gemeinter Ratschlag.

»Na ja, wenn ich in den Mann verliebt wäre, würde ich sicherlich Kompromisse eingehen. Aber ich würde mich nicht auf eine Beziehung einlassen, um mich den gesellschaftlichen Idealvorstellungen anzupassen. Das ist ein himmelweiter Unterschied.«

»Der Punkt geht an dich.«

»Ich habe einfach keine Lust, mich in der Hölle wiederzufinden, in der ich schon mal war. Das Ding ist doch, dass jeder nach seiner Fasson glücklich werden muss. Und bevor ich den Mann finde, der wirklich zu mir passt, bin ich lieber Single und egoistisch.« Ich machte eine kurze Pause und lächelte ihn an. »Mein Mann wird kommen. Ich weiß es. Auch wenn es länger dauert. Es wird einer sein, auf den ich jede Sekunde liebend gern gewartet habe. Und für den ich meine ganze abgefuckte Monogamie-Theorie über Bord werfe.«

»Das finde ich gut. Ich glaube, dass das größte Problem der Menschen ist, dass sie einfach nur in einer Beziehung sind, weil sie nicht allein sein können. Ständig reden sie sich ein, dass alles einmal besser wird. Aber das wird es nicht. Es wird nur noch schlimmer. War bei meiner letzten Beziehung auch so. Und das, obwohl wir uns in einer sehr romantischen, fast schon kitschigen Nacht ewige Liebe geschworen haben …« Er seufzte. »Aber Ewigkeit ist anscheinend doch endlich. Wenn wir uns sehen, pressen wir nur ein ›Hallo‹ hervor …« Er warf mir einen kurzen, schmerzvollen Blick zu, ehe er auf den Boden sah.

»Tut mir leid für dich.«

»Schon gut«, sagte er. »Ist lange her. Trotzdem erschreckend, wo es einmal enden kann. Aus liebevollen Blicken werden hasserfüllte, aus zartem Säuseln aggressives Kreischen. Furchtbar.« Ich wusste genau, was er meinte. Waren die Gefühle erst mal verletzt und unausgesprochen, explodierten sie irgendwann mit solcher Wucht, dass sie nichts als Zerstörung hinterließen. Bei dem Gedanken daran bekam ich Gänsehaut. Liebe war wunderschön – und mindestens genauso kompliziert.

Wir blieben noch eine Weile sitzen und genossen das Wetter, während wir uns über die Liebe und unser Leben als Singles unterhielten.

Als wir aufstanden und unter einer Brücke hindurchgingen, sagte Lars: »Guck mal, lauter Nieten.« Er zeigte auf die Stahlträger und fügte augenzwinkernd hinzu: »Können also auch zu was gut sein.« Ich lächelte. Ernst sagte er dann: »Trotz der ganzen Storys … Du wirst ihn finden. Jede Minute mit ihm wird so schön sein, dass du nicht einmal einen Gedanken an einen anderen verschwendest. Melde dich nicht ab. Manchmal lohnt es sich durchzuhalten … Aber wem sage ich das?«

*

Richtig erfüllt ging ich nach Hause. Es hatte gutgetan, mit jemandem so offen über alles zu sprechen. Außerdem war Lars der lebende Beweis dafür, dass nicht nur Männer online waren, die Affären suchten oder mit denen ich mir nichts zu sagen hatte.

Warum hatte ich also aufgeben wollen?

Ich fühlte mich wieder stark. Genauso schnell, wie ich gefallen war, war ich wieder aufgestanden.

Es war einer dieser Momente, in denen ich keine Angst vor der Suche hatte. In denen ich der Meinung war, mir die Sterne vom Himmel greifen zu können – solange ich nur hoch genug sprang.

Alles schien möglich. Ich durfte nur nicht befürchten zu scheitern.

10. Date

Über den Wolken

»Nur wer seinen eigenen Weg geht,
kann von niemandem überholt werden.«

MARLON BRANDO

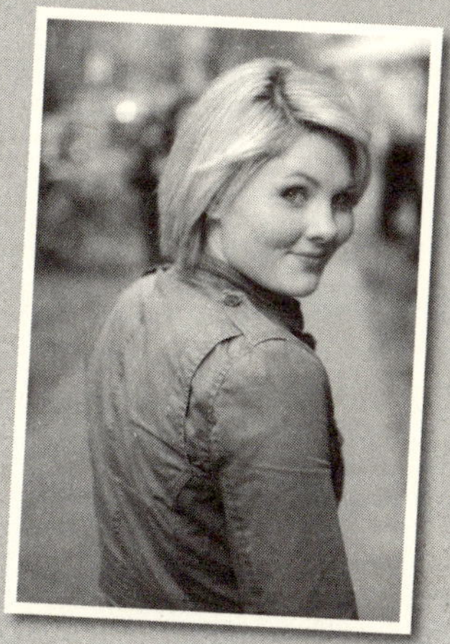

Nachdem ich so ein nettes Treffen mit ihrem besten Freund gehabt hatte, verabredete ich mich mal wieder mit Katharina. Wir entspannten uns auf den Liegestühlen eines Schwimmbades und beobachteten die anderen Badegäste. Draußen regnete es.

Ein Mann mit enger Badehose und dichter Brustbehaarung stieg aus dem Wasser und griff sich sofort in den Schritt.

»Warum machen die das eigentlich ständig?«, fragte Katharina ein bisschen angewidert. »Als ob sie alle so eine riesige Keule hätten, die sie erst mal wieder in Position bringen müssten.«

Katharina und ich waren zwar gut befreundet, sahen uns aber nur selten. Dafür verlief jedes Treffen so unbeschwert und vertraut, wie es nur bei guten Freunden möglich ist.

Sie war ein bisschen älter als ich, 31, hatte lange braune Haare, blaue Augen und eine Figur, um die Selma und ich sie in regelmäßigen Abständen beneideten.

»Das ist wirklich sehr faszinierend«, sagte ich langsam, während ich den Mann nicht aus den Augen ließ. »Ich glaube aber, wenn ich einen Penis hätte, würde ich mir auch andauernd in den Schritt greifen, um zu gucken, ob er noch da ist.« Ich sah in Katharinas vergnügtes Gesicht. »Und vor allen Dingen: um zu kontrollieren, ob er schon wieder was angestellt hat! Der führt ja ein regelrechtes Eigenleben!«

»Allerdings!!!«, grinste sie. »Besonders, weil er so oft einfach das Denken übernimmt. Mein Penis, der Diktator!«

»Kein Wunder, dass da immer alles schiefgeht – ein Schwanz hat ja auch keine Augen und Ohren. Und kein Gehirn«, grinste ich.

»Ein unberechenbares Ding! Ein Teufelskerl!«

Wir kicherten wie kleine Mädchen.

»Wie sieht's eigentlich bei dir gerade aus? Lars hat erzählt, dass ihr euch getroffen habt …«

»Das musst du gar nicht mit so einem komischen Unterton sagen. Zwischen Lars und mir geht nichts. Wir haben uns nur gesehen, weil wir momentan das gleiche Leid teilen.«

»Das gleiche Leid?«

»Online-Dating!«

Sie kratzte sich am Kopf. »Ja? Machst du das jetzt auch?«

Ich nickte. »Kann man wohl sagen …«

»Und wen hast du da so kennengelernt?«

Ich erzählte ihr ausführlich vom ersten bis zum letzten Date alles, was sich in den letzten Wochen ereignet hatte. Inklusive Eber und Oliver.

»Puh … Dass du da noch durchblickst …« Katharina hatte sich vor Kurzem von ihrem Freund getrennt und war auf Männer nicht besonders gut zu sprechen. Sie legte auch keinen Wert darauf, neue Bekanntschaften zu machen, sondern war sehr zufrieden, mit sich allein zu sein. Jedenfalls sagte sie das.

»Hast du denn schon ein neues Date geplant?«

»Ja! Er ist Anfang dreißig und Pilot. Und er heißt Benno.«

»Klingt ja erst mal nicht schlecht.«

»Am sympathischsten finde ich, dass es schon sein Kindheitstraum war, Pilot zu werden. Viele vergessen ja ihre Träume einfach … Ich mag es, wenn Männer wissen, was sie wollen. Und dazu gehört eindeutig Karriere.«

Katharina schnaubte verächtlich. »Das kannst du laut sagen. Wo sind denn all die Feuerwehrmänner und Astronauten von damals hin? Wo sind die Unerschrockenen? Die Furchtlosen?«

Ich war überrascht über ihren scharfen Ton und sah sie fragend an.

»Ist doch wahr. Wenn ich 'ne Wurst will, kaufe ich mir eine. Auf diese Schwachmaten habe ich wirklich keine Lust mehr.«

Und ihr Blick verriet, wie gern sie endlich einen Alles-andere-als-Wurst-Mann kennengelernt hätte. Ich verstand sie nur zu gut.

*

Vor meinem Date mit Benno war ich sehr nervös. Würde sich die Aufregung denn nie legen? Das war immerhin mein zehntes Date innerhalb weniger Monate …

Stunden vorher überlegte ich, was ich anziehen sollte, breitete den gesamten Inhalt meines Kleiderschranks auf dem Bett aus, nur um dann doch das Outfit anzuziehen, das ich mir als Erstes ausgesucht hatte.

Mit meinem weinroten Kleid machte ich mich schließlich am späten Abend auf den Weg zu einer Panorama-Bar. Sie lag im 16. Stock und war rundum verglast.

Der Treffpunkt war Bennos Idee gewesen. Wenn er mit mir schon nicht über Berlin fliegen könne, dann wolle er den Abend doch wenigstens ansatzweise mit mir über den Wolken verbringen.

Seine Worte gefielen mir noch besser als sein Vorschlag.

Wie er wohl in der Realität aussah?

Unter einem Piloten stellte ich mir immer einen großen, coolen Mann mit Dreitagebart und Ray-Ban-Sonnenbrille (*Aviator*!) vor. Einen, der eine dunkelbraune Lederjacke mit weißem Lammfell trug (auch im Sommer) und der mit einer unheimlichen Lässigkeit eine unheimlich lässig aussehende Maschine (so eine mit Propeller vorne dran) fliegen konnte.

Ach ja, meine Fantasie.

Benno, der schon unten in der Eingangshalle auf mich wartete (unglaublich, wie pünktlich die meisten Männer waren), deckte sich so gar nicht mit meiner Vorstellung.

Seine Gliedmaßen waren lang und schlaksig, als ob sie zu schnell gewachsen waren und er noch mit der ungewohnten Steuerung Probleme hatte. Er hatte etwas sehr Feminines an sich, seine schwarzen Wimpern wuchsen so dicht beieinander, dass es aussah, als ob er sich den unteren Wimpernrand mit Kajalstift nachgezogen hatte. Er war rasiert und wirkte ein bisschen schwul. Das war an und für sich zwar kein Problem, allerdings bewirkte es, dass er auf mich die gleiche erotische Anziehungskraft wie ein altes Stück Tofu ausübte.

Trotzdem war er mir vom ersten Augenblick an sehr sympathisch.

Wir lächelten uns an, begrüßten uns herzlich und fuhren mit dem Fahrstuhl nach oben in die Bar. Laute House-Musik dröhnte uns entgegen, die Leute waren für Berliner Verhältnisse ungewöhnlich schick angezogen.

Wir bestellten Gin Tonic und Bier, er bezahlte und wir setzten uns auf schwarze Lederhocker an eine der Fensterfronten. Wir stießen an, tranken »auf uns«, mein Lipgloss hinterließ den obligatorischen Halbmond am Glasrand.

Berlin, die Stadt der Lichter, der grellen Neon-Werbung, der Künstler, des pulsierenden Beats, lag uns zu Füßen. Die Stadt, die so groß ist, dass es schwer fällt, Halt zu finden.

Die Stadt, deren Energie mich berauschte.

So sehr, dass ich aufpassen musste, nicht daran zu ertrinken.

Die Stadt ohne Grenzen. Ohne Tabus.

Der Himmel war sternenklar.

»Von hier oben sieht alles so sauber aus«, stellte ich fasziniert fest.

»Ja, das ist das Tolle an der Höhe. Alles wirkt so klar und leicht. Jedes Mal, wenn ich lande, liebe ich es zu sehen, wie die Spielzeugstadt, die eben noch zwischen den Wolken aufgetaucht ist und so winzig klein aussah, auf einmal greifbar wird.« Unsicher sah er mich an. »Weißt du, was ich meine?«

In diesem Moment mochte ich ihn noch mehr, weil ich ihn so gut verstehen konnte. Weil er zeitweise so poetisch sprach und es bei ihm keineswegs geschwollen, sondern natürlich klang. Er war früher in der Schule bestimmt immer der sonderbare Außenseiter gewesen.

Etwas Starkes und zugleich unheimlich Verletzliches lag in seiner Aura. Er schien mir unergründlich und genau das reizte mich. Es war kein sexueller Reiz, kein Verlangen danach, mich von ihm nächtelang durchnehmen zu lassen, nein, es war etwas Spirituelles, für das ich keine Worte fand.

Wir tauchten in unsere eigene Welt ein, ließen die Musik und die anderen Menschen hinter uns. Er erzählte von seinen Sehnsüchten, dem Zwang, perfekt sein zu wollen, und der Tatsache, dass er es nicht war.

Um sich nicht immer so sehr unter Druck zu setzen und sich neu zu erfinden, war er gerade von Stuttgart nach Berlin in eine kleine Wohnung gezogen.

»Es ist so merkwürdig, ich komme nach Hause und bin es nicht.« Traurig ließ er seinen Blick schweifen. »Diese Wohnung ist nur eine Zwischenstation, ich musste unheimlich schnell was finden, weil ich mir mit der Suche so viel Zeit gelassen hatte … Dann habe ich die gesehen und dachte, das ginge schon. Aber jetzt … Ich muss mir immer einreden, sie als Möglichkeit zu sehen, diese Stadt besser kennenzulernen und mir dann die beste Wohnung überhaupt zu suchen.« Er lächelte tapfer.

Ich erzählte ihm, wie es mir ergangen war, als ich in Berlin angekommen war. Meine Wohnung war wirklich nicht die tollste gewesen, sie war zwar groß, aber renovierungsbedürftig. Ich hatte sie trotzdem angemietet, weil ich einfach keine Lust mehr gehabt hatte zu suchen. Für ein, zwei Jahre würde es schon gehen.

»Und wie lange wohnst du da jetzt?«

»Fast zwei Jahre.«

»Dann wird's ja langsam Zeit …«

»Ja, es fühlt sich wirklich ein bisschen so an.« Wir lächelten uns an. Schwer werdende Melancholie umspielte uns. Verstärkt von noch mehr Drinks.

Wir flirteten kein bisschen, wir ließen uns einfach von unserem Tiefgang treiben. Vielleicht fiel uns das Gespräch so leicht, weil wir uns nicht kannten und es an uns lag, ob wir aus der Anonymität des Internets hervortauchen und zukünftig einen Alltag teilen würden.

Benno sah aus dem Fenster. Die Musik dröhnte, neben uns lachte eine Frau laut auf und klang wie ein gackerndes, altes Huhn. Wir tauschten Blicke wie alte Freunde. Verdrehten die Augen und grinsten.

Dann kam er näher. »Momentan fühle ich mich so rastlos wie ein Tiger im Käfig. Ich bin müde und kann nicht schlafen, ich suche und suche, aber ich finde es nicht.«

»Nach was suchst du denn?«, fragte ich.

Er sah mich an und sagte nur: »Ich weiß es nicht. Ich dachte, ich würde es in Berlin finden.«

Vielleicht war das der Grund, warum es so viele Menschen in diese Stadt zog. Jeder war auf der Suche, jeder wollte sich selbst verwirklichen.

Der Mond schien so schief am Himmel zu hängen, als könnte ich mich in die Sichel legen. Graue Wolkenschleier legten sich um ihn wie kleine Fetzen einer warmen Decke.

Wir passten gar nicht in die Szenerie der feiernden Leute. Wir saßen am Fenster und sinnierten angetrunken über das Leben. Über unser Leben.

Es war purer Balsam, auf einen Mann wie ihn zu treffen.

Um kurz nach drei verließen wir die Bar und aßen heiße Currywurst mit knusprigen Pommes frites. Noch mehr Balsam. An der Bude versammelten sich lauter hungrige Partygänger, die Stimmung war ausgelassen.

»Schön mit dir!«, sagte er und drückte mich an sich.

Ich lehnte mich an ihn. »Finde ich auch.«

»Diese Stadt ist der Wahnsinn, ich will nirgendwo anders sein ... Aber oft habe ich das Gefühl, dass sie mich auffrisst. Weißt du, was ich meine?«

Ich nickte. »Ich weiß genau, was du meinst.«

Der Morgen dämmerte, die ersten Vögel zwitscherten, als wir uns voneinander verabschiedeten.

Wir umarmten uns sehr lange sehr fest.

Die unendlichen Weiten des Internets hatten mir tatsächlich einen zauberhaften Schatz vor die Füße gespült. Auch wenn wir nur platonische Freunde bleiben würden.

11. Date

Die Sportskanone

»Wer eine gute, verständige und schöne Frau sucht, sucht nicht eine, sondern drei.«

OSCAR WILDE

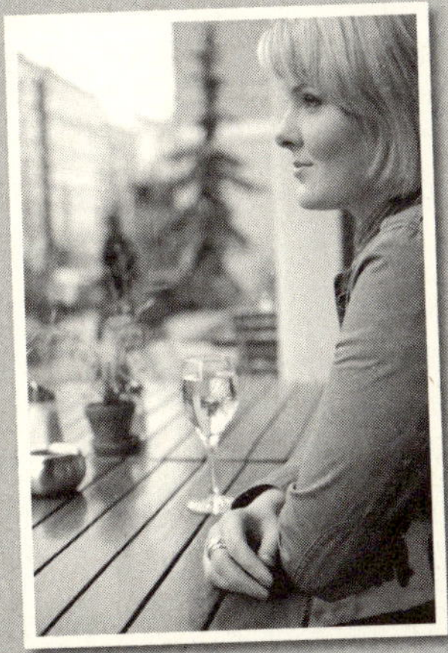

Emma setzte sich sehr langsam auf ihr großes Sofa und hielt sich die Hände an die Schläfen. »Oh Gott, ich war so besoffen … Und jetzt habe ich einen Monster-Kater … Scheiß Gin Tonic!« Ihre Stimme klang sehr wehleidig. Genauso sah sie auch aus. So viel zum Thema: morgens zusammen joggen gehen.

Ich setzte mich neben sie. »Seit wann trinkst du denn Gin Tonic?«, fragte ich, anstatt sie zu bemitleiden. Emma war immer sehr dramatisch. Und ein Herz von Freundin.

»Seit ich Diät mache. Gin Tonic ist der Longdrink mit den wenigsten Kalorien.«

»Du bist doch bescheuert«, lachte ich.

»Jaaaaa, aber es hilft! Ich habe schon zwei Kilo abgenommen. Und es hat sich gelohnt, denn gestern hatte ich ein Date.« Ihre Stimme klang jetzt gar nicht mehr wehleidig, sondern stolz. Und ihr eben noch so zerknittertes Gesicht wurde strahlend und glatt. »Ich habe ihn im Internet kennengelernt. Ich bin jetzt seit drei Jahren online, aber der ist mit Abstand der Schärfste … Heißer Typ, sage ich dir! Gestern lief dann auch so einiges … War ja schon unser viertes Date, da kann's dann ja mal losgehen. Und eins kann ich dir sagen: Es hat sich gelohnt!«

»Freut mich für dich! Wie heißt er denn?«

»Frag das bitte nicht.«

Ich sah sie verdutzt an.

»Der hat so einen beschissenen Namen …« Sie verzog ihr Gesicht und sagte leise: »Er besteht wirklich darauf, dass ich ihn *Pommes* nenne! Hallo?«

»Pommes? Warum das denn?«, lachte ich.

Emma kicherte. »Bevor dein versautes Hirn sich wieder eklige Dinge zusammenspinnt: Das hat nichts mit seinem Penis zu tun!«

»Sondern?«

»Der war früher so ein Hemdchen mit Pommes-Armen. Jetzt ist er aber sehr trainiert und sexy. Na ja, ich vermeide es einfach, seinen Namen auszusprechen.«

»Umso besser …«

»Oh Gott und nach diesem heißen Sex lagen wir nackt in seinem Bett und ich musste so dringend pupsen! Du glaubst gar nicht, wie anstrengend das ist, entspannt auszusehen, während man krampfhaft versucht, einen Furz zu unterdrücken.«

Wenn Emma sich künstlich aufregte (und das passierte ständig), war das stets hochgradig amüsant. Sie gestikulierte wie wild, schnitt Grimassen, verstellte ihre Stimme, warf ihre blonden Haare zurück … Ich amüsierte mich jedes Mal prächtig. Das Joggen fiel zwar aus, dafür absolvierte ich gerade ein super Bauch-Workout.

»Ist doch wahr! Und was für eine Kunst, solche Geräusche zu kontrollieren. Und dann sagt er (Sie verstellte ihre Stimme und geriet mehr und mehr in Rage): ›Ich geh mal kurz aufs Klo‹, und kackt so laut, dass ich es bis ins Schlafzimmer höre! Hallo? Ich habe mich schon gefragt, ob alles in Ordnung ist.«

»Shit happens – aber bitte nur hinter verschlossenen Türen«, freute ich mich.

»Jaaa«, echauffierte sich Emma. »Ist doch absurd – eine Frau kann nicht einfach so auf das Klo eines Mannes gehen, den sie noch nicht kennt. Sie braucht WOCHEN! Ist diese Phase vorbei, kontrolliert sie mit Sicherheit dreißigtausend Mal, ob die Toilette danach auch wirklich sauber ist, und öffnet sofort das Fenster.«

»Oder zündet ein Streichholz an.«

»Männer hingegen …«, Emma war jetzt so richtig in Fahrt, »... kacken schon nach dem ersten Sex in einer Lautstärke, dass sie sich überlegen sollten, das Bad schalldicht isolieren zu lassen …«

»Es würde ja schon reichen, wenn sie überhaupt die Tür schließen würden. Es gibt einen Grund, warum Badezimmer Türen haben …«

Keine Frage – das war mit Abstand die witzigste Jogging-Alternative seit Langem. Und das lag nicht daran, dass das der erste Anlauf seit Monaten war, überhaupt mal wieder joggen zu gehen.

*

Robert, 32, aus Mitte, kannte das Wort »Jogging-Alternative« bestimmt nicht einmal ansatzweise. So, wie er auf seinen Bildern aussah, verbrachte er die Hälfte seiner Zeit mit Workout. Dabei war er nicht einer der Männer, die oben ohne mit Duckface vor dem Spiegel posierten. Nein, seine Bilder zeigten ihn direkt beim Sport. Dabei, wie er einen Dunking machte, beim Boxtraining gegen einen Sandsack schlug oder beim Rudern seine Muskeln spielen ließ. Keine Frage: Robert hatte die Qualitäten eines Männermodels. Eines sehr sportlichen Männermodels.

Anscheinend lebte er sehr gesund, denn wir trafen uns in einer neu eröffneten Salatbar in Mitte. Er hatte die Location vorgeschlagen, weil nichts wichtiger sei als ein gesunder Körper. Ich verschwieg die Tatsache, dass ich aus ärztlicher Sicht zwar sehr gesund war, ernährungstechnisch aber nicht viel dafür tat.

Also begab ich mich eines stürmischen Nachmittags auf den Weg.

Mit zerzausten Haaren und roten Wangen kam ich ein bisschen zu früh an. Robert war zum Glück noch nicht da, ich hatte also noch Zeit, mir die Haare zu bürsten und mein Kleid glatt zu streichen. Und wie gut, dass ich das getan hatte! Denn Robert, der nur ein paar Minuten nach mir kam, sah aus wie das Model einer Boss-Kampagne.

Volle, dunkelblonde Haare, jede Strähne an ihrem Platz. Er war gründlich rasiert, der Anzug saß perfekt und betonte seine breiten Schultern. Das Hemd leuchtete strahlend weiß, die Krawatte blutrot. Ich wollte ihm regelrecht applaudieren, weil er so perfekt aussah.

»Du bist Rosa?«, fragte er. Ich nickte artig. Robert wirkte unnahbar und schüchterte mich tatsächlich ein. Sein Gesicht hatte etwas unglaublich Hartes an sich, etwas nicht Greifbares. »Freut mich!«, sagte er flüchtig und sah an den Tresen. Sein Händedruck war sehr fest und kurz. Ich fühlte mich wie bei einem Geschäftstermin. Oder besser gesagt: wie bei einem Vorstellungsgespräch.

»Sorry, dass ich zu spät bin, das letzte Meeting ging ein bisschen länger …« Er nickte der Kellnerin zu, sie kam mit zwei Karten. »Nee nee, lass mal, ich weiß schon was ich will. Wir nehmen zweimal die Vitaminexplosion. Mit einem Schuss Zitrone, ja?«

Die Kellnerin nickte. »Möchten Sie auch etwas essen?«

»Nein, danke. Ich habe später noch ein Geschäftsessen.«

Ich war ein bisschen verdutzt. Wir hatten noch nicht mal miteinander gesprochen und er bestellte schon für mich mit?

»Ist doch okay, oder? Schön Vitamine und so …«, grinste er mich an, nachdem die Kellnerin wieder gegangen war.

»Na ja, äh …«

»Schmeckt sehr gut! Wirst schon sehen.«

Ich hatte keine Lust auf ein Date mit einem Mann, der mich behandelte wie ein kleines Mädchen. Wahrscheinlich war es ihm nicht aufgefallen, weil er mich kaum beachtet hatte, aber ich war schon groß, konnte die Karte lesen und ganz allein für mich sprechen. Gerade als ich mich der Frage hingeben wollte, einfach zu gehen, piepte mein Handy in der Tasche. Robert tastete seine Anzugtaschen ab.

»War meins«, sagte ich.

»Oh scheiße!« Er tastete hektischer.

»Was ist denn los?«

»Ich habe mein Telefon nicht dabei … Wahrscheinlich eben bei der Besprechung vergessen. Kann ich mal ganz kurz meiner Assistentin eine Mail schicken? Die muss da sofort hin!« Er wurde richtig nervös.

»Kannst sie auch anrufen.«

»Nee, bei Nummern, die sie nicht kennt, geht sie nicht immer ran.« Zum ersten Mal wirkte Robert menschlich, greifbar. Also holte ich mein iPhone raus und sah, dass Eber mir eine SMS geschrieben hatte. Blöderweise ploppten bei meinem iPhone die Nachrichten immer sofort auf, sodass man sie ohne zu öffnen lesen konnte.

I wanna suck you senseless …, hatte er geschrieben.

Ich merkte, wie mir die Röte in die Wangen stieg. Eber (dieses alte Ferkel) war momentan herrlich unanständig. Meistens schrieb er mir mehrere versaute SMS nacheinander – hoffentlich nicht gerade dann, wenn Robert mein Handy in der Hand hielt!

Siedendheiß fiel mir dann auch noch ein, dass ich mir den ganzen Tag mit Emma Nachrichten geschrieben hatte, in denen wir uns überlegt hatten, was die heiße Sportskanone wohl so alles draufhatte.

»Keine Angst, ich lese auch nicht deine SMS!«, drängelte er.

Schnell klickte ich die Nachricht von Eber weg und gab Robert mein iPhone. »Haha«, lachte ich dümmlich, »kannst du ruhig machen.«

Er grinste mich schief an und tippte wie blöde auf mein Telefon ein. Währenddessen versuchte ich, eine telepathische Verbindung zu Eber und Emma aufzubauen: Schreibt mir nicht. Schreibt mir nicht. Schreibt mir nicht.

Nicht auszudenken, wie unfassbar peinlich es wäre, wenn genau jetzt eine Sex-SMS von Eber kommen würde! Und dann auch noch eine, in der er detailliert ausführte, was er alles mit mir anstellen würde, wenn wir uns das nächste Mal sahen.

Gut, ich hatte nicht vor, mit Robert etwas anzufangen, und er sicher auch nicht mit mir. Trotzdem wäre es peinlich, weil er sofort wüsste, dass ich zwar eine Affäre hatte, aber nichtsdestotrotz nach einem anderen Mann suchte. Er kannte mich ja nicht und würde schlussfolgern, dass ich eine notgeile Männersammlerin wäre, die in Gedanken die Köpfe der Männer wie ausgestopfte Hirschschädel an die Wand nagelte!

Dabei war ich so doch gar nicht! Oder doch …? Und ich merkte es nur nicht?

Und wenn Emma mir jetzt eine Nachricht schickte, würde er wahrscheinlich denken, dass ich nichts für mich behalten konnte und alles mit meinen Freundinnen austauschte.

Ganz ruhig.

Ich atmete tief ein.

Warum interessierte es mich überhaupt, was er von mir dachte? Wenn er sich nicht die Mühe gab, hinter die Fassade zu gucken, war er sowieso nichts für mich. Moment, er war ja jetzt schon nichts für mich!

Anstatt mich weiter verrückt zu machen, konzentrierte ich mich auf einen Gedanken: Bitte schreibt mir nicht. Bitte schreibt mir nicht.

Tatsächlich reichten meine telepathischen Fähigkeiten aus, mich vor der großen Peinlichkeit zu bewahren. Kaum war mein Handy wieder in der Tasche, piepte es erneut. Was Eber mir wohl geschrieben hatte? Ich atmete wieder tief ein und konzentrierte mich auf Robert.

Die Kellnerin hatte uns in der Zwischenzeit unsere Vitaminexplosionen gebracht. Einen dickflüssigen, orangefarbenen Drink mit jeder Menge Fruchtfleisch. Es schmeckte tatsächlich sehr gut.

»Danke noch mal, dass ich dein Handy benutzen durfte«, sagte Robert lächelnd. Dann rieb er sich die Hände. »Soooo, und jetzt lass uns doch über uns reden. Oder besser gesagt: über dich!«

Na das konnte ja heiter werden.

»Was willst du denn wissen?«

»Hobbys und Stärken sind langweilig … Mich interessieren deine Fehler!« Jetzt wirkte er gar nicht mehr so beherrscht und trocken wie bisher. Er beugte sich nach vorn und stützte sich erwartungsvoll auf dem Tisch ab.

Meine Fehler? Wo sollte ich denn da anfangen? Ich würde es schon als Fehler bezeichnen, dass ein paar Dinge bei mir quasi unmöglich waren! Zum Beispiel, eine Hose zu kaufen, wenn ich losging, um eine Hose kaufen. Und nicht eine Jacke, ein Kleid und eine neue Tasche.

Ich konnte auch nicht nur ein Stück Schokolade vertilgen, wenn die ganze Tafel vor mir lag. (Das galt im Übrigen auch für den

Inhalt von Sektflaschen.) Mal ganz davon abgesehen, bin ich eine Frau voller Widersprüche und Extreme: Ich kaufe mir fettarme Milch, nur um sie dann mit Schokomüsli zu essen, ich trinke entweder viel Alkohol oder gar keinen. Ich war manchmal derartig undiszipliniert, dass das schon wieder eine Disziplin war. Ich verfuhr mich trotz meines Navis. Pflanzen gingen bei mir grundsätzlich ein. Ich wusste nicht, wie es meine Yucca Palme seit knapp zehn Jahren bei mir aushielt, ohne abzusterben. Sie hatte sämtliche Orchideen und andere Topfpflanzen, deren Namen ich nicht kannte, überlebt. Außerdem war ich süchtig nach Lipgloss und Nagellack. Insbesondere Nagellack hatte ich in fast allen Farben und Nuancen.

»Äh … Ich gehe gern shoppen …?«, stammelte ich.

Er kratzte sich irritiert am Ohr.

»Auch wenn ich nicht so viel Geld habe«, fügte ich noch schnell hinzu. Ich musste ihm ja nicht gleich alles auf die Nase binden.

»Okaaaay!«, sagte er und zog das a dabei so sehr in die Länge, als hake er innerlich eine Liste ab. »Und Sport? Machst du Sport?«

Meine Gedanken schweiften wieder ab. Ich machte ziemlich große Fortschritte im sportlichen Bereich. Jedenfalls wenn es um meine Vagina ging. Neulich hatte ich wegen meiner neuen, kleinen und schweren Vaginalkugeln sogar Muskelkater. Aber das konnte ich ihm ja jetzt nicht erzählen! »Äh, ich jogge.« Das »einmal im Jahr« ließ ich weg. Und heute Morgen wollte ich ja wirklich joggen, aber Emma … Na ja, lassen wir das.

»Wie schnell bist du denn?«

Hahaha. Das hatte ich jetzt davon. Tja. Wie schnell war ich wohl? »Weißt du, ich mache das eher zur Entspannung und zum Spaß. Ich laufe immer eine halbe Stunde«, winkte ich ab und befahl meinen Wangen, nicht rot zu werden. »Jeden zweiten Tag übrigens!«

Davon war er nicht beeindruckt. »Wie viele Kilometer schaffst du dann? Acht?« Seine Stimme klang hart und kritisch.

»Nee, sieben«, erwiderte ich schnippisch. »Und danach poste ich meine gelaufenen Kilometer bei Facebook.«

»Hey, das mache ich auch immer!« Er lächelte breit. Es hätte mich nicht gewundert, wenn jetzt ein Sternchen auf seinen weißen Zähnen aufgeblitzt wäre. Natürlich unterstrichen mit einem hörbaren »Pling«. »Ich hatte neulich einen richtig guten Run! Bereite mich gerade auf einen Marathon vor.«

Robert gehörte bestimmt zu den Männern, die beim Joggen entspannt aussahen. Sehr gut kann man diese Spezies an der Außenalster beobachten. Als ich noch in Hamburg gewohnt hatte, war ich regelmäßig joggen gegangen. Während ich mich mit puterrotem Kopf die an und für sich schöne Strecke entlanggequält hatte, waren zwei Männer an mir vorbeigelaufen. Ach was, *geschwebt*! Sie hatten wie junge Hengste ausgesehen und gerade als sie auf meiner Höhe gewesen waren, hatte der eine zum anderen gesagt: »Laufen wir noch ’ne Runde rum?«

Er hätte gut Robert sein können.

Wir unterhielten uns noch eine Weile, oder besser gesagt erzählte Robert ohne Punkt und Komma von sich. Von seinen sportlichen Aktivitäten, seinem Job und seiner Suche nach einer Frau. »Wie soll sie denn sein?«, fragte ich.

Wie aus der Pistole geschossen antwortete er: »Hübsch, also tolles Gesicht und super Figur, intelligent, sportlich, ladylike, wortgewandt, gut angezogen, beruflich erfolgreich. Ich brauche keine, die sich aushalten lässt.«

»Aha«, sagte ich und nippte an meinem Getränk.

»Ja, es muss eine sein, die perfekt zu mir passt!« Und als ob ihm bewusst geworden wäre, dass diese Punkte in Kombination nicht auf mich zutrafen, sagte er: »Soooo«, wobei er das o extrem in die Länge zog, »ich muss dann mal wieder los. War nett, dich kennenzulernen! Zahlen, bitte!« Die Kellnerin eilte herbei, er drückte ihr zehn Euro in die Hand und zwinkerte ihr zu. »Stimmt so!« Zu mir gewandt, meinte er: »Ich meld mich!«

So wie er das sagte, war klar, dass es sich nur um eine Floskel handelte. (Ich sollte recht behalten, er hat nie wieder was von sich hören lassen.) Er stand auf, gab mir die Hand und verließ den Laden. Wenn er in der Geschwindigkeit den Marathon laufen würde, hätte er gute Chancen zu gewinnen.

12. Date

Der Gartenzwerg-Plug

»Das ist wie beim Essen.
Es geht nur um Variationen,
was ganz Neues gibt es kaum.«
BEATE UHSE

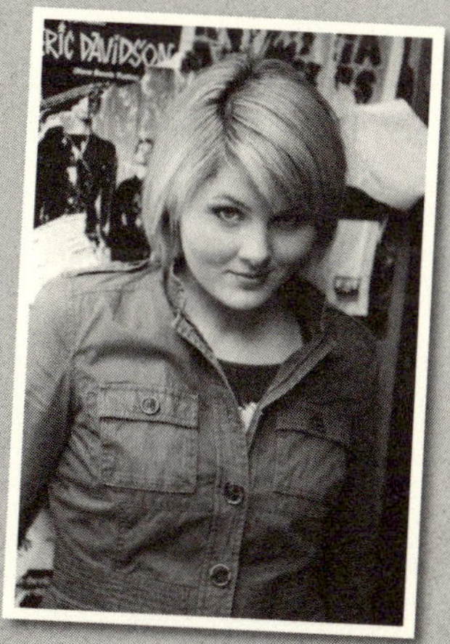

Sonntagabend, Viertel nach acht. Die Titelmelodie vom *Tatort* erklang. Ich kuschelte mich in meinen neuen Sessel, nahm Lillifee auf den Schoß, die sich wohlig seufzend einrollte. Heute würde ich garantiert nichts mehr machen, außer darüber nachzudenken, wer wohl der Mörder sein mochte.

Gerade, als sich das Fadenkreuz im Bild ausbreitete, klingelte mein Handy. Ich guckte aufs Display. Emma rief an.

»Na, wat los?«

»Kann ich zu dir kommen?« Emma klang ungewöhnlich niedergeschlagen. Vielleicht lag es daran, dass heute ein *Tatort* mit den alten Bayern und nicht mit dem heißen Mehmet Kurtulus lief.

»Klar. Was ist denn passiert?«

»Ach«, seufzte sie schwer, »das erzähle ich dir gleich.«

Da ich, entgegen der deutschen Fernsehnation, den Münchner *Tatort* sowieso nicht gut fand (was eigentlich nur daran lag, dass ich kaum was verstand) und ihn aufgrund Emmas Problem eh nicht zu Ende gucken konnte, schaltete ich den Fernseher aus und klappte meinen Laptop auf.

Bis Emma da war, würde ich die Zeit sinnvoll nutzen, das Dating-Zepter in die Hand nehmen und Männer anschreiben. Schließlich konnte ich ja nicht ewig darauf warten, dass sich mein Zukünftiger bei mir melden würde. Ich klickte die Suchkriterien an, das Portal spuckte über fünfhundert Treffer aus (und alle aus Berlin!) und schon surfte ich drauflos. Manchmal war ich regelrecht süchtig nach Online-Dating.

Bis es an der Tür klingelte, hatte ich fünf Männer angeschrieben. Fünf! Ich war ein altes Luder! Oder besser gesagt: Ich fühlte mich wie ein notgeiler Sack, der sich seine kommenden Herzchen alle online aufriss. Ich stellte mir vor, wie ich in der Geschwindigkeit (es war vielleicht eine halbe Stunde vergangen) Männer in einer Bar angesprochen hätte. Schon allein deshalb unmöglich, weil es an eine Ausnahmesituation grenzte, dass sich fünf Singlemänner, die mir alle auch noch gefielen, gleichzeitig in einer Bar aufhielten.

Es war immer wieder aufs Neue faszinierend, wie einfach Online-Dating funktionierte. Innerhalb von Sekunden wusste man alles Mögliche über die begehrte Person, dachte sich: Aha, könnte passen, schrieb eine kurze Mail, zack, weiter ging's zum Nächsten. Ob ich überhaupt merken würde, wenn sich einer von den Angeschriebenen nicht zurückmeldete?

Ich ging zur Tür und öffnete, Emma stürmte die Treppen nach oben wie ein wütender Stier. Lilli hüpfte ihr kläffend entgegen. »Dieser Penner!«, fauchte sie, als sie mich sah. Ihre Augen funkelten mich an. Anscheinend war ihre Traurigkeit furienartiger Wut gewichen.

»Ist das schön, dass du da bist!«, entgegnete ich mit ironischem Unterton.

Sie schnaubte und schmiss ihre Jeansjacke in die Ecke meines Flurs. »Da treffe ich einmal einen Mann, von dem ich glaube, dass er der richtige für mich sein könnte, und dann kommt raus, dass er einen ganzen verschissenen Harem um sich rum hat!«

»Beruhig dich erst mal. Komm mit, wir machen uns jetzt erst mal einen schönen Drink und dann erzählst du alles der Reihe nach.«

In dieser Hinsicht war Emma ganz einfach gestrickt: Alkohol beruhigte sie so sehr wie ein Baby eine Flasche warme Milch.

Sie folgte mir brav in die Küche. »Was ist denn passiert?«, fragte ich, nachdem sie zwei Mal laut ausgeatmet hatte. Es hätte mich nicht gewundert, wenn man wie bei einer wütenden Comicfigur ihren Atem deutlich gesehen hätte.

»Du erinnerst dich an Pommes?«, sagte sie mit bebender Stimme.

Ich nickte langsam. »Ist das der, den du vor zwei Monaten kennengelernt hast?« Ich nahm eine Flasche Wodka aus dem Eisfach.

»Ja, genau!« Sie lehnte sich gegen den Türrahmen. »Er hat gesagt, ich sei seine Traumfrau!«

»Okay …« Sie beobachtete mich dabei, wie ich den Wodka in die Gläser schenkte und Cranberrysaft dazukippte. »Ist doch nicht schlimm. Ein bisschen abgedroschen vielleicht, aber …«

Sie schüttelte den Kopf. »Dieser Vollarsch! Ich kann es nicht glauben!«

»Was denn?«

Sie sah mich sauer an. »Ich habe ihn vorhin gefragt, ob wir uns heute treffen wollen. Und dann sagt er tatsächlich: ›Nee, ich habe heute keine Zeit. Ich treffe mich mit Christine.‹«

»Wer is'n Christine?«, fragte ich und gab ihr das volle Glas.

»Ja!«, rief sie so laut, dass es bestimmt auch meine Nachbarn hörten. »Genau das habe ich auch ihn gefragt.« Sie trank das halbe Glas in einem Zug aus. Ich verzog beeindruckt die Mundwinkel.

»Dann hat er gesagt, dass Christine seine *Hauptfrau* ist. Zieh dir das mal rein!«

»Hauptfrau? Wie ist der denn drauf?«

»Das kannst du wohl laut sagen! Ich meinte nur: ›Hä? Hauptfrau? Ich dachte, ich sei deine *Traum*frau?‹ Woraufhin er nur sagte: ›Ja, bist du ja auch. Aber ich habe halt noch 'ne Hauptfrau. Und mehrere Traumfrauen: eine mit Silikonbrüsten, eine Alte und eine zum Blasen und Schlucken.‹«

Ich konnte nicht glauben, was ich hörte. »Ist nicht dein Ernst!«

Wütend kippte sie den Rest in sich hinein. »Doch! Ich bin so dämlich! Diese scheiß Männer!« Sie setzte sich an den Küchentisch, ihre Augen füllten sich mit Tränen. »Diese ganzen beknackten Liebesfilme sind an allem schuld. An all den Hoffnungen, dem Wunsch nach Romantik, nach dem perfekten Mann … Gott, ich könnte kotzen! Neulich habe ich einen Film gesehen, in dem der Mann die Frau zu einem Hubschrauberrundflug eingeladen hat, nur um mit ihr romantisch zu Mittag zu essen. Wer macht denn noch so was? Ich werde nicht mal zu McDonald's eingeladen!« Sie vergrub ihr Gesicht in den Händen. Ihre blonden Haare fielen über sie wie ein Vorhang.

»Ach Emma …«, seufzte ich und strich ihr über den Rücken.

»Ich habe da einfach keine Lust mehr drauf! Als ich klein war, wusste ich ganz genau, was ich will. Ich wollte mit 25 heiraten, mit 27 mein erstes Kind bekommen und mit dreißig das zweite. Und jetzt? Guck mich an! Ich bin fast dreißig und immer noch Single.« Sie machte eine Pause. »Warum denn? Bin ich so schrecklich?«

»Du bist nicht schrecklich«, beruhigte ich sie.

»Würdest du was mit mir anfangen, wenn du ein Mann wärst?«

»Selbstverständlich! Komm, wir trinken noch einen!«

*

Kurz vor Mitternacht setzte ich Emma in ein Taxi. »Ich lösche mein blödes Profil. Das ist an allem schuld!«, lallte sie. Die vergangenen drei Stunden hatte ich damit zugebracht, Emma davon zu überzeugen, erst mal offline zu gehen, bis sie sich ein bisschen beruhigt hatte. Nach fast einer ganzen Flasche Wodka hatte sie zugestimmt. Ich hoffte, dass sie das nicht morgen schon wieder vergessen hatte.

»Mach das. Lass heute Nacht aber die Finger von deinem Computer. Wer weiß, wozu du fähig bist!«, ermahnte ich sie ebenfalls lallend. Emma traf häufig voreilig Entscheidungen, die sie meistens nüchtern wieder bereute.

Ich ahnte noch nicht einmal ansatzweise, dass ich lieber bei mir den Moralapostel hätte raushängen lassen sollen und nicht bei Emma, die gleich noch geschminkt und in Klamotten auf ihrem Bett einschlafen würde. »Versprochen«, sagte sie müde und dann war das Taxi auch schon weggefahren.

Jetzt war ich allerdings so aufgekratzt, dass ich es viel zu schade fand, schon ins Bett zu gehen. Und das war das Gute an Berlin: Auch sonntagnachts konnte man noch was machen!

Da ich aber noch nicht wusste, was, und vor allen Dingen, wie lange meine Unternehmungslust noch andauern sollte, klappte ich zurück in meiner Wohnung erst mal wieder meinen Laptop auf.

Tatsächlich hatten schon drei der vorhin angeschriebenen Männer geantwortet. Doch die wirklich interessante Mail war eine andere. Sie kam von einer Frau.

Einer sehr hübschen Frau, die momentan auch online war:

Schönen guten Abend, liebes Elbmädchen … Mein Freund und ich haben dich hier entdeckt und würden dich gern treffen. Guck doch mal auf sein Profil, und wenn er dir gefällt, melde dich … Wir würden uns freuen! Paula & Sascha

Ich kicherte wie ein japanisches Schulmädchen und surfte auf Saschas Profil. Seine Freundin war definitiv hübscher als er. Er war mir mit seinen 43 Jahren auch zu alt und zu solariumgebräunt, trotzdem las ich sehr aufmerksam seinen Text:

Suche sexy Frau, die meine sexy Frau verführt! Können auch gern mal was unternehmen oder ausgehen, sind für alles offen. In jeder Hinsicht, versteht sich …

Wenn schon die männersüchtige Emma vom anderen Geschlecht genug hatte, warum denn nicht mal eine Frau daten? Gut, es wäre kein Lesben-, sondern ein Dreierdate, aber da mir in meinem Rausch kein plausibler Grund einfiel, es nicht zu tun, antwortete ich ihr.

Hallo Paula, wollen wir uns einfach mal treffen? Viele Grüße, Rosa

Das war aber auch alles aufregend!

Es dauerte nicht lange und das Chatfenster ploppte auf. Paula schrieb mich an: *Wie schön, dass du noch wach bist … Hör mal, vielleicht ist das ein bisschen verfrüht und viel zu spontan, aber hast du Lust, dich heute mit uns zu treffen? Haben nämlich Urlaub und Lust, dich zu sehen …*

Na das passte ja wie die Faust aufs Auge! In meinem betrunkenen Leichtsinn sagte ich zu. Immerhin würden wir uns in einer Bar und nicht in einem einsamen Wald in Brandenburg treffen. Und ich musste morgen erst spät arbeiten … Warum also nicht einfach mal was wagen?

*

Es war halb zwei, als ich in irgendeiner Bar in Kreuzberg saß und mich darüber wunderte, wie viel um diese Zeit an diesem Tag noch los war. Noch erstaunter war ich aber über mich selbst, denn mir gegenüber saß ein attraktives Pärchen, das mir soeben gesagt hatte, dass sie gern mit mir Sex hätten. (Ob sie wirklich so gut aussahen, vermag ich nicht mehr zu beurteilen. Vielleicht hatte ich sie mir einfach schön getrunken.)

Das war alles viel zu absurd! So viel zum Thema »garantiert nichts mehr machen«.

Ich fühlte mich ein bisschen wie in einem Film. Um genau zu sein so wie Raoul Duke, den Johnny Depp in *Fear and Loathing in Las Vegas* spielte, da ich in der Zwischenzeit noch mehr Wodka getrunken hatte. Bevor ich irgendwas Dämliches sagte, antwortete ich lieber nichts, lächelte und trank noch ein bisschen mehr.

»Wir haben echt schon alles ausprobiert«, sagte Sascha, der ungefähr so groß war wie ich. Er hatte eine athletische Figur und war so braun wie die Grillhähnchen, die ich so gern aß. Seine Haare waren kurz, in jedem Ohr trug er einen kleinen Ring, seine gelblichen Zähne verrieten, dass er viel rauchte. »Wir waren in Swingerclubs, hatten an jedem erdenklichen Ort Sex. Im Club, im Wald, in der S-Bahn …«

Wow. In der S-Bahn!

»… wir brauchen die Abwechslung! So Blümchenscheiße ist nichts für uns.«

Seine schlanke Freundin nickte eifrig. »Und am meisten lieben wir Analsex … Schön hinten rein … Doggy-Style …«

»Welcher Mann tut das eigentlich nicht?«, fragte ich trocken.

Paula, die ein bisschen älter war als ich, lange blonde Haare und ein schmales Gesicht hatte, kicherte. »Du bist witzig! Aber ich finde es auch toll.«

»Aha ...« Was machte ich hier eigentlich?

»Weißt du, wir suchen ja schon länger online nach einer Gespielin, aber bisher wollten die meisten einfach keinen Analsex haben«, meinte sie schon fast beleidigt.

»Soso …«

»Ja, ich weiß auch nicht. Dachte, die Mädels wären offener.«

»Das Ding ist, dass die meisten sich nicht vorbereiten und es deswegen nicht toll finden. Und wenn der Mann es nicht draufhat, ist es natürlich noch unangenehmer, als wenn er die Muschi schlecht fickt«, gab ich sehr auskunftsfreudig von mir.

»Ach so …«, sagte Paula nachdenklich und klang dabei, als hätte sie zum ersten Mal verstanden, warum es auch Frauen gab, die keine Lust hatten, einen Penis in ihrem Po wiederzufinden. Warum redete ich nur so viel? Böser Wodka.

Sascha beobachtete uns beide, während er sich entspannt zurücklehnte. Sein Blick sprang zwischen Paula und mir hin und her.

Sie beugte sich zu mir und flüsterte verschwörerisch: »Am liebsten werde ich ja mit einem Gartenzwerg-Plug verwöhnt.«

»Nee!«, sagte ich viel zu laut. Warum musste sie mir das auf die Nase binden? Schnell hielt ich mir die Hand vor den Mund, damit sie nicht sah, wie sehr ich lachen musste. Ein Gartenzwerg-Plug! Wie absurd war das denn?!

Ich hatte so einen Plug in Gartenzwergform mal im Sexshop gesehen. Das Ding war riesig. Und fett! Ich konnte mir kaum vorstellen, dass das Vieh von der Mütze bis zu den Schuhen in Paulas Po passte.

Und dann fielen mir augenblicklich lauter entsetzte Kleingärtner ein, die panisch ihre geliebten Zwergelchen vor Paulas gierigem Hinterteil retteten.

Ich konnte nicht anders: Ich kicherte vor mich hin. Wie gesagt: böser Wodka.

Die beiden sahen mich verdutzt an, als sei ich irre. Ihre Blicke amüsierten mich noch mehr. Ob ein klischeebehafteter Campingplatz mit all seinen rotbemützten Figürchen für die beiden das Paradies bedeutete?

Aus meinem Kichern wurde ein Lachen und ich konnte einfach nicht aufhören.

»Äh … Hallo? Was is'n jetzt so lustig?«, fragte sie wütend. Ich gab mir wirklich Mühe, mich zusammenzureißen, aber es gelang mir nicht. Ich konnte nicht einmal mehr sprechen.

Paula fand das aber gar nicht witzig, stand auf und sagte nur zu Sascha: »Komm, wir gehen!«

Er wühlte einen zerknüllten Zehner aus seiner Hosentasche und legte ihn auf den Tisch.

»Amüsier dich noch gut!«, keifte sie. Dann verließen die beiden die Kneipe.

Ich wischte mir die Tränen aus den Augen. Die deutsche Kultur war definitiv im Arsch.

13. Date

Männerlogik

»Erfahrung ist die beste Lehrmeisterin.
Und das Gute daran ist: Man bekommt stets Einzelunterricht.«

INGE MEYSEL

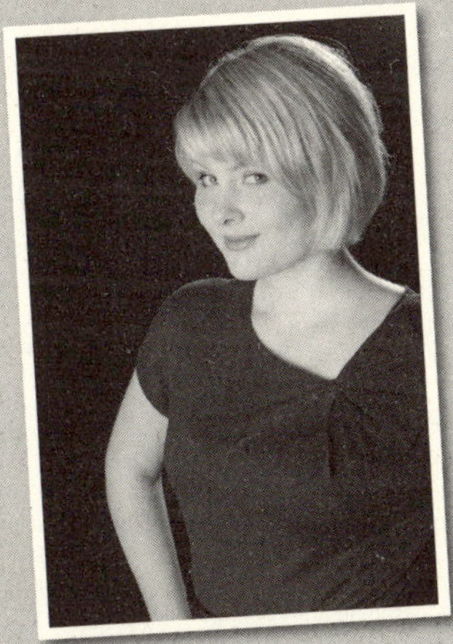

Rosa, was machst du denn für Sachen?« Selmas Stimme klangt abwechselnd belustigt und besorgt, nachdem ich ihr von meinem gestrigen Abend erzählt hatte. »Wie viel habt ihr vorher getrunken?« Oh, und jetzt klang sie herrisch!

»Nicht so viel. Nur zwei, drei, vier, fünf Gläser …«, rechtfertigte ich mich.

»Habt ihr die bei dir getrunken?« Warum war Selma eigentlich keine Polizistin geworden?

»Ja.«

»Hast du die Drinks gemixt?« Oder General?

»Äh, ja.«

»Und welche Gläser waren es?« Manchmal konnte sie echt unfair sein.

»Die kleinen …?«

»Du hast keine kleinen Gläser.« Mist!

»Bestimmt wieder aus diesen riesigen Rotweingläsern, in die ein halber Liter passt.«

Menno. Selma kannte mich einfach zu gut.

»Ja …«

»Und dann wunderst du dich, dass du betrunken bist?«

»Nee. Aber ich hab mich gewundert, als mir die beiden erzählt haben, dass sie sich gern rektal Gartenzwerg-Plugs einführen.«

Sie sah mich vorwurfsvoll an. »Rosa, wie kannst du sternhagelvoll zu einem Date gehen? Und dann auch noch zu einem Date mit einem Pärchen! Was erwartest du denn? Dass du so deine große Liebe triffst?«

Hmpf. Sie hatte ja recht. Und das machte es wirklich nicht besser. Ich massierte meine Schläfen. Der Kater war immens. »Ich war einfach neugierig. Ich habe gar nichts erwartet«, gab ich kleinlaut zu.

Selma griff nach meiner Hand. »Liebes, triff dich, mit wem du willst. Ich mache mir einfach nur Sorgen um dich, wenn du nachts besoffen durch Berlin springst und Pärchen datest.«

Ich schüttelte kichernd den Kopf. Das klang alles zu absurd, um wahr zu sein. War das wirklich passiert? Eins stand auf jeden Fall fest: Gartenzwerge machten mir mehr Angst als je zuvor.

*

Ausgenüchtert saß ich ein paar Tage später an meinem Laptop und las die Mail von Magnus.

Hallo Elbmädchen, ich habe dein Bild eben gesehen und würde dich echt gern kennenlernen … Außerdem gefallen mir die 1,79 sehr! Zugegeben, ich bin jetzt kein großer Schreiberling. Um ehrlich zu sein, finde ich dieses ewige Geschreibe auch eher nervig. Und weil heute mein letzter Abend in Berlin ist, bevor ich jobtechnisch zwei Wochen abhaue, möchte ich nur eines von dir wissen: Wollen wir uns heute Abend treffen? Magnus

Ich klickte auf sein Bild, ein Schwarz-Weiß-Foto, aufgenommen bei Sonnenuntergang. Ich sah, dass er breite Schultern und eine normale Figur hatte. Ansonsten erkannte ich nicht viel von dem Mann, der mir diese Nachricht geschickt hatte. Und eigentlich hatte ich mir nach dem Date-Desaster mit Dennis, dem Kartoffelmännchen, auch vorgenommen, keine Männer mehr zu treffen, ohne ein anständiges Foto von ihnen gesehen zu haben. Aber andererseits hatte ich heute noch nichts vor … Und laut Profilangaben war er genau mein Typ: 32 Jahre alt, 1,95 Meter groß und sportlich. Was sprach schon gegen einen lustigen Abend zu zweit? Draußen lockte fantastisches Wetter und ich hatte nichts zu verlieren. Manchmal erforderte auch Inkonsequenz eine gewisse Konsequenz. Und von daher sagte ich zu.

Kurz vorher telefonierten wir noch miteinander, um zu besprechen, wo wir uns treffen würden. Seine Stimme klang sehr nett. Seinem Dialekt nach zu urteilen, musste er einer der wenigen echten Berliner sein.

Wir verabredeten uns bei der legendären Admiralsbrücke in Kreuzberg. An Sommerabenden trafen sich hier immer unzählige

Menschen und feierten sehr zum Leid der Anwohner Spontanpartys. Ich hatte keine Angst, ihn im Partyvolk nicht zu finden. Im Gegenteil: Ich würde ihn bestimmt sehr leicht unter den anderen Leuten erkennen. Derartig große Männer gab es selten und sie stachen immer so schön aus der Masse heraus.

Fröhlich begab ich mich auf den Weg. Es war aufregend, immer wieder andere Menschen in ganz Berlin zu treffen. Die Stadt war riesig, die Möglichkeiten so vielfältig. Natürlich verliefen manche Begegnungen weniger schön, aber das gehörte nun einmal dazu. Wie sollte man auch sonst die zauberhaften schätzen?

Als ich fast angekommen war, sah ich mich neugierig um. Rein theoretisch hätte jeder große Mann mein Date sein können. Ein riesiger, dürrer Typ kam auf mich zu. Hoffentlich war er das nicht! Er warf mir einen flüchtigen Blick zu und ging an mir vorbei. Glück gehabt!

Vor mir lag die Admiralsbrücke, die ersten Grüppchen hatten sich schon angesammelt. Die Abendsonne tauchte den Kiez in orangefarbenes Licht.

Auf einmal brauste von links jemand so haarscharf mit dem Rad an mir vorbei, dass er mich fast umgefahren hätte. »Ey!«, keifte ich.

Der Typ bremste scharf und kam zwei Meter neben mir zum Stehen. »Pass doch auf!«, blaffte er zurück.

Bevor ich darauf etwas erwidern konnte, glaubte ich, in ihm mein Date zu erkennen. Eigentlich war dieser Gedanke totaler Quatsch, weil ich ja kaum wusste, wie er aussah. Aber sein Blick verriet, dass er mich erkannt hatte. Oder bildete ich es mir nur ein?

Okay, der Start für ein perfektes Date sah definitiv anders aus, aber gegen eine Verabredung mit diesem großen (hoffentlich 1,95!) Mann hatte ich wirklich nichts einzuwenden. Mein potenzielles Date war tatsächlich sportlich (diese Waden!), er hatte also nicht gelogen.

Warum waren Männer mit Rennrädern eigentlich meistens so unglaublich sexy?

»Sind wir verabredet?«, fragte er mich dann mit breitem Berliner Dialekt.

»Wenn du Magnus bist?«

»Ja, der bin ich! Hey!« Strike! Er war es tatsächlich!

Er fuhr langsam auf mich zu, stieg ab und gab mir die Hand.

»Tut mir leid, ich fahre immer zu schnell …« Seine grünen Augen funkelten wie zwei Smaragde.

»Kein Ding, ist ja nichts passiert.«

Wir setzten uns auf den Kantstein, er stellte seinen Rucksack auf dem Boden ab und holte zwei Flaschen Astra raus. »Weil du doch aus Hamburg bist.«

Genauso schnell, wie er auf mich zugerast war, war das Eis zwischen uns gebrochen. Wir verstanden uns auf Anhieb. Seine Astra-Aktion hatte ihm weitere Pluspunkte eingefahren.

Er arbeitete im kaufmännischen Bereich und würde morgen zu einer Geschäftsreise in die USA aufbrechen. Aber er versicherte mir sofort, dass er während der Zeit auf jeden Fall Internet hätte und sich bei mir melden würde. Als wir feststellten, dass wir beide unheimlich gern Electro hörten, verabredeten wir uns schon mal für eine ausgiebige Clubtour, wenn er wieder in Berlin wäre und wegen seines Jetlags nicht schlafen könnte.

Immer mehr Leute versammelten sich rund um die Brücke, einige hatten einen Ghettoblaster dabei und spielten lauten Techno. Stimmengewirr mischte sich mit der Musik, es wurde viel gelacht, zwei Mädchen tanzten sogar. Eine laue Sommernacht voller Leben. So typisch für Berlin.

»Ist schön hier, oder? Ich komme gern her. Hier ist es einfach so cool. Alle sind gut druff … Na ja, fast alle.« Er deutete lachend auf den Anwohner, der auf seinem Balkon stand und die Szenerie anscheinend filmte. »Willst du noch was trinken?«

Dafür, dass Bier eigentlich nicht mein Getränk war, schmeckte es mir ausgezeichnet. Anscheinend kam es darauf an, mit wem man es trank. Und Magnus war die beste Begleitung, die ich mir vorstellen konnte. Ich ließ meine Blicke über ihn wandern und blieb an seinen leicht gebräunten Händen hängen. Er hatte schöne Hände. Obwohl sie so groß waren, ja regelrechte Pranken, wirkten sie eher feingliedrig als klobig.

Ich stellte mir vor, was er mit ihnen machen würde, wenn wir allein wären. Malte mir aus, wie seine Finger über meinen Körper tanzten.

Mal leicht und kaum spürbar, nur um dann mit einer noch stärkeren Intensität zuzupacken.

Stellte mir vor, wie sie mich zum Zittern brachten.

Zum Schwitzen.

Zum Stöhnen.

Zum Keuchen.

Zum absoluten Verlangen, mehr zu wollen. Immer mehr.

Gierig zu werden.

Stellte mir vor, wie seine Hände in meine Brustwarzen kniffen, bis es wehtat und der Schmerz wohlige Schauer auslöste. Und seine großen, feinen Finger dann sanft über sie strichen. Meine Brüste packten, drückten, wieder losließen, sich bis auf einen minimalen Abstand entfernten und ich nur noch ihre Wärme spürte.

Sie über meinen Körper flogen wie die Hände eines Pianisten. Alles berührten und liebkosten, mich immer heißer werden ließen …

Nur um dann in mir zu versinken.

Um ein Erdbeben auszulösen, das an Sinnlichkeit kaum zu übertreffen war.

»Wie viele Dates hattest du denn schon?«, fragte er mich.

»Wie bitte?«, fragte ich. Böse Gedanken, haut ab.

»Wie viele Dates du schon hattest.« Er kramte zwei weitere Flaschen aus seinem Rucksack und öffnete sie mit einem Feuerzeug. Die Muskeln seiner braunen Unterarme bewegten sich eindrucksvoll, während er das tat.

»Äh …« Das war ja eine ganz ausgezeichnete Frage! Dabei lief es doch so gut. Was sollte ich denn darauf antworten? Ich konnte ihm unmöglich erzählen, dass er mein 13. Date war! Es musste eine niedrige Zahl sein … »Fünf«, sagte ich und fand das doch ein bisschen zu hoch gegriffen.

»Und?« Er schnippte die Kronkorken auf den Boden und reichte mir eine Flasche.

War doch offensichtlich, dass es bisher nicht geklappt hatte. Meine Sexfantasien hatten sich verabschiedet und lagen neben den Kronkorken auf dem Boden. Bereit, sich zertrampeln und von der Müllabfuhr einsammeln zu lassen.

»Joa, war nicht so doll, sonst würde ich ja nicht mit dir hier sitzen …«

»Also ich hatte zwei. Dabei bin ich schon seit eineinhalb Jahren angemeldet. Die Mädels sind auch echt lieb, mittlerweile super Freundinnen. Aber zu mehr hat's nicht gereicht.«

»Ist doch auch was«, lächelte ich in der Hoffnung, dass wir jetzt das Thema wechseln würden. Ich fand es abschreckend, mich mit den Männern über meine bisherigen Dates zu unterhalten. Wenn ich sie nicht im Internet, sondern in einer Bar kennengelernt hätte, würde ich auch eher ungern über Ex-Bekanntschaften oder Beziehungen sprechen.

Außerdem gab mir seine Aussage das Gefühl, mich mit einem Mann zu treffen, den andere Frauen nicht wollten. Und das nahm, obwohl es wirklich idiotisch klang, ein großes Stück der Begierde.

Zum Glück wechselten wir dann doch noch das Thema und verbrachten einen sehr gelungenen Abend. Beobachteten betrunkene Jugendliche und wetteten, ob die coolen Jungs noch, um den Mädchen zu imponieren, in die Spree springen würden.

Nachdem unsere Flaschen leer waren und unsere Wette immer noch keinen Gewinner oder Verlierer hervorgebracht hatte, sagte er, dass er jetzt losfahren würde, weil er so früh am Flughafen sein müsse. Einerseits verstand ich das, andererseits war ich auch der Meinung, dass man, wenn man etwas wirklich wollte, auch ein bisschen was dafür in Kauf nehmen konnte.

Ich verwarf den Gedanken schnell wieder. Warum war ich nur immer so kritisch?

Wir standen auf, standen uns gegenüber. »Ich melde mich, wenn ich da bin«, sagte er, küsste mich auf die Wange und umarmte mich. Brrrr. Sexy. Die schönste Verabschiedungsform, die es gibt. »Schaffst du es allein zur Bahn? Oder soll ich dich noch bringen?«

Wie aufmerksam! »Nee, kein Ding. Schaff ich allein.«

»Alles klar! Bis bald!« Er zwinkerte mir noch zu und dann war er auch schon weggefahren.

Wie es wohl mit uns weitergehen würde …? Ich konnte mir jedenfalls sehr viel mit ihm vorstellen! Und hoffte, dass die zwei Wochen schnell verstreichen würden …

*

»Warum meldet sich dieser Arsch denn nicht? *Ich* habe ihn nicht gefragt, ob er sich meldet, *er* hat es von sich aus gesagt. Und jetzt – nichts!«

Emma sah mich mitleidig an. Wir saßen an ihrem Küchentisch und aßen ihre legendären selbstgebackenen Brownies. Der Geruch von frischem Kaffee erfüllte den Raum, Emma blätterte in einer Zeitschrift. Ungeachtet dessen, dass ihr Kopf inzwischen fast dahinter verschwunden war, motzte ich vor mich hin. »Es ist ja okay, wenn er mich scheiße findet, aber dann soll er doch bitte nicht so tun, als ob er mich unbedingt wiedersehen will, und mich so sexy verabschieden.« Wütend hackte ich mit meiner Gabel in das saftige Kuchenstück.

»Hast du dich bei ihm gemeldet?«, fragte sie mich mit vollem Mund und sah mich kurz an.

»Nein! Er hat gesagt, er meldet sich! Dafür habe ich jeden Tag mehrmals wie so ’ne Geistesgestörte meinen Account gecheckt und dabei gesehen, dass er online war. Er war online und hat mich nicht angeschrieben.«

»Oh.« Emma legte die Zeitschrift auf den Tisch und sagte trocken: »Ich habe mit dem Dating aufgehört. Ich hole mir meine Befriedigung mit Kochen und Backen. Außerdem lese ich auch keine Liebesromane mehr.«

»Sondern?«

Emma sah mich mit funkelnden Augen an. »Splatter. Kann ich dir sehr empfehlen!«

Ich schnaubte und sah sie liebevoll an. »Du bist doch bescheuert.«

Sie stand grinsend auf und goss uns frischen Kaffee in die Becher.

»Es ist schon schlimm genug zu sehen, dass der Typ nach dem Date online ist.« Mein Brownie bestand fast nur noch aus Krümeln. »Ein Mann in seinem Alter wird ja wohl in der Lage sein zu wissen, wie man eine Computertastatur bedient. Es ist ja total in Ordnung, wenn er nichts von mir will, na ja, jedenfalls halbwegs, aber warum tut er dann so, als wolle er mich unbedingt wiedersehen?« Ich atmete tief ein. »Es ist offiziell: Die ›Willst du gelten mach dich selten‹-Theorie geht bei mir voll und ganz auf. Hab die ganze Zeit meine Mails gecheckt, nur um festzustellen, dass er mir nicht geschrieben hat. Als Zeitvertreib habe ich dann ehemalige Freunde bei Facebook gesucht und festgestellt, dass sie alle gut aussehen und ihr Leben anscheinend nur aus Urlauben besteht. Das war echt eine absolute Arschloch-Woche.«

Emma lehnte sich gegen den Kühlschrank und überlegte kurz, bevor sie sagte: »Ich habe da ja so eine Theorie aufgestellt …«

Ich zog eine Augenbraue hoch. »Backen ist besser als Sex?«

Emma verdrehte die Augen. »Schön wär's! Nein. Männer gehen immer den einfachsten Weg. Wahrscheinlich fand er dich nett, aber nicht umwerfend. Und um eine dramatische Szene à la ›Sorry, du bist nicht mein Typ‹ zu umgehen, hat er einfach so getan, als ob er dich wiedersehen will. Er hat es sich schlicht und ergreifend sehr einfach gemacht.«

Ich hielt inne. Wahrscheinlich hatte sie recht. Nein, mit Sicherheit hatte sie recht! »So habe ich das noch gar nicht gesehen«, meinte ich andächtig. Warum war ich auch so oft noch so naiv? Nach all dem, was ich schon erlebt hatte …

Plötzlich kam mir ein Gedanke. Ein blöder Gedanke: »Und woher soll ich bei meinem nächsten Date wissen, ob er mich wirklich toll findet? Darf ich mir jetzt nie wieder Hoffnungen machen?«

»Nicht in den ersten zwei Tagen. Wenn er sich bis dahin nicht meldet, vergiss ihn.«

»Na großartig. Kann man das erste Date nicht einfach überspringen?«

»Na ja, dann wird's ja auch nicht besser«, antwortete sie resigniert. »Ich weiß es doch auch nicht … Wo sind denn die tollen Männer? Ich habe keine Lust mehr, immer nur zu suchen, jemanden zu finden und dann verletzt und enttäuscht zu werden. Mir reicht es!« Wütend biss sie in ihren Brownie. »Da geht's dir einmal gut, bist mit deinem Singleleben einigermaßen zufrieden und dann kommt so ein Affe, raubt dir den Verstand, dein Herz, trägt dich auf Wolke Sieben, nur um dich dann umso krasser fallen zu lassen. Um alles mit Füßen zu treten und dann noch auf alles draufzukacken!« Sie sah mich verzweifelt an. »Glaubst du noch an die Liebe? Nach allem, was du erlebt hast?«

Ich nickte. »Ich habe nie aufgehört, an sie zu glauben.«

14. Date

Der digitale Lustgarten

»Der gewöhnliche Mensch ist in eine Handlung verwickelt. Der Held handelt. Der Unterschied ist gewaltig.«

HENRY MILLER

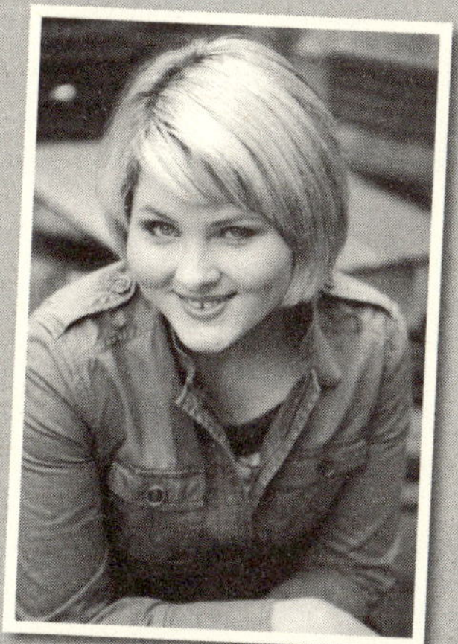

Der Sommer war momentan sehr regnerisch, weswegen ich viel Zeit an meinem Laptop verbrachte. So lernte ich eines Abends Niko kennen, der mich ein bisschen an Alain Delon in *Der Swimmingpool* erinnerte. Vielleicht lag es auch nur daran, dass er auf seinem Profilbild eine Zigarette im Mund hatte und diesen verwegenen Blick in die Kamera warf.

Er war, wie der junge Alain, definitiv attraktiv. Wir schrieben uns tagelang lustige Mails, erzählten, was wir so machten. Flirteten, was das Zeug hielt. Schickten uns mehr Fotos. Er sah tatsächlich aus wie Alain Delon. Auch ohne Zigarette.

Am liebsten hätte ich mich sofort mit ihm getroffen, doch nach eigenen Angaben war er momentan sehr im Stress und hatte nicht so viel Zeit. Ich fand das komisch, zwang mich aber, nicht so kritisch zu sein. Vielleicht wollte er es langsam angehen?

Das redete ich mir so lange ein, bis er mich fragte, was ich anhätte. Ich trug eine olle Jogginghose und einen ausgeleierten Pulli. *»Nichts Besonderes. Eine Hotpants und ein Shirt«*, antwortete ich in gespielter Unschuld. Er war gerade bei der Arbeit, ich war noch zu Hause, da ich erst nachmittags ins Studio musste.

»Nicht mal was drunter …? Und nur ein Shirt … Hmmm … Dann könnte ich ja genau sehen, was das bei dir verursacht, wenn ich dir ins Ohr flüstere und die warme Luft dein Ohrläppchen kitzelt …«

Ich überlegte, was ich antworten sollte. Schließlich könnte es schnell so klingen, als ob ich seine sexuelle Belästigung anmaßend finden würde. Dabei wurde ich sehr gern sexuell von ihm belästigt.

»Sehen und fühlen …«

»Stell dir vor, dass ich hinter dir stehe. Mein Atem an deinem Hals. Meine Hände liegen auf deinen Schultern … Langsam streichen sie deinen Rücken hinab.«

Ich bekam Gänsehaut. Und das schrieb ich ihm auch.

»Dann kannst du ja zumindest fantasievoll fühlen, wie sie immer tiefer wandern … Deine Haut ist so weich … Ich fange an, deinen Nacken zu küssen, meine Hand auf deinem Bauch …«

Ich spürte die Lust in mir aufsteigen. Mit jedem geschriebenen Wort breitete sie sich mehr und mehr in mir aus. *»Ich drehe mich zu dir, küsse dich, drücke mich an dich.«*

»Das klingt gut … Ich sollte definitiv erst mal nicht mehr aufstehen …«

»Meine Hände sind schon da, wo deine jetzt wären …«

»Taste dich so weit vor, wie es geht … Stell dir vor, dass ich dich umdrehe, dich noch fester an mich drücke. Und du alles fühlst … Mein harter Schwanz drückt gegen deinen Oberschenkel, du atmest tiefer. Ich ziehe deine Hotpants nach unten und gehe in die Knie …«

Niko hatte es wirklich drauf, sexy zu schreiben. Eigentlich fand ich solche Geschichten mit Männern, die ich noch nie gesehen hatte, ganz furchtbar, aber Niko war die berühmte Ausnahme.

Wir schrieben uns weiterhin regelmäßig, tauschten aber keine Nummern. Wir waren komplett anonym, existierten nur in Schriftform füreinander. In sehr heißer Schriftform wohlgemerkt. Und irgendwie war das gut so, weil es viel Raum für Fantasie ließ. Immerhin hatte ich schon so umwerfende Orgasmen dank diesem Mann gehabt – dabei wusste ich noch nicht einmal, wie seine Stimme klang oder wie er roch …

Doch eines Tages wollte ich das definitiv ändern. Schließlich wollte ich keinen Brieffreund finden. Wie würde es sein, ihn zu treffen? Und was war, wenn ich ihn eigentlich total unsympathisch fand?

Es gab nur eins: Ich musste es herausfinden.

Wieder fragte ich ihn, ob wir uns treffen wollten, und tatsächlich sagte er zu.

*

Als ich einen Tag vor dem Date in der Bahn saß und mich umsah, überlegte ich, wer von den anwesenden Männern wohl online nach einer Frau suchte. Ich fing an, die Herren regelrecht einzusortieren. Der gut angezogene mit dem kleinen Mädchen bestimmt nicht. Der hatte mit Sicherheit eine sehr hübsche Frau zu Hause, zumindest, wenn das Kind wie die Mutter aussah. Wobei es sein könnte, dass er online vielleicht nach einer Affäre Ausschau hielt.

Der mit den langen Haaren war zu öko fürs digitale Flirten. Der hatte mit Sicherheit noch nicht mal eine Internetverbindung. Falls doch, würde er eine Frau mit jeder Menge Körperbehaarung suchen. Gleich und gleich gesellt sich gern. Buah.

Der mit den gegelten Haaren war bestimmt online unterwegs, um eine Frau zu finden. Vielleicht sogar jetzt gerade – er tippte hektisch auf seinem Smartphone herum.

Ob man mir eigentlich ansah, dass auch ich im Netz nach Männern suchte?

Wie sah der typische Online-Dater eigentlich aus?

Das Klischee, dass sich im Netz nur hässliche Bekloppte tummelten, war glücklicherweise komplett überholt. Bisher waren die meisten meiner Dates wirklich attraktiv gewesen. Auch wenn nicht jeder von ihnen mein Typ gewesen war.

Hoffentlich gehörte Niko nicht dazu! Ein Kribbeln durchfuhr mich. Ich war so gespannt darauf, wie die Stimmung zwischen uns sein würde …

Im Grunde hätte er ja auch ganz oben auf der Freakskala thronen können. Vielleicht war er ein irrer Psychopath, der in einem dunklen Kellerraum saß, Kette rauchte und den ganzen Tag Bier trank. Und der nichts anderes tat, als mit seinen kleinen Augen, die durch eine riesige, verschmierte Brille sahen, auf den Bildschirm zu starren und anzügliche Dinge zu tippen.

Bah! Bitte nicht!

Nein, es war Zeit, ihn kennenzulernen. Da wir noch gar keinen Treffpunkt für morgen abgemacht hatten, checkte ich kurz meinen Mailaccount. Er hatte bestimmt schon geschrieben! Mit Sicherheit konnte er es genauso wenig abwarten wie ich.

Fehlanzeige.

Mein Posteingang war leer. Ich fand das sehr komisch. Wenn ein Singlemann die Möglichkeit hatte, eine Frau zu treffen, mit der er sehr wahrscheinlich Sex haben würde, warum nahm er sie dann nicht wahr?

Das konnte viel bedeuten. Sehr viel:

- *Er war gar kein Single.*
- *Er war ein digitaler Verbalerotiker. Das reichte ihm vollkommen.*
- *Er fand mich nicht attraktiv genug.*
- *Er sah in der Realität ganz anders aus als auf den Fotos und wollte mich jetzt nicht verschrecken (Stichwort Psychopath).*

Ich fühlte mich ausgesprochen dämlich. Sollte ich mich jetzt melden?

Warum eigentlich nicht … Ich wollte ihn unbedingt sehen! Also schrieb ich ihm eine kurze Mail. Aber er antwortete nicht. Auch nicht am nächsten Tag.

Wie hatte ich nur so naiv sein können und glauben, dass wir uns treffen würden?

Und dafür hatte ich jetzt vier Tage lang auf Süßigkeiten verzichtet.

Ich fragte mich, ob ich irgendwas falsch gemacht hatte, und las noch einmal all unsere Mails. Dabei bekam ich ganz rote Wangen und musste feststellen, dass tatsächlich nichts passiert war, das ihn urplötzlich abgeschreckt haben könnte.

Es sei denn, er war auf einmal anständig geworden.

Ein weiterer Tag verging, bis er mir antwortete: *Oh sorry, hab das voll vergessen!*

Vergessen? Was war das denn für ein bescheuerter Grund?!

Außerdem hatte er sich nicht mal entschuldigt oder einen Ersatztermin vorgeschlagen. Was für eine Wurst!

*

»Mit dem stimmt definitiv irgendwas nicht«, stellte Katharina fest, nachdem ich ihr die Geschichte erzählt hatte. Wir schlenderten über den Flohmarkt am Mauerpark, die Sonne brannte auf unserer Haut. »Der hat mit Sicherheit eine Freundin. Und er ist megafeige. Oder noch schlimmer«, sie hielt kurz inne und sah mir dann verschwörerisch in die Augen, »verklemmt. Das ist ein verklemmter Sack!«

Ich schämte mich in Grund und Boden und hoffte inständig, dass er wirklich aussah wie der junge Alain Delon und nicht wie ein … Ich mochte gar nicht daran denken! Und mit dem hatte ich mir solche Mails geschrieben. Ich spürte, wie ich rot anlief.

Katharina ließ sich davon nicht stören. Während wir uns durch die Menschenmassen schoben, erzählte sie weiter, was sie über ihn dachte: »Die Verklemmten können digital so richtig loslegen. Und in der realen Welt kriegen sie ihn nicht hoch, stottern oder sind widerlich verkrampft. Ach ja: Und sie sehen aus wie Hans Maulwurf.«

Also doch ein Psychopath im Kellerraum. Ich atmete tief ein. Was hatte ich nur wieder angestellt? Warum konnte ich nicht einfach prüde sein und solche frivolen Kerle ignorieren? Warum hatte ich mich darauf einlassen müssen?

Wobei ja auch nicht gesagt sein musste, dass Katharina recht hatte. Und überhaupt: Woher wollte sie das denn wissen?

»Woher willst du das denn wissen?«

Sie drehte sich zu mir um. »Weil ich selber mal so aktiv im Netz unterwegs war wie du.«

Das waren ja mal ganz neue Nachrichten! Sie blieb vor einem Stand mit Accessoires stehen. Zielstrebig griff sie nach einer Kette, die sie eingehend betrachtete. »Rate mal, wo ich Matthiarsch kennengelernt habe …« Seit der Trennung von dem untreuen Matthias nannte sie ihn nur noch so. Große Lieben brachten eben oft große Gefühle mit sich, auch wenn die Beziehung vorbei war.

»Warum hast du das denn nie erzählt?«

»Weil es egal war.« Und leise fügte sie hinzu: »Und weil es mir peinlich gewesen ist. Es heißt doch immer, dass nur die Leute im Internet nach einem Partner suchen, die sonst keinen abkriegen.« Sie legte die Kette hin und drehte sich zu mir. »Ist ja auch egal. Hör mal: Ich glaube, dass Niko *will*, aber nicht *kann*. Irgendwas ist da im Busch. Verschwende also nicht deine kostbare Zeit. Lass ihm seinen virtuellen Scheiß und such dir einen, der dich wirklich will.«

*

Katharina mochte recht haben, aber ich wollte das nicht einfach so auf sich beruhen lassen. Also schrieb ich Niko abends eine Mail:

Vergessen ist natürlich ein äußerst aussagekräftiges Argument. Wenn du eine Freundin/anderweitige Probleme hast, kannst du es auch einfach sagen ... Im Übrigen habe ich nichts verpasst. Im Gegensatz zu dir.

Tatsächlich bekam ich darauf eine Antwort:

Liebe Rosa, es tut mir leid. Ich hätte dich gern getroffen. Sehr gern sogar. Aber ... ich habe tatsächlich eine Freundin und will sie nicht betrügen.

Das war so klar gewesen! Mir liefen kalte Schauer den Rücken herunter. So ein Arschloch!

Das hast du die ganze Zeit gemacht! Na ja, »betrügen« definiert ja auch jeder anders ...

Ich war so wütend, dass es mir vollkommen egal war, ob er auf diese Mail antworten würde oder nicht. Aber er ließ sich von meiner Unfreundlichkeit nicht abschrecken.

»Rosa, ich wollte dich nicht verärgern. Es tut halt einfach mal ganz gut, in die digitale Welt zu flüchten und seinen Fantasien freien Lauf zu lassen.«

»Aha.«

»Weißt du ... Es gab mal eine Zeit, in der so was für mich nie infrage gekommen wäre. Aber dann hat meine erste große Liebe mich

von einem Tag auf den nächsten verlassen, um mit einem anderen zusammenzukommen. Ganz plötzlich! Zwei Tage vorher hat sie mir noch gesagt, dass sie mich liebt! Außerdem hatten wir große Pläne geschmiedet. Wollten zusammenziehen und so … Na ja, und dann habe ich den Glauben an alles verloren.«

»*Das tut mir leid für dich.*« Das tat es wirklich.

»*Danke.*«

»*Aber deswegen musst du deine neue Freundin (bzw. alle anderen Frauen) doch nicht verarschen …*« Moralapostel Rosa hatte gesprochen.

»*Ja … Da magst du recht haben. Eigentlich bin ich ja auch darüber hinweg, aber ich glaube, dass diese Geschichte mit meiner Ex einen leichten emotionalen Knacks hinterlassen hat.*«

Leicht? Das war ja mal leicht untertrieben.

»*Und deswegen führe ich im Netz so eine Art Doppelleben. Ich kann mich einfach nicht hundertprozentig auf jemanden einlassen, verstehst du?*«

Das verstand ich durchaus. Aber nachvollziehen konnte ich das nicht. Vielleicht hätte er lieber einen Psychologen statt eines Datingportals googeln sollen.

»*Aber liebe Rosa, lass uns doch über angenehmere Dinge schreiben … Ich würde jetzt zu gern wissen, welche Unterwäsche du trägst … Damit ich mir besser vorstellen kann, wie ich sie dir von deinem süßen Po streife.*«

Ich klappte seufzend den Laptop zu und beschloss, ihn unter dem Kapitel »großer Verbalerotiker« abzulegen.

Keine Frage: Ich wollte nur einen Mann, der mich in der Realität begehrte. Einen ohne Freundin. Und ohne Knacks.

15. Date

Die große Liebe

»Wenn man liebt,
sucht man die Schuld bei sich,
nicht beim anderen.«
RICHARD BURTON

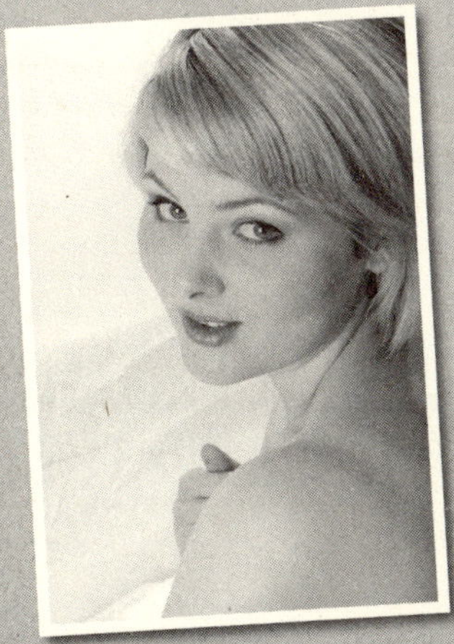

Die Sonne schien, es war ein herrlicher Tag. Und das Beste: Ich hatte frei! Also verbrachte ich den Vormittag Kaffee trinkend in einem Straßencafé, las die neue *Neon* und ließ mir die Sonne ins Gesicht scheinen.

Leise platzten die Luftblasen in meinem Milchschaum vor sich hin, Lilli döste zufrieden in der Sonne. Immer mal wieder ließ ich meinen Blick schweifen und beobachtete gehetzte Menschen, die noch schnell zum Bus sprinteten und dabei um schlendernde Touristen Slalom liefen.

Ich atmete tief ein und fühlte mich regelrecht unverwundbar, weil ich so entspannt war. Jedenfalls, bis ich ein Pärchen bemerkte ...

Eber Arm in Arm mit seiner Freundin. Das konnte doch nicht wahr sein! In Berlin lebten über drei Millionen Menschen und wen musste ich sehen? Ausgerechnet die beiden! Und das Schlimmste war, dass sie auch noch nett aussah. Ich würde sie bestimmt mögen, wenn wir uns kennenlernen würden.

In mir breitete sich ein ekliges Gefühl aus, die Entspannung war genauso schnell geplatzt wie die Luftblasen meines Milchschaums.

Die beiden lachten und turtelten.

Es war wie bei einem Autounfall: Ich musste hinsehen, obwohl ich all das nicht sehen wollte. Ich wurde wütend. Wütend auf mich, weil ich es mir nicht egal war, dass ich ihn mit ihr sah, ja, es mir regelrecht naheging.

Sauer auf ihn, weil er ausgerechnet hier herumlaufen musste. An meinem freien Tag! Das war natürlich völliger Quatsch, trotzdem schnürte sich meine Kehle zu. Mir wurde schlecht. Ja ich, die große Meisterin des Ignorierens, bekam jetzt hübsch einen reingewürgt. Ich versteckte mich hinter meiner Zeitschrift, indem ich sie so unnatürlich hoch hielt, wie es die Detektive in alten Krimis immer taten. Zum Glück trug ich eine Sonnenbrille und zum Glück (oder eben auch nicht?) waren Eber und seine Freundin so sehr mit sich beschäftigt, dass sie mich nicht bemerkten.

Ich verstand mich selbst nicht, ich hatte doch gewusst, worauf ich mich eingelassen hatte … Ich war Ebers Affäre, hing an seinem Haken, den er nur zu sich zog, wenn er wollte.

Anscheinend war es eben doch etwas anderes, wenn die Freundin auf einmal ein Gesicht bekam und zu einer real existierenden Person wurde.

Mein Handy klingelte. Emma rief an. Ich legte mein Versteck auf den Tisch und hob ab.

»Mein Leben ist scheiße!«, begrüßte sie mich.

»Schön, dass du anrufst.«

»Mpf.«

»Was ist denn los?«

»Ich hatte da ein Date mit so einem Typen …«

»Okay …« Wenigstens vergaß ich Eber über Emmas dramatischen Anruf.

»Und es war auch alles ganz toll, er hat sich immer gemeldet, dann erstes Date, erster Kuss, kaum war ich dann wieder zu Hause eine SMS …«

»Woher kanntest du den denn?«

»Äh … ja …«

Alles klar. Sie konnte es einfach nicht lassen. Emma war süchtig nach Online-Dating. Sie brauchte immer jemanden, der an ihrem Haken hing. Oder einen, an dessen Haken sie hing und dramatisch zappeln konnte.

»Ich habe mich wieder angemeldet. Aber in einem anderen Portal«, sagte sie schnell. »Da sind die Männer ganz anders!«

»Natürlich!«, grinste ich. »Ist dein Ding, wo du dich anmeldest. Und dann?«

»Dann haben wir uns noch mal getroffen, hatten Sex und jetzt meldet der sich nicht mehr.«

Ich seufzte.

»Ich werde nie nie nie nie wieder …«, schimpfte sie.

»Was? Sex haben?«

Emma lachte. Jedenfalls kurz. Dann jammerte sie: »Warum sind Männer denn nur so …?«

»Emma, warum lecken Hunde sich am Sack?«

»Weil sie es können?«

»Genau.«

*

Die schlechte Laune wegen Eber und seiner Freundin war nach einem Tag zum Glück wieder verflogen. Das lag mit Sicherheit auch daran, dass ich meine Angel wieder ausgeworfen und jemanden eingefangen hatte: Lasse.

Laut Profil 1,89 Meter groß, normale Figur, blonde Haare. Laut Profilbild: sehr fröhlich, auf all seinen hochgeladenen Fotos lachte er. Lasse lachend von der Seite, lachend von vorn, lachend von der anderen Seite. Lasse lachend im Ganzkörperformat.

Er hatte mir eine ungewöhnliche erste Mail geschickt:

Ahoi Elbmädchen,

zählst du auch zur Gattung der wunderschönen, sehr intelligenten, extrem sportlichen und sehr jungen Online-Dater? Ich hoffe nicht! Denn ich bin sehr langweilig und alt. Habe demnächst Geburtstag und werde dreißig … Trotzdem Bock auf ein Treffen?

Ich schickte eine Mail mit der Antwort *»durchaus«* ab, woraufhin sich ein sehr lustiger Mailverkehr entwickelte. Da er der Meinung war, unbedingt noch vor seinem dreißigsten Geburtstag ein Date haben zu müssen, verabredeten wir uns für die kommende Woche in einem Biergarten. Auf das Internet war eben Verlass.

*

Lasse hatte ein süßes Gesicht mit einer dicken Knollennase und frechen grünen Augen. Wenn er lachte, war sein Gesicht ein einziges Meer aus Lachfalten. Und er lachte sehr häufig.

Die Abendsonne schien, wir tranken Hefeweizen und warteten auf unsere Pizza. Kinder rannten juchzend zwischen den Tischen entlang, zu unseren Füßen bettelten immer mal wieder fremde Hunde.

Ich war mir noch nicht ganz sicher, ob Lasse mein Typ war oder nicht. Die Tatsache, dass ich darüber nachdachte, war natürlich nicht gerade ein gutes Zeichen. Aber ich mochte ihn, weil er auf so angenehme Art und Weise ausgeglichen wirkte. Er meckerte weder über die Hunde noch über die Lautstärke der Kinder. Er war einfach bei sich und irrsinnig präsent.

Wir unterhielten uns ein bisschen über unseren Tag, bis wir auf das scheinbar unausweichliche Thema Liebe kamen.

»Ich war nie länger als einen Monat Single«, sagte er. Ich nickte beeindruckt. Es gab Menschen, die von einer Beziehung in die nächste rutschten. Vielleicht, weil sie diese Geborgenheit brauchten und Angst davor hatten, allein zu sein. Bei mir traf das Gegenteil zu. Ich hatte das Gefühl, nicht mehr in einer Beziehung sein zu können, weil ich mich so sehr an das Single-Dasein gewöhnt hatte.

»Es ist ganz merkwürdig. Jetzt bin ich schon seit drei Monaten Single«, sagte er gedankenverloren.

»Und? Ist es schlimm?«

»Hmm, joa, schlimm nicht, aber komisch. Ich wäre lieber wieder mit jemandem zusammen.«

»Wie kam es denn, dass du immer so schnell neue Beziehungen hattest?«

Er überlegte kurz. »Weiß nicht. Hat sich immer so ergeben. Ich hab gern Beziehungen!«

Ich fand es schon in der Schule sehr beeindruckend, wie schnell manche Mädchen nach einer Trennung wieder einen neuen Freund fanden. Vielleicht brauchten sie den schnellen Jungswechsel als Statussymbol oder sie genossen einfach das Gefühl, begehrt zu werden, obwohl sie nicht verliebt waren.

Dafür war ich noch nie der Typ gewesen. So gern ich auch immer etwas mit Männern gehabt hatte – auf mein Herz hatte ich meistens gut aufgepasst und es nicht wahllos jemandem geschenkt. Denn das gehörte für mich zu einer Beziehung dazu.

»Und du? Wie lange bist du schon Single?«

»Länger als du … Um die zwei Jahre sind es jetzt.«

»Was? So lange?«

»Ja.«

»Warum? Du müsstest doch nicht Single sein.«

»Ich wollte gern Single sein. Jedenfalls eine gewisse Zeit lang. Da habe ich mein Singleleben auch sehr genossen. Und jetzt kann ich mir wieder eine Beziehung vorstellen und habe mich deswegen zum Online-Dating angemeldet.«

Lasse nickte langsam, als müsse er kurz nachdenken. »Krass«, sagte er dann.

»Warum ist das krass? Ist doch besser, als in einer Beziehung und unglücklich zu sein.«

»Ja, das stimmt! Aber nicht so gut, wie in einer Beziehung und glücklich zu sein!«, lachte er.

»Da gebe ich dir recht! Aber um in einer glücklichen Beziehung sein zu können, muss man sich auch erst mal ausgelebt haben. Jedenfalls gilt das für mich.«

Er sah nickend auf den See und fragte mich dann, ob ich die ewige Liebe suchte.

»Nein, tue ich nicht«, antwortete ich. »Genau da liegt doch das Problem. Alle wollen die ›ewige‹ Liebe, alles soll für immer sein. Das Problem der Leute ist, dass sie nicht die Liebe in dem Moment suchen, sondern in der Ewigkeit. Sie sind gierig, ein Augenblick reicht ihnen nicht. Sie wollen alles und noch viel mehr, und das für immer. Aber so funktioniert das Leben nicht. So funktioniert die Liebe nicht. Wenn ich eines während meiner Zeit als Single gelernt habe, dann, dass wahre Begegnungen, tiefe Empfindungen, in nur einem Augenblick geschehen können. Von mir aus nenn mich kitschig, aber diese Empfindungen bereichern mich immer noch. Und genau deswegen suche ich nicht die ewige Liebe.«

Bevor er etwas antworten konnte, brachte uns die Kellnerin unsere Pizzen. Er sagte nichts zu meiner Weltanschauung, sondern wünschte nur einen »Guten Appetit!«.

Ich freute mich sehr, dass ich meine »No Dinner on the first Date«-Regel über Bord geschmissen hatte. Denn Lasse verzog beim Essen sein Gesicht und machte den Mund sehr weit auf. In dem Moment, in dem er das riesige Stück Pizza hinein schaufelte, kniff er die Augen zusammen.

Jede Wette: So würde er bestimmt auch aussehen, wenn er einen Orgasmus hatte.

Ich dachte an eine Ex-Liebschaft von Selma. Sie hatte mir mal ein Foto von ihm beim Karaoke gezeigt. Er hatte wohl ein sehr gefühlvolles Lied gesungen, denn er kniff sein gesamtes Gesicht zusammen, als singe er das hohe C. »So hat er immer geguckt, wenn er gekommen ist«, hatte sie lachend gesagt und sich im Nachhinein ein bisschen geekelt. Anschließend hatte sie die Idee, Menschen während des Höhepunkts zu fotografieren und daraus ein Buch zu machen. Das war allerdings daran gescheitert, dass Selma keine Lust hatte, andere Leute beim Sex abzulichten. Bei Lasse hätte es gereicht, ihn beim Essen zu fotografieren.

Wir aßen überwiegend schweigend unsere Pizza. Aber es herrschte keine unangenehme Stimmung zwischen uns, sondern vielmehr eine gewisse Vertrautheit. Nachdem wir aufgegessen hatten, widmeten wir uns wieder unserer Unterhaltung. Doch anstatt weiter über die ewige Liebe zu sprechen, erzählte Lasse jetzt von seiner nicht vorhandenen Liebe zu Berlin. »Die Leute können sich alle nicht benehmen. Berlin stinkt und ist total verranzt. Und alle finden das hip und cool und je bekloppter sie aussehen, desto cooler sind sie. Ist doch bescheuert.« Nachdem er eine vorbeifliegende Mücke mit der Hand gefangen und zerdrückt hatte, sagte er: »Ich schäme mich für diese Stadt.«

»Warum das denn? Kannst du doch nichts für.«

»Ja, aber Berlin könnte viel mehr! Stattdessen kommen alle nur her, um zu feiern und sich zu verwirklichen, als sei Berlin das Disneyland.«

»Die Metapher finde ich ganz cool. Berlin als Disneyland für Erwachsene.«

»Weißt du was? Du bist komisch«, grinste er.

Ich lachte. »Du auch!«

*

Am nächsten Tag bekam ich eine Mail von Lasse:

Liebe Rosa,

ich habe noch lange über deine Worte bezüglich der ›ewigen Liebe‹ nachgedacht. Und dabei ist mir klar geworden, dass ich mit meiner Exfreundin ziemlich viele Momente voller Liebe hatte. Und dass ich nach einer Frau suche, die es nicht gibt. Ich habe mich von meiner Ex getrennt, weil sie so viele Macken hatte und nicht perfekt war. Bescheuert, oder? Ich wollte mir das nicht so eingestehen, aber deine Worte haben meine Augen geöffnet. Tja, und dann konnte ich nicht mehr anders. Jedenfalls habe ich sie gestern nach unserem Treffen angerufen.

Wir wollen es noch mal probieren.

Ich werde das Profil hier jetzt löschen und hoffe, dass auch du glücklich wirst/bist/bleibst.

Lasse

Ich freute mich für ihn. Lasse gehörte also tatsächlich zu den Menschen, die über eine Online-Singlebörse die große Liebe gefunden hatten. Wenn auch über Umwege.

16. Date

Mr. Dig

»Expectation is the root of all heartache.«

WILLIAM SHAKESPEARE

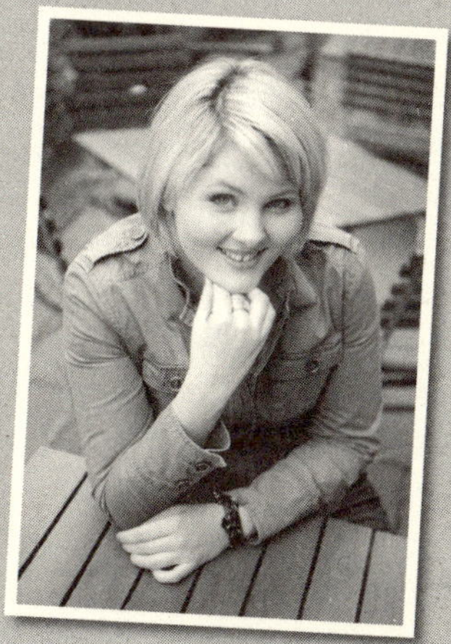

Anstatt die Samstagnacht damit zu verbringen, feiern zu gehen, saßen Katharina und ich in ihrer schicken Wohnung in Mitte, aßen Sushi und tranken Aperol Spritz. Lilli lag eingerollt zwischen uns, draußen regnete und stürmte es.

Nachdem wir fast die ganze vierte Staffel *Sex and the City* geguckt hatten, klappte Katharina den Laptop auf. »So, wir suchen dir jetzt einen Mann! Und wer weiß, vielleicht ist ja auch einer dabei, der mir gefällt.«

Wir saßen dicht nebeneinander und blätterten durch den digitalen Männerkatalog. Dabei amüsierten wir uns prächtig über die unterschiedlichen Profilbilder. Jedenfalls, bis sie bei einem Typen namens »Porsche71« innehielt und ganz blass wurde.

»Was ist los?«, fragte ich sie.

Sie atmete tief ein. »Das ist Matthiarsch.«

Berlin war groß genug, um so gut wie nie Bekannte auf der Straße zu treffen, aber das World Wide Web sollte ein Dorf sein, in dem man Exfreunden begegnete?

Katharina und Matthiarsch, der eigentlich Matthias hieß, waren ungefähr ein Jahr zusammen gewesen. Die Beziehung erwies sich als eine einzige On-off-Kathastrophe, weil er sie ständig betrogen und ihr jedes Mal aufs Neue versprochen hatte, es nie wieder zu tun. Da er keinen Wert darauf gelegt hatte, ihre Freunde kennenzulernen, hatte ich ihn tatsächlich noch nie gesehen.

Sie hatte sich in dieser Hinsicht wie eine Alkoholikerin benommen. Unsere Ratschläge hatte sie ignoriert, sie war süchtig nach diesem Kerl gewesen. Er war im wahrsten Sinne des Wortes ihre Flasche gewesen. Bis sie es vor ein paar Wochen endlich geschafft hatte, von ihm loszukommen.

»Du musst dich mit ihm treffen!« Katharina sah mich mit festem Blick an.

»Ist das so?«, lächelte ich und nippte an meinem bauchigen Glas.

»Ja! Du musst dich an ihm rächen. Für mich.«

»Okay … Und wie?«

»Weiß ich nicht, es muss cool sein … Nicht so eine abgedroschene Ich-kipp-ihm-meinen-Drink-ins-Gesicht-Geschichte.«

Ich überlegte kurz. »Genau, nicht so was, wo er danach denkt, wie gut es ist, dass ihr getrennt seid. Er muss es bereuen, dass er immer den anderen nachgestiert hat.«

»Oh ja!« Ihre Augen funkelten diebisch. »Weißt du, was ’ne Bekannte von mir gemacht hat, nachdem sich ihr Typ von ihr getrennt hat? Er hatte noch seine ganzen Sachen in ihrer Wohnung. Auch seine Zahnbürste. Und dann hat sie mit dieser Zahnbürste den unteren Rand ihrer Toilette geputzt und sie ihm eingepackt.«

»Wie eklig ist das denn bitte?«

Sie nickte. »Aber hallo. Richtig widerlich wird’s aber erst noch: Der hat sich damit wohl die Zähne geputzt und musste dann ins Krankenhaus, weil er so heftigen Ausschlag bekommen hat und nicht mehr aufhören konnte zu kotzen.«

»Woher weißt du das denn?«

»Sie hat sich danach wieder mit ihm getroffen, er hat ihr erzählt, was los war, und sie hat ihm gesagt, dass sie schuld daran war.«

»Und er ist hoffentlich einfach gegangen? Ganz im Ernst, so was macht man doch nicht.«

»Tja, der olle Dödel hat ihr verziehen. Und jetzt sind sie wieder zusammen.«

Ich zog die Augenbrauen hoch. »Was? Ist ja total ekelhaft.«

»Yo.«

»Nee, wir brauchen ’ne coolere Rache. Auch Kakerlaken in der Wohnung aussetzten ist total neunziger.«

Eine weitere Flasche Sekt half uns, uns einen grandiosen Plan zu überlegen …

Doch nachdem ich Matthiarsch unter der Regie von Katharina und mit falschem Namen (ich hieß jetzt Hanna) angeschrieben hatte, wurde sie auf einmal ganz traurig.

»Ich weiß gar nicht, was schlimmer ist: dass er mich so beschissen behandelt hat oder dass ich es mit mir habe machen lassen …« Sie strich Lilli über ihren kleinen Kopf. »Der hat mich ja nicht nur betrogen. Der war ja auch total neurotisch. Einmal, als ich bei ihm übernachtete, hat er mitgezählt, wie oft ich die Klospülung benutzt habe. Darauf hat er mich dann angesprochen. Ach ja, und ein Mega-Reizthema war die kleine Wasserpfütze, die ich wirklich immer unter seinem Waschbecken hinterlassen habe, nachdem ich mir das Gesicht gewaschen habe. Wasserflecken waren das Schlimmste!«

»Er hat allen Ernstes die Betätigung der Klospülung gezählt? Unfassbar! Hat er auch die Klopapierblätter gezählt, die du benutzt hast? Warum bist du so lange bei ihm geblieben? Ich frag das, weil es bei meinem Ex so war, dass er mir mal, kurz nachdem wir zusammen gekommen sind, eine Handtasche geschenkt hat. Eine wirklich schöne Handtasche. Und danach dachte ich immer, egal wie bescheuert und geizig er war: Ach, der war doch mal so toll … Ist bestimmt nur 'ne Phase …«

Sie seufzte schwer. »Er hatte ansonsten wirklich eine hinreißende Art. War ein totaler Charmeur. Er hat keine Spiele gespielt, er hat mich angerufen und mir SMS geschrieben, wenn ihm danach war. Er hat mich oft überrascht, wir waren super feiern … Und der Sex war der Wahnsinn. Ich war wirklich verzaubert. Und die braunen Augen auch nicht zu vergessen.« Katharina machte eine kurze Pause. »Aber sein ständiges Fremdgehen konnte ich einfach nicht ertragen. Diesen Kompromiss wollte ich auf keinen Fall eingehen.« Sie sah mich an. »Wie haben das denn die Leute früher gemacht? Bei denen hat auch immer alles funktioniert.«

»Ja, nach außen hin … Damals war es ja ein gesellschaftlicher Genickbruch, sich scheiden zu lassen. Also sind die Leute zusammengeblieben, obwohl ihre Beziehung ihr Haltbarkeitsdatum schon längst überschritten hatte. Rate mal, warum es normal geworden ist, sich zu trennen? Weil es normal ist!«

Sie stand auf und ging zum Fenster. »Mich nervt das! Es wird nicht mehr an Problemen gearbeitet, sondern sich gleich getrennt.

Matthiarsch war auch überhaupt nicht kompromissbereit. Er wollte nicht treu sein.« Sie drehte sich zu mir um. »Das wird einem online besonders deutlich. Ich höre nur von Frauen, die immer wieder von dem Mann betrogen wurden, den sie online gefunden haben, weil der nicht aufhören konnte, nach der perfekten Frau zu suchen.«

Online-Dating war Fluch und Segen zugleich und dafür gab es einen Grund: Man konnte alles bekommen, was man wollte.

Ich hatte das Gefühl, dass die Leute im Netz unersättlich waren, und selbst wenn sie den für sich idealen Menschen gefunden hatten, immer noch mehr wollten. Vielleicht jemanden, der ein bisschen größer und schlanker war, jemanden, der blonde und keine braunen Haare hatte.

Das Internet erschien mir so haltlos, so schnelllebig, ein riesiges Sammelbecken all jener, die Affären und unverbindliche Beziehungen suchten.

Alle wollten Perfektion, ohne selber auch nur annähernd perfekt zu sein. Kein Wunder, dass Beziehungen so schnell in die Brüche gingen.

Woran lag es bei mir?

Ich musste nicht nachdenken. Ich wusste es ganz genau.

Ich hatte Angst.

Ich gehörte zu denen, die sich nicht so einfach binden wollten. Ganz einfach, weil sie es nicht konnten.

War ich vielleicht gar nicht mehr in der Lage, mich zu verlieben?

War die Angst, wieder verletzt und enttäuscht zu werden, einfach zu groß?

Allein schon die Unsicherheit, ob man eine Affäre oder etwas Ernstes einging, oder auf seinen Anruf zu warten, war für mich pure Abschreckung.

Insgeheim hoffte ich darauf, dass ich einen Mann treffen würde, bei dem ich spürte, dass diese Angst überflüssig war. Es musste jemand Besonderes sein. Und da ich besonders toll und nicht besonders dämlich meinte, war ich immer noch auf der Hut.

Ich liebte es zu flirten, das fiel mir unendlich leicht. Aber einem Mann zu begegnen, der mein Herz höher schlagen ließ, mit dem ich einschlafen und aufwachen wollte, schien mir genauso realitätsnah, wie von einem T-Rex gefressen zu werden. Dennoch wollte ich genau so einen Mann, einen, mit dem ich einschlafen und aufwachen konnte, und das, obwohl beides für mich in die Reihe »Dinge, die in Filmen toll aussehen, in echt aber nervig sind, weil der andere schnarcht, sich andauernd rumrollt und beim Aufwachen Mundgeruch hat« gehörte. In diese Kategorie reihten sich übrigens auch Sex am Strand/im Heu, Frühstück im Bett und die ganze Zeit Händchen haltend durch die Gegend zu flanieren. Wenn ich also diesen Mann fand, mit dem mir all das Spaß machte, dann war er der Richtige für mich. Ganz sicher.

*

Es stellte sich nicht als besonders schwer heraus, Matthiarsch um den kleinen Finger zu wickeln. Ich wusste schließlich ganz genau von Katharina, welche Musik er am liebsten hörte, wo er gern feiern ging und welche Filme zu seinen All time Favorites zählten. Und mit jeder Mail, die ich von ihm bekam, verstand ich Katharina besser. Er sah nicht nur gut aus, seine Art zu schreiben war erfrischend charmant. Ich konnte verstehen, warum sie sich in ihn verliebt hatte.

Es dauerte nicht lange und er fragte mich, ob wir uns mal treffen wollten. Ich sagte natürlich zu und schlug »rein zufällig« seinen Lieblingsitaliener vor. Matthiarsch konnte gar nicht glauben, dass ich diesen Laden überhaupt kannte, da das Restaurant ein absoluter Insidertipp war. »Wenn das mal kein Zeichen ist!«, schrieb er. Wenn er gewusst hätte, was für ein Zeichen das war, hätte er sich garantiert nicht so gefreut.

*

Am Tag des Dates, es war ein Samstag, war ich sehr nervös. Der Plan war, dass wir im selben Restaurant ein Essen mit rund zehn Freunden organisierten. Die waren zwar nicht eingeweiht, aber groß im Feiern.

Und während wir unseren Spaß haben würden, würde Matthiarsch einsam und allein mit seinem Porsche-Fachmagazin, das er als Erkennungsmerkmal dabeihatte, an seinem Tisch sitzen. Während er wartete, würde eine perfekt aussehende Katharina reinkommen und sich zu uns setzen. Natürlich würde sie ihm auch kurz angebunden und lächelnd »Hallo« sagen, sich aber nicht weiter um ihn kümmern.

Hoffentlich klappte alles.

Um zwanzig Uhr war unser Tisch voll besetzt. Wir waren sehr gut gelaunt, bestellten gleich flaschenweise Wein und freuten uns, uns wiederzusehen.

Eine halbe Stunde später kam Matthiarsch. Er hatte tatsächlich das Porsche-Magazin dabei, setzte sich an einen freien Tisch für zwei.

Ich konnte ihn von meinem Platz aus sehr gut beobachten, ohne dass er mich sofort sah. Der Kellner kam, zündete die Kerze an, gab ihm die Karte. Doch Matthiarsch schüttelte den Kopf und lächelte. Wahrscheinlich sagte er so etwas wie: »Nein danke, ich warte noch auf jemanden«.

Matthiarsch erwies sich als sehr attraktiver Mann mit vollen braunen Haaren, einer stattlichen Größe und einer sehr anziehenden Ausstrahlung. Nervös sah er sich um. Seine Finger trommelten auf die karierte Tischdecke. Fast schon tat er mir leid.

Kurz nachdem wir Essen bestellt hatten und schon ein bisschen angetrunken waren, sah Matthiarsch immer öfter auf sein Handy. Er wartete jetzt seit gut 15 Minuten. Hoffentlich ging er noch nicht! Er musste doch noch Katharina sehen.

Ich trank einen Schluck Weißwein und ließ ihn nicht aus den Augen. Das hätte ich mal besser tun sollen, denn als er sich im

Restaurant umsah, trafen sich unsere Blicke. Ich lächelte, als flirtete ich mit ihm. Er kniff seine Augen zusammen und zeigte leicht angedeutet mit dem Finger auf mich. Ganz klar, er hatte mich erkannt.

Ich tat so, als könnte ich seine Geste nicht deuten, und unterhielt mich wieder mit Lars, Katharinas bestem Freund. Nicht mal er war eingeweiht.

Erst als Lars verstummte und aufsah, wusste ich, dass Matthiarsch hinter mir stand. Ich schaute erst Lars an, dann drehte ich mich um. Lächelte nervös Katharinas Exfreund an, der ihr Herz genommen und es in den nächsten Mülleimer geworfen hatte.

»Entschuldige, dass ich einfach so zu euch komme.« Jetzt blickten auch die anderen an unserem Tisch neugierig zu uns.

»Kein Ding. Was möchtest du denn?«, lächelte ich in gespielter Unschuld.

»Sind wir nicht verabredet?«

»Ja, das ist ja mal 'ne ganz tolle Anmache!«, quiekte Ariane lachend.

Er sah sie irritiert an. Das hatte er jetzt davon, dass er Katharinas Freunde konsequent ignoriert hatte.

»Äh, nicht dass ich wüsste. Ich bin hier mit meinen Freunden verabredet.«

»Frag sie doch mal, ob sie Feuer hat!«, freute sich Ariane.

Matthiarsch wurde rot. »Bist du … Heißt du nicht Hanna?«

»Vielleicht habt ihr euch ja schon mal irgendwo gesehen!«, gackerte Ariane. Sie gehörte zu den Personen, die man auch im Menschengetümmel wegen ihrer markanten Lache immer problemlos wiederfand.

»Nein, ich heiße Rosa. Sorry.«

Irritiert sah er mich an. »Ja? Oh okay … Gut, dann gehe ich mal wieder. Schönen Abend noch.«

»Danke gleichfalls«, entgegnete ich. Er drehte sich um und ging zurück zu seinem Platz. Immer wieder sah er auf sein Telefon, schrieb anscheinend Nachrichten. Ob die wohl an mich waren?

Ich sah auf die Uhr. Zehn vor neun. Gleich würde Katharina reinkommen.

Matthiarsch blätterte gelangweilt in seinem Fachmagazin. Beeindruckend, wie ausdauernd er auf sein Date wartete. Genau so hatte Katharina es vorhergesagt.

Es dauerte nicht mehr lange und eine wunderschöne Katharina stolzierte herein. Sie strahlte über das ganze Gesicht, ihre Haare saßen perfekt (sie hatte extra noch den Friseur besucht), ihr Kleid lag eng und figurbetont um ihren Körper. Strahlend kam sie auf uns zu. In einem Film wäre sie jetzt in Zeitlupe zu uns geschwebt, so gut sah sie aus.

»Wie schön, dass du da bist!«, sagte ich, drückte sie und flüsterte, dass alles nach Plan lief. In dem Moment trafen sich Matthiarschs und meine Blicke. Schade, dass ich kein Foto davon machen konnte, als er Katharina entdeckte. Seine Gesichtszüge entglitten ihm und er starrte mit leicht geöffnetem Mund zu ihr.

Bevor sie sich zu uns setzte, sah sie einmal kurz zu ihm rüber und tat erstaunt, ihn zu sehen. Sie winkte ihm leicht zu, lächelte ihr schönstes Lächeln und widmete sich dann uns.

Wir stießen an, tranken »Auf uns!« und hatten so viel Spaß, dass wir gar nicht mitbekamen, wie Matthiarsch das Restaurant verließ.

Und genauso leise und unbemerkt wie an diesem Abend verschwand er auch wieder aus Katharinas Herzen.

17. Date

Der Musiker

»Liebe ist die Antwort, aber während man auf sie wartet, stellt der Sex ein paar ganz gute Fragen.«

WOODY ALLEN

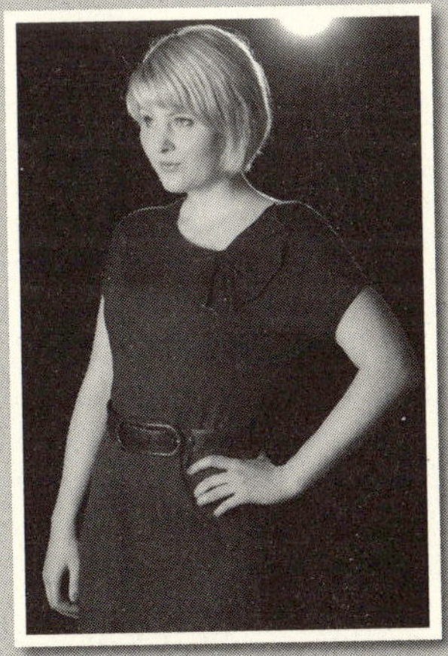

Wenn Selma und ich zusammen fernsahen, redeten wir die ganze Zeit. Und zwar gleichzeitig. Wir hatten immer etwas auszutauschen, und sei es nur unsere Meinung über die Outfits/Figuren der *Germany's Next Topmodel*-Kandidatinnen oder die männlichen Sänger bei *X-Factor*. Ein Hühnerstall war nichts gegen uns. Da unser Geschnatter für die meisten Menschen einfach nicht zu ertragen war, guckten wir auch meistens allein fern. Wie gesagt, meistens, denn überraschenderweise kam an diesem Abend Marc, Selmas große Liebe aus dem Netz, vorbei.

Er verhielt sich genauso zuvorkommend und charmant, wie Selma ihn beschrieben hatte, und bot sogar an, wieder zu gehen, um unseren Mädelsabend nicht zu stören. Selma wiederum bestand darauf, dass er blieb, und da sie sturer war als eine Herde Esel, fügte er sich klugerweise ihrem Willen. Allerdings unter der Bedingung, dass wir einfach weiter fernsehen sollten.

Nachdem also diese wichtigen Dinge geklärt und Marc und ich uns kurz unterhalten hatten, waren Selma und ich wieder voll in unserem Element: fernsehen und reden.

Marc beobachtete uns lächelnd. Immer mal wieder blieb sein Blick verliebt an Selma haften. Ich mochte diesen Blick. Marc wirkte in diesem Moment, als sei er der zufriedenste Mensch auf der Welt.

Als ich später zu Hause im Bett lag, fragte ich mich, wann ich wohl wieder von einem Mann mit derartigen Blicken angesehen werden würde. Und wie der Mann wohl sein und aussehen würde. Wäre ich wirklich glücklich in einer Beziehung? Oder würde ich mich viel zu schnell eingeengt fühlen? Nein, das dürfte nicht sein. Wenn ich mich wieder verliebte, dann in einen Mann, der mir meine Freiheiten ließ.

Mit diesem Gedanken schlief ich ein. Und erwachte, weil sich die Nachbarn aus dem gegenüberliegenden Haus mal wieder lautstark stritten.

»Du kommst hier rein mit deiner beschissenen Stimme …«, brüllte er. Mal ganz davon abgesehen, dass niemand »mit seiner

Stimme« irgendwo reinkommen konnte, fand ich diese Äußerung gleichermaßen lustig und beleidigend, allerdings, nachdem sie ihm antwortete, durchaus zutreffend.

»Du bist so ein Scheiß-Wichser!«, kreischte sie und schlug lautstark eine Tür zu.

Ich sah auf die Uhr. 4:01 Uhr. Ich setzte mich auf und trank einen Schluck Wasser. Milde Luft strömte durch das geöffnete Fenster. Nicht mehr lange und es würde anfangen zu dämmern.

»Bleib hier, du Miststück, wir sind noch nicht fertig!«, donnerte er. Wieder knallte eine Tür. Stille.

Na also, ging doch. Ich legte mich wieder hin und war froh, dass ich mich jetzt nicht streiten oder dramatische Problemgespräche führen musste.

Gerade hatte ich mich wieder gemütlich in meine Decke eingerollt, als immer lauter werdende Schreie an mein Ohr drangen. Ich hob den Kopf und überlegte, ob ich die Polizei anrufen sollte.

Schlachtete er sie?

Nein. Ganz klar. Sie hatten Sex. Ihr Gekreische wurde jetzt von männlichen Brunftlauten begleitet.

Ich stand auf und schloss die Fenster.

Trotzdem bekam ich sehr deutlich mit, als sie ihren Höhepunkt erreichte. Es grenzte an ein Wunder, dass der Mann nicht just in diesem Augenblick sein Gehör verlor.

Und was kam nach der Versöhnung?

Richtig. Der nächste Streit. Es gab also auch Männer, die es schafften, nach dem Sex im heimischen Bett nicht sofort komatös einzuschlafen. Trotz dieser Erkenntnis gab es jemanden, der auch ohne vorherigen Sex und Orgasmus sehr müde war und schlafen wollte: mich!

Also ging ich ans Fenster, öffnete es und brüllte: »Leute, beruhigt euch bitte wieder!«

Meine liebenswürdigen Nachbarn antworteten charmant wie aus einem Munde: »Halt's Maul, du verfickte Kuh!«

Einmal mehr wusste ich, was für eine Beziehung ich auf keinen Fall führen wollte … Wie oft hatte ich mich mit meinen Exfreunden mitten in der Nacht eigentlich grundlos gestritten? Schrecklich.

Ich schloss schnell wieder das Fenster (wer wusste schon, wozu die fähig waren!), setzte meine Kopfhörer auf, hörte Ellie Goulding und schlief doch noch irgendwie ein.

Als ich am nächsten Tag wieder online auf Männersafari ging, änderte ich den Text in dem Kästchen »über mich«:

Ich liebe: Musik.

Welche? Such dir was aus: *www.tape.tv*

Ich mag: persönliche Treffen.

Kein Bock auf: Psychopathen, Muttersöhnchen, Notgeile, Irre, Geistesgestörte, Freaks, Brieffreundschaften, Streitgespräche mitten in der Nacht.

Ein paar Tage später bekam ich eine Mail von »Musicman«. Er schrieb: *Bin weder ein geistesgestörtes Muttersöhnchen, das nur eine Brieffreundschaft sucht, noch ein Irrer. Dafür liebe ich Musik! Und zwar die hier!* Er fügte den Link zu einem Video von William Fitzsimmons bei. *Beautiful Girl* hieß der ruhige und gefühlvolle Song. Als ich dann auch noch das Bild des Absenders ansah (unheimlich cool aussehender Typ mit Gitarre), wusste ich: Ich musste Musicman treffen!

*

Musicman, der eigentlich Christian hieß, war 28, kam aus Bremen und war vor vier Jahren nach Berlin gezogen, um mit seiner Musik Geld zu verdienen. Ab und zu spielte er wohl in Clubs, jobbte aber hauptsächlich in einem Gitarrenladen.

Wir trafen uns an einem sonnigen Nachmittag in einem Park. Ganz Berlin schien draußen zu sein, um einen der letzten warmen Tage zu genießen. Jungs spielten Fußball, Eltern gingen mit ihren Kindern spazieren. Der Park war voller Leben.

Ich musste kurz auf ihn warten, breitete in der Zwischenzeit die Decke aus. Unsere Verabredung erinnerte mich ein bisschen an ein typisches Date für Verliebte. Dabei kannten wir uns nur aus dem Netz. Ich war gespannt. Christian kam zehn Minuten zu spät. Seine blonden Haare hingen lang und zerzaust um seinen Kopf. Ich konnte nicht einschätzen, ob er sie extra so gestylt hatte, dass sie ungestylt aussahen, oder ob sie es wirklich waren. Seine schmalen Lippen umrahmte ein Dreitagebart. Seine Hose und sein Shirt saßen locker. Obwohl er total verlebt aussah, hatte er etwas durchaus Attraktives an sich. Etwas Verwegenes. Vielleicht lag das aber daran, dass er seine Gitarre auf dem Rücken trug.

Wir begrüßten uns mit Wangenküsschen, er setzte sich im Schneidersitz mir gegenüber. Wir tranken Bier, das er mitgebracht hatte, und rauchten, genossen die Sonnenstrahlen auf der nackten Haut.

Christian hatte seine Akustik-Gitarre ausgepackt und klimperte darauf rum, während wir uns über den Sommer unterhielten.

Als er mich fragte, ob er mir etwas vorspielen solle, musste ich an einen Kumpel denken, der unheimlich gut singen konnte. Er hatte mir mal erzählt, nur Gitarre gelernt zu haben, weil die Mädchen darauf so abfahren würden. »Wenn du für ein Mädchen singst, hast du sie. Das ist der beste Dosenöffner«, hatte er immer gesagt. Ich glaubte ihm aufs Wort, auch wenn mir kaum eine ungeilere Bezeichnung für Sex einfiel als »Dosenöffnen«.

Christian spielte den Song von William Fitzsimmons, den er mir schon in seiner ersten Mail geschickt hatte. *Beautiful Girl.*

Er spielte ihn gut, mit viel Gefühl, obwohl seine Stimme wirklich nicht die beste war. Und wahrscheinlich konnte er nur diesen einen Song, den er allen Mädchen vorspielte. Egal. Die Musik entfachte trotzdem ihre Wirkung. Ich wusste nicht, ob es an der Luft oder an ihm lag, aber ich fand ihn sehr anziehend. Ein Mann, der ein Musikinstrument beherrschte, war meistens sexy. Katharina schwärmte ja immer von Saxofonisten. Sie war der festen Überzeugung, dass diese Männer die besten Cunnilingus-Techniken draufhatten.

Als er fertig war, schwiegen wir so lange, bis auch der letzte Ton seiner Gitarre in der warmen Luft verklungen war.

»Das war schön«, lächelte ich noch ganz benommen. Er lächelte zurück und spielte noch einen Song. The xx, *Heart Skipped a Beat.*

Die Musik lullte mich ein. Ich fühlte mich wohl. Der Tag war voller angenehmer Leichtigkeit. Ich legte mich hin und sah den vorbeiziehenden Wolken zu. Stellte mir vor, von Wolke zu Wolke springen zu können. Die Schwalben flogen so hoch, dass sie sich nur als kleine, schwarze Punkte am Himmel bewegten.

Nahtlos ging er zum nächsten Song über. Britney Spears' *Toxic* in der Version von Marc Ronson. Ich wippte mit dem Fuß, schloss die Augen und lächelte. Konnte wohl doch mehr als nur einen Frauenbezirz-Song.

Früher hatte ich mir immer vorgestellt, dass die Liebeslieder, die ich hörte, für mich geschrieben worden waren. Für mich war nichts romantischer als diese Vorstellung. Bevorzugt hörte ich dann *More Than Words* von Extreme und träumte von liebevollen, kreativen Musikern, die all ihre Liebe für mich zu Papier brachten und dann in einen Song packten.

Ich war so sehr in meine Gedanken versunken, dass ich erst realisierte, dass der Song zu Ende war, als Christian sich neben mich legte. Ich drehte mein Gesicht zu ihm, spürte seinen warmen Atem auf meiner Haut. Wir lächelten uns an.

Er kam langsam näher. Lächelte nicht mehr, küsste mich. Ich gab mich ihm hin, lag in seinen Armen wie zuvor die Gitarre. Es fühlte sich an, als ob er mich genau wie sie spielen würde.

Doch anscheinend reichte ihm das nicht. Seine Hände wanderten ziemlich schnell an den Knopf meiner Shorts. Ich schob sie weg. Wir lagen mitten auf einer Wiese, um uns herum tobte das Leben, ich würde mich hier jetzt bestimmt nicht von ihm ausziehen lassen. Geschickte Musikerhände hin oder her.

»Komm schon …«, flüsterte er. Drückte sich an mich, küsste mich mit herrlicher Intensität. Ich spürte seine aufsteigende, vielversprechende Lust an meinem Bein.

Für einen Augenblick überlegte ich, wie es sein würde, hier und jetzt mit ihm weiter zu gehen. Wie es wäre, ihm jetzt zwischen die Beine zu greifen, ihn noch heißer zu machen …Wie sich seine rauen Fingerkuppen wohl an meiner empfindlichsten Stelle anfühlen würden? Wenn er meinen Körper mit der gleichen Leidenschaft spielte wie seine Gitarre, war er mit Sicherheit ein fantastischer Liebhaber …

Leider hatte seine forsche Art etwas unheimlich Billiges an sich. Warum wollte er mir denn gleich seine Finger reinstecken? Hatte er es so nötig, dass er nicht in der Lage war, der erotischen Spannung standzuhalten? Sie immer größer werden zu lassen, bis es kaum noch auszuhalten war?

Er fingerte wieder an meiner Hose rum und stöhnte mir ins Ohr. Christian war ja ganz attraktiv, aber er reizte mich nicht mehr. Er war einfach zu plump. Er konnte vielleicht ein Feuer entfachen, wusste aber nicht, wie er damit spielte.

»Vergiss es«, flüsterte ich zurück.

Ich spürte sehr deutlich, wie diese Aussage die Beule in seiner Hose schrumpfen ließ. Hätte ich ihm kaltes Wasser zwischen die Beine gekippt, hätte ich wohl die gleiche Wirkung erzielt.

»Warum denn?« Seine Stimme klang ganz fassungslos. Vielleicht waren in seinen Augen drei Songs gleich einmal Sex.

»Ich diskutiere doch jetzt nicht mit dir.«

»Finde ich gut. Ich weiß auch was viel Besseres …«, raunte er und machte Anstalten, sich auf mich zu legen. Ich schob ihn weg und setzte mich genervt hin.

Er sah fast flehend zu mir hoch. »Du wirst es lieben. Das verspreche ich dir.« Sein Versprechen klang eher wie das Betteln eines kleinen Kindes. Er streckte die Arme nach mir aus. »Komm her, Baby.«

Ich warf ihm einen verneinenden Blick zu.

»Schade …«, seufzte er und griff sich in den Schritt. »Mein Penis, der Diktator«, hörte ich Katharinas Worte in meinem Kopf und unterdrückte ein Grinsen.

»Willst du es mir nicht noch machen?«

»Oh bitte«, seufzte ich noch genervter und stand auf.

»Nein, bleib noch. Tut mir leid.« Er griff nach meiner Hand. »Sorry … Ich spiel dir auch noch einen Song …«

Ich setzte mich seufzend wieder hin, rauchte eine, trank noch ein Bier. Trotz des schönen Wetters und seines Gesangs war die Luft definitiv raus. Da konnte er singen, bis er heiser wurde.

*

Abends saß ich an meinem Laptop und sah mir die Profile der anderen Männer an. Waren eigentlich alle nur auf der Suche nach schnellem Sex? Wie hatten es manche Menschen geschafft, sich tatsächlich eine Beziehung aus dem Netz zu fischen?

Vielleicht sollte ich das Portal wechseln. Eines, das einen Psycho-Test voraussetzte. Und das ein »Arschlöcher müssen draußen bleiben«-Siegel trug.

Gab es so etwas?

Ich war jedenfalls mächtig genervt, weil ich das Gefühl hatte, nur an sexhungrige Lüstlinge zu geraten. Und darauf hatte ich momentan wirklich keine Lust. Jedenfalls, wenn sie sich so anbiederten.

Das Chatfenster ploppte auf. Christian chattete mich an: *»Na, gut nach Hause gekommen? Tut mir leid wegen vorhin.«*

»Schon okay.«

»Was machst du?«

»Nichts Besonderes. Im Internet surfen. Muss morgen früh raus.«

»Bist du wirklich allein?« Was wurde das denn jetzt?

»Ja. Warum?«

»Weil eine Frau wie du nicht allein sein muss.«
»Aha.«
»Ich habe dich gegoogelt.«
»Herzlichen Glückwunsch!«
»Und ich habe dich gefunden.«
»Toll! Auf Google ist Verlass.«
»Brauchst du noch einen Protagonisten?«
»Einen Protagonisten?«
»Ja, für dein Buch!«
»Mein Buch ist fertig. Erscheint nächste Woche.«
»Schade.«
»Warum?«
»Weil ich gern deine Einschlafhilfe wäre. Hab einen schönen Zauberstab … Würde dir gefallen …«

Wie unerotisch war das denn bitte? Das ging ja mal gar nicht! Also tippte ich zurück: *»Wenn ich eine Einschlafhilfe brauche, höre ich Bibi Blocksberg. Mit ihr muss ich nicht diskutieren, sie biedert sich nicht so an und sie kann mit ihrem Zauberstab auch gut umgehen. Gute Nacht.«*

18. Date

Polaroids

»You can be the ripest, juiciest peach in the world,
and there's still going to be somebody who hates peaches.«

DITA VON TEESE

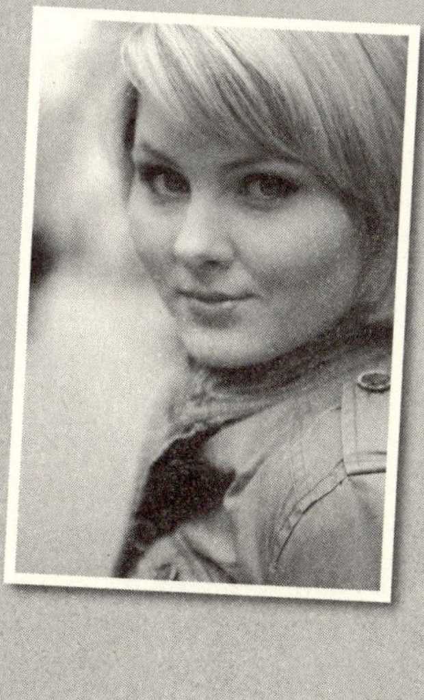

Die Nachrichten zwischen Frank, 29, und mir waren ausgesprochen witzig und fernab der üblichen Und-was-machst-du-so-Fragen. Anstatt sich zu erkundigen, wie es mir ginge, fragte er, wen ich schon so verhauen hätte. Sein Humor war derbe und trocken. Es war erfrischend, mal nicht mit einem Mann den typischen Fragenkatalog abzuarbeiten, sondern sich kleine Scherze hin und her zu mailen. Hinzu kam, dass er auch ganz gut aussah: Auf dem hochgeladenen Foto blickte er direkt in die Kamera. Braune kinnlange Haare, grüne Augen.

Als wir uns nach unzähligen Mails für ein Date im Biergarten verabredeten, schrieb er mir, dass er einen Sombrero und einen mit pinkfarbenen Möpsen bedruckten Glitzerumhang tragen würde, damit ich ihn auf jeden Fall erkannte.

Mehrmals kicherte ich über seine Nachrichten und freute mich schon auf die nächste von ihm.

In der Nacht vor unserem Date träumte ich sogar von ihm. Davon, wie wir uns sahen und perfekt harmonierten. Es fühlte sich so real an, dass ich erschrak, als ich aufwachte. Bisher war mir das noch nicht passiert … Auch am nächsten Morgen dachte ich darüber nach und überlegte, ob der Traum wohl ein Zeichen gewesen war.

Doch die Realität holte mich schnell wieder ein. Als wir uns treffen wollten, goss es in Strömen. Nicht gerade ideale Voraussetzungen für ein Date im Biergarten.

Liebe Rosa, Ich befürchte, dass wir unser Treffen heute nicht wahrnehmen können. Stell dir doch mal vor, wie ich mit meinem Sombrero und dem pinkfarbenen Mops-Glitzerumhang total durchnässt auf dich warte! Das wäre ja völlig deplatziert! Fällt dir spontan eine Bar ein oder so?

Während ich überlegte, wo wir uns stattdessen treffen sollten, fiel mein Blick auf den Flyer der aktuellen »Polaroids«-Ausstellung von Helmut Newton im Museum für Fotografie. Ich liebe die Stärke und die Ästhetik seiner Bilder, und da ich mir die Ausstellung sowieso ansehen wollte, fragte ich Frank, ob er nicht Lust hätte, sie sich mit mir anzusehen.

Super Idee! Treffen wir uns vor dem Museum? Ich freue mich auf dich!

Unser Date sollte also doch nicht ins Wasser fallen. Und falls Frank langweilig war (wovon ich definitiv nicht ausging), hatte ich immer noch die Ausstellung, die mich interessierte. Ich konnte also gar nicht verlieren.

Zumindest dachte ich das.

*

Auf dem Weg zum Museum fragte ich mich, wie es wohl sein würde, sich mit einem Unbekannten Aktfotos anzugucken. Andererseits waren Newtons Bilder auch voller Humor und Leichtigkeit, wir würden bestimmt Spaß haben. Außerdem fand ich es schön, mal wieder etwas anderes zu unternehmen, als »nur« in eine Bar zu gehen. Für Unternehmungen eigneten sich erste Dates hervorragend. Wichtig war nur zu beachten, sich immer eine Fluchtmöglichkeit offen zu halten, falls er sich als absoluter Vollidiot entpuppte.

Punkt 19 Uhr kam ich im Nieselregen vor dem Museum für Fotografie am Bahnhof Zoo an. Ich warf noch einen flüchtigen Blick in den Museumsshop, um sicherzugehen, dass Frank nicht schon drinnen wartete, und stellte mich, nachdem von ihm weit und breit keine Spur gewesen war, unter das Vordach des Museums.

Und da stand ich dann wie bestellt und nicht abgeholt.

Beobachtete die Obdachlosen vor der Bahnhofsmission, die Reisenden, die den Hinterausgang des Bahnhofs nutzten und schwere Koffer hinter sich herzogen. Sah anderen Menschen dabei zu, wie sie sich begrüßten und fröhlich ins Museum gingen.

Nur ich war allein. Ich sah auf meine Uhr. Zehn Minuten waren bereits vergangen und mein Posteingang von dem Datingportal war leer. Davon hatte ich mich eben erst überzeugt. Hmpf.

Mir kam das alles sehr komisch vor. Trotzdem war ich aufgrund unserer Nachrichten und meines Traums sehr positiv gestimmt und wollte noch nicht aufgeben. Ich überlegte, einfach in dem Museumsshop zu warten und mir ein Buch anzusehen, doch da Frank meine Nummer nicht hatte und wir uns vor dem Museum verabredet hatten, fiel diese Option weg.

Ich beobachtete ein kicherndes Pärchen. Arm in Arm kamen sie auf mich zu. Wie die sich wohl kennengelernt hatten? Und wie lange die schon zusammen waren? Waren sie wirklich glücklich? Sie sahen zumindest so aus. Im Gegensatz zu mir.

Viertel nach sieben. Jetzt fand ich ihn sehr unverschämt. Vielleicht bin ich in dieser Hinsicht sehr deutsch oder sehr konservativ (oder beides), aber ich weiß nicht, was so schwierig daran ist, pünktlich zu kommen. Insbesondere bei dem ersten Date – will man sich da nicht von der besten Seite zeigen?

Mit jeder Sekunde, die verstrich, verlor Frank seine gesammelten Pluspunkte. Gerade als ich beschlossen hatte, mir die Ausstellung allein anzusehen, sah ich aus dem Augenwinkel, wie sich ein Mann neben mich stellte.

Ich drehte meinen Kopf zur Seite. Frank sah mich lächelnd an. Er gefiel mir noch besser als auf seinem Foto. Er hatte feine Gesichtszüge, volle braune Haare. Seine grünen Augen sahen mich neugierig an.

»Wartest du schon lange?«, fragte er.

»Ja.« Meine Stimme klang genervt. »Warum kommst du denn aus dem Museum? Wir waren doch draußen verabredet.«

»Sorry, war noch im Museumsshop und habe mir einen Fotoband angesehen. Habe gar nicht gemerkt, wie die Zeit vergangen ist.«

Wie schön, dass er die Wartezeit bestens überbrücken konnte, während ich genervt draußen stand … Sprach ja nicht gerade für ein großes Interesse an mir, wenn er über einen Fotoband sein Date vergaß.

Ich bemühte mich, nicht mehr sauer zu sein. Immerhin hatten wir uns so nett geschrieben. Und ein bisschen war ich auch selber schuld, weil ich Frank im Shop ja auch übersehen hatte.

Zumindest redete ich es mir ein. Eigentlich fand ich sein Verhalten unmöglich.

Wir gingen an die Kasse, zahlten getrennt. Ihm schien ja richtig was an mir zu liegen!

Während wir uns die Dauerausstellung im Erdgeschoss ansahen, die ich schon in- und auswendig kannte, unterhielten wir uns.

Doch es war anders als in den Mails. Zurückhaltender, verkrampfter, unlustiger.

Wir blieben vor der Nachbildung von Helmut Newtons Arbeitszimmer stehen. Frank kratzte sich am Kinn. Unvermittelt fragte er mich, ob ich eigentlich viel fernsehen würde.

»Wie kommst du denn jetzt darauf?«

»Nur so.«

»Na ja, kommt drauf an. Ab und zu sehr viel, dann mal wieder gar nicht.«

»Und was guckst du dann so?«

»Ich bin ein großer Fan seichter Unterhaltung. Dabei kann ich sehr gut entspannen.«

»Ah.« Er zog seine Augenbrauen hoch.

»Und du?«

Er drehte sich zu mir und sah mich ernst an. »Ich habe keinen Fernseher.« Das klang ja schon fast so, als wäre meine Frage eine Beleidigung gewesen.

»Ach so einer bist du also!«, lachte ich. Keinen Fernseher zu haben ist neben Bioprodukten wohl einer der größten Trends seit Beginn des Jahrtausends. »Wie kommt's?«

»Also im Fernsehen läuft ja nun einmal nur Mist, da müssen wir uns nichts vormachen. Das ist doch pure Zeitverschwendung. Ich gucke mir lieber in den Mediatheken die Sendungen online an. Zum Beispiel die *Tagesschau*.«

War ja irgendwie klar.

Wo war denn der lustige, derbe Typ aus den Mails? Anscheinend saß der immer noch vor dem Computer, während ich mich mit Franks anderer Seite traf. Zwar sah die besser aus, war aber um Längen langweiliger und arroganter.

Wir schlenderten weiter durch die Ausstellung, sprachen über unsere Berufe. Frank erzählte mir, dass er gerade seine Diplomarbeit über Quantendynamische Prozesse schrieb. Ich verstand nicht mal die Hälfte der Fachausdrücke, die er dabei verwendete.

Da ich ein sehr praktischer Mensch bin und sehr schnell mein eigenes Geld verdienen und mich verwirklichen wollte, kam ein Studium für mich nie infrage. Deswegen fand ich es umso interessanter, welche Themen sich Studenten für ihre Abschlussarbeiten aussuchten.

Quantendynamische Prozesse interessierten mich so sehr wie Physik im Allgemeinen: gar nicht.

»Das klingt nach einem großen Thema … Wie bist du darauf gekommen?«

»Das hat mich halt schon immer interessiert.« Er lächelte mich an. Sah ich in seinem Lächeln etwa eine gewisse Arroganz und ein kleines Fünkchen Mitleid, weil ich ein Fan der niveaulosen Unterhaltung war und Newton mochte?

Vielleicht bildete ich es mir nur ein.

Trotzdem fragte ich mich wieder, wie es kam, dass jemand so witzige Mails schreiben und dann so arrogant sein konnte. Ich erinnerte mich kurz an eine wilde Party, von der er berichtet hatte. Ich konnte mir überhaupt nicht vorstellen, dass man mit ihm überhaupt feiern konnte.

Vielleicht war er mit Absicht so blöd zu mir, weil er mich nicht mochte?

»Hm«, sagt er nach kurzer Zeit vor der Vitrine mit den Schamhaartoupets, »also irgendwie ist das ja echt langweilig hier. Bei mir regt sich nichts.« Er schmunzelte über seinen kleinen, zweideutigen Witz.

»Echt nicht? Warum?«, sagte ich verwundert. Wie konnte man denn Newton nicht mögen?

Er zuckte mit den Schultern. »Ich weiß nicht. Das ist irgendwie …«, er kreiste mit den Händen, als ob er so schneller eine Antwort finden würde, »nichts aussagend. Plump.« Hatte ich richtig gehört? Er tat so, als sei er hochgebildet, und dann verstand er nicht die Ironie der Bilder von Newton. Was sollte ich dazu noch sagen?

Wir gingen in den ersten Stock zur »Polaroids«-Ausstellung.

Der Ausstellungsfilm war natürlich auch unter Franks Niveau. »Die zeigen da ja nur Interviews und die Making-ofs zu den Bildern. Da habe ich mir wirklich mehr erhofft«, raunte er mir genervt zu, als wir in dem Raum saßen.

»Was denn?«, flüsterte ich zurück. Mir gefiel der Film. Ich hätte ihn mir sehr gut bis zum Ende ansehen können.

Er zuckte mit den Schultern. »Mehr Informationen … Man sieht ja immer nur die Shootings.«

»Aber Newton erzählt doch auch was über seine Arbeit und die Bilder«, entgegnete ich.

Er atmete tief ein. »Ich kann damit nichts anfangen. Wollen wir gehen?«

Wir verließen den Raum und gingen wieder zur Ausstellung zurück. Und dann geschah das Unfassbare: Der hochintellektuelle Frank, der wohl nur an seinem Rechner über Humor verfügte, entdeckte ein Bild, das ihm gefiel!

Es zeigte eine Blondine, die vor einem roten Jeep auf dem Bauch lag und mit der ferngesteuerten Miniaturversion des Autos spielte. Ich mochte es auch – wie fast alle Werke dieser Ausstellung.

»Das würde sehr gut in meinen Flur passen!« Er hielt kurz inne. »Kannst du das nicht abfotografieren? Du hast doch bestimmt auch so ein … Smartphone.« Dabei betonte er »Smartphone« so, als sei es eine widerliche Krankheit, der man nur mit Missachtung entgegentrat.

»Eine ganz tolle Idee, bei einer Fotoausstellung die Bilder abzufotografieren!«, antworte ich mit ironischem Unterton. Und fügte netter hinzu: »Können ja im Museumsshop mal gucken, ob die das Plakat dazu verkaufen.« Im nächsten Moment fragte ich mich, warum ich eigentlich noch freundlich zu ihm war. Frank war ein arroganter Gockel, der mir mittlerweile ganz schön auf die Nerven ging. Es hätte mich nicht gewundert, wenn er gleich seine Brust schwellen ließ, mit dem Fuß auf dem Boden kratzte und laut anfing zu krähen.

»Das ist eine gute Idee! Machen wir!« Ein selbstgefälliges Grinsen breitete sich auf seinem Gesicht aus. »Das darf dann auch ruhig etwas kosten.«

Und das aus dem Munde eines Mannes, der zu geizig war, meinen Eintritt mit zu bezahlen.

»Wollen wir dann gehen?«, fragte ich. Ich hatte wirklich keine Lust mehr auf ihn. Mein Traum war leider kein Zeichen gewesen, sondern pures Wunschdenken.

Im Museumsshop durchforsteten wir die angebotenen Poster. Es war auch ein Bild von Audrey Hepburn dabei. Ich liebe ihre Klasse, ihre Ausstrahlung, ihre Filme. Bei *Frühstück bei Tiffany* kommen mir am Ende immer noch jedes Mal die Tränen. Eine tolle Frau. Ich lächelte und überlegte, ob das Poster von ihr in meine Küche passen würde, als Frank genervt »Oh nee, die Alte!« stöhnte. Ich sah ihn verwundert an. »Come on, magst du die etwa?«, sagte er, als er meinen Blick bemerkte.

»Ja, sehr sogar.«

»Also ich kann die einfach nicht mehr sehen. Hätte sich ja wenigstens mal die Augenbrauen machen können. Die Trulla sieht damit aus wie ein kanadischer Holzfäller!«

Ich schüttelte nur den Kopf. »Du musst es ja wissen.«

Sein gewünschtes Plakat war nicht dabei. Wir verließen das Museum und gingen zum Bahnhof Zoo. Es hatte aufgehört zu regnen, die frische Luft tat gut. Ich atmete tief ein.

»Oh Gott, diese ganzen Menschen hier«, zischte er mir zu. Er sah sich angewidert um: »So ein Moloch! Ekelhaft! Schnell weg hier.«

»Gute Idee.«

»Ja? Wollen wir noch was trinken gehen? Aber bitte nicht hier! Wir könnten nach Neukölln fahren. Da wohne ich auch.« Da hatte der gute Frank mich wohl ein bisschen missverstanden. Mal ganz davon abgesehen, dass ich ihn nicht mochte und mich immer noch fragte, wie jemand so lustige Mails schreiben und dann so bescheuert sein konnte, hatte ich auch keine Lust, für einen Drink durch ganz Berlin zu gurken.

»Nee, ich fahre nach Hause.«

»Warum?«, sagte er überrascht. Umso abwertender fragte er, wo ich denn wohnen würde.

»In Friedenau. Berlins uncoolstem Stadtteil, ich weiß.«

Er guckt mich verächtlich an. »Warum das denn? Da war ich ja noch nie.«

Es reichte! Erst beleidigte er Helmut Newton, dann Audrey Hepburn und zwischendurch immer wieder unterschwellig mich. Auf diesen Meckerkopf hatte ich endgültig keine Lust mehr.

»Manche Leute müssen halt nicht in Szene-Bezirken wohnen, um sich zu definieren.«

Verdutzt sah er mich an. »Was soll das denn jetzt?«

»Tschüss!«, sagte ich und ging die Treppen zur U-Bahn hinunter. Am liebsten hätte ich mich umgedreht, um seinen Gesichtsausdruck noch ein bisschen zu genießen, aber ich widerstand der Versuchung.

Die Ausstellung habe ich mir übrigens noch einmal allein angeguckt. Denn von manch anderen Männern, zum Beispiel einem namens Helmut Newton, bekomme ich einfach nicht genug.

19. Date

Mutterinstinkte

»Die meisten Frauen setzen alles daran, einen Mann zu ändern. Und wenn sie ihn dann geändert haben, mögen sie ihn nicht mehr.«

MARLENE DIETRICH

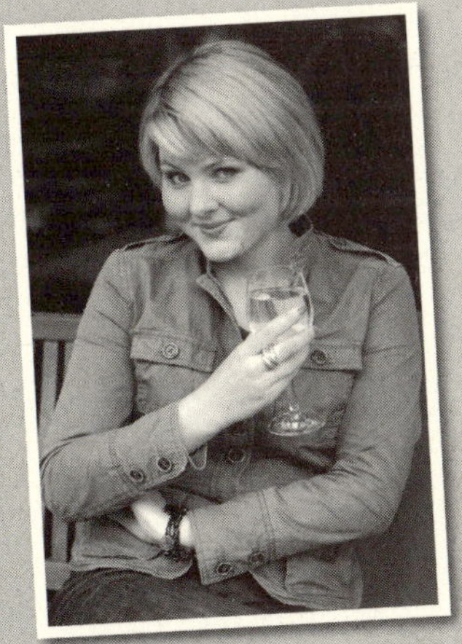

Ich zog die Haustür hinter mir zu. Der Geruch nach Sommerregen lag in der Luft und die aufgeheizten Straßen dampften. Es war immer noch viel zu warm für Mitte September. Mir war es nur recht, wenn sich der Sommer noch ein bisschen in die Länge zog.

Lilli und ich begaben uns auf den Weg zum Ballspielen auf einer Wiese. Kurz bevor wir unser Ziel erreichten, klingelte mein Handy.

»Schönen guten Tag, Frau Mai«, flötete eine Frauenstimme in den Hörer, bevor sie sich als Mitarbeiterin meines Mobilfunkanbieters vorstellte. »Sie hatten Probleme mit Ihrem Netz?«

Die Dame erzählte mir, dass es momentan Störungen gab, die aber bald wieder behoben sein würden. Als Entschädigung bot sie mir ein Geschenk an.

»Also Frau Mai«, sagte sie fröhlich, »dann wollen wir doch mal schauen!« Ich hörte, wie ihre Finger über die Tastatur flogen. »Haben Sie Kinder?«

»Nein.«

»Okay, dann kommt das hier schon mal nicht infrage«, sagte sie enttäuscht.

Was wollte sie mir denn schenken? Ein Spucktuch mit dem aufgedruckten Label des Anbieters? Ich hörte, wie ihre Finger wieder über die Tasten flogen.

»Spielen Sie gern Fußball?«

Ich und Fußball … Das war auch ein Thema für sich. »Nein.«

Mein Blick glitt über den Bürgersteig. Irgendjemand steckte seit Kurzem Zahnstocher mit Fähnchen in die Hundehaufen. Ein bisschen erinnerte mich das Bild an Frikadellen, in denen Landesflaggen steckten.

»Hmmm, okay … Kleinen Augenblick bitte …« Was würde sie mir als Nächstes anbieten? Ein Pflegeset für mein Auto?

»Ah, da haben wir ja was! Haben Sie einen Partner? Wir haben gerade die Partnercard im Angebot, damit …«

»Kann ich nicht einfach eine Gutschrift bekommen?«, unterbrach ich sie.

Sie seufzte. Wieder hörte ich, wie sie etwas in die Tastatur tippte. Wahrscheinlich »unsportliche kinder- und partnerlose Alte, will nur Geld«.

»Okay. Einen Versuch war es wert.«

Während Lilli auf der nassen Wiese ihrem orangefarbenen Ball hinterherjagte, hörte ich zufällig das Gespräch zwischen zwei Frauen mit an. Sie unterhielten sich gerade über die bevorstehende Hochzeit einer gemeinsamen Freundin. Diese hätte ja schon immer gewusst, wie ihr Brautkleid aussehen sollte, und das hätte sie jetzt auch gefunden. Und überhaupt: Das sei ja alles so romantisch und schön.

Zum ersten Mal in meinem Leben fiel mir auf, dass ich mir noch nie Gedanken über mein Hochzeitskleid gemacht hatte. Ich wusste ja morgens nicht einmal, was ich an diesem Tag anziehen wollte, woher sollte ich also wissen, wie mein Brautkleid aussehen sollte?

Ich scheiterte trotz meiner lebhaften Fantasie schon an der Vorstellung, wie ich den Gang zum Altar entlang schritt.

Das hatte mich noch nie interessiert. Schon als kleines Mädchen war ich anscheinend so eigen gewesen, dass ich mir nie meine eigene Hochzeit vorgestellt hatte.

*

Ein paar Tage später bekam ich über das Datingportal eine Mail von einem Mann namens Nick. Er hatte ein sehr schönes, ebenmäßiges Gesicht, das mich ein bisschen an das von Jet Li erinnerte. Seine Mutter kam aus Thailand, sein Vater war Deutscher. Aber er beteuerte, unterstrichen von lauter zwinkernden Smileys, dass es eine Liebesheirat und seine Mutter kein Mitbringsel seines Vaters aus dem Urlaub gewesen war.

Er war 28 Jahre alt, hatte gerade sein Psychologie-Studium in Münster abgeschlossen und wohnte seit vier Wochen in einer WG in Berlin. Ich mochte die Art und Weise, wie er mir Mails schrieb, da er immer ein bisschen selbstironisch und die Welt nicht zu ernst zu nehmen schien. Kein Wunder also, dass es nicht lange dauerte, bis wir uns verabredeten.

*

Blöderweise wurde ich in der Nacht vor dem Date von einer äußerst gefräßigen Mücke besucht. Das gierige Mistvieh war so frei gewesen, mich rund um den Hals zu stechen.

Jetzt brauchte ich definitiv keinen Schmuck mehr, denn ich trug eine pompöse Mückenstichhalskette. Das besaß zwar einen gewissen Seltenheitswert, dafür sah ich allerdings auch so aus, als hätte ich die Beulenpest.

Ich überlegte kurz, das Date mit Nick abzusagen, beschloss dann aber, einfach etwas zu tragen, was meinen ungewollten Schmuck verdeckte. Aber was? Sollte ich einen Paschmina-Schal mit einem Kleid kombinieren? Ich probierte ein zweifarbiges Kleid an und wickelte mir meinen Schal um den Hals. Sah nicht schlecht aus. Oder doch lieber eine Jeans? Immerhin war es ziemlich frisch draußen.

Ich zog das Kleid also wieder aus, die dunkelblaue Jeans an und fragte mich, welches T-Shirt wohl am besten dazu aussah. Ich durchforstete meinen Kleiderschrank (und die Klamotten auf dem Sessel neben dem Kleiderschrank) und stellte fest, dass ich dringend neue Sachen brauchte, weil alle vorhandenen T-Shirts scheiße aussahen.

Immer die gleiche Frage: Was ziehe ich an? Ob sich das im Alter jemals ändern würde? Bestimmt nicht.

Ich warf einen fragenden Blick zu Lilli und wünschte mir, wie sie stets entzückend auszusehen – und das, obwohl sie immer unbekleidet und behaart herumlief.

Nachdem ich mich gefühlte 845 Mal umgezogen hatte, entschied ich mich doch für das Kleid und den Schal.

Hoffentlich sah ich wirklich so gut aus, wie ich mich fühlte.

Ich schminkte mich noch ein bisschen, zog mir dann eine Jacke an und zog die Tür hinter mir zu.

Schon auf dem Weg zu dem Date baggerten mich zwei Männer an. Der eine flüsterte: »Wollen wir uns kennenlernen?«, der andere, dem ich ein paar Straßen weiter begegnete, zwinkerte mir grinsend zu. Zwar waren beide nicht mein Typ, aber immerhin wusste ich jetzt, dass meine Kleiderwahl doch die richtige gewesen war.

Ein bisschen zu früh kam ich an der Bar an, ging rein und setzte mich an den Tresen. Es war noch ziemlich leer, Nick würde mir also sofort auffallen, wenn er zur Tür reinkäme.

Und so war es auch. Nur nicht so, wie erwartet.

Zuerst das Positive: Nick sah tatsächlich aus wie Jet Li. Er hatte ein tolles Gesicht und war ziemlich sportlich. Nur, und das war sein entscheidender Nachteil, war er eben auch sehr klein. Als ich aufstand, um ihn zu begrüßen, musste ich mich runterbeugen. Nick war ein Zwerg. Ein heißer Zwerg, ungefähr eineinhalb Köpfe kleiner als ich.

Warum hatte so ein kleiner Mann eine so große Frau wie mich daten wollen? Ich hatte im Gegensatz zu ihm meine Größe im Profil angegeben …

»Tut mir leid, dass ich zu spät bin«, entschuldigte er sich lächelnd.

»Kein Ding, ich bin auch gerade erst gekommen«, antwortete ich ebenfalls lächelnd und setzte mich wieder.

Er zog den Barhocker ein kleines Stück nach vorn und versucht ebenfalls, sich zu setzen. Es gelang ihm nicht. Der Hocker war einfach zu hoch für ihn.

Ich überspielte diese unangenehme Situation, indem ich so tat, als studierte ich mit großem Interesse die Cocktailkarte. Was hätte ich auch sonst tun sollen? Ihm meine Hand reichen, um ihn wie ein kleines Kind hochzuziehen? Oder ihm gleich unter die Arme greifen und ihn einfach auf den Sitz heben?

Als er endlich den Barhocker bezwungen hatte, tat er so, als ob nichts gewesen wäre. Wir bestellten Getränke und unterhielten uns locker über das Online-Dating.

»Was war das Merkwürdigste, was du mal erlebt hast?«, fragte er mich. Ich überlegte. Ich hatte so viele bescheuerte Mails bekommen, dass ich gar nicht wusste, wo ich anfangen sollte. »Oh oh, waren es so viele?« Er zog eine Grimasse. »Aber ich wette mit dir, dass sie nicht so kurios sind wie meine!«

»Die Wette gilt! Um die nächste Runde?«

»Abgemacht!« Wir gaben uns die Hände. »Also, eine Frau, die im Übrigen aussah wie eine Öko-Grundschullehrerin und so dick wie ich groß war, hat mich mal gefragt, ob ich nicht Lust auf einen exotischen Dreier mit ihr und einem, Achtung, ich zitiere, ›hengstgleichen Afrikaner‹ hätte!«

»Nicht dein Ernst!«, grinste ich.

»Doch, mein voller!«

»Was hast du ihr geantwortet?«

»Ich hatte erst überlegt, mich mit ihr zu verabreden und sie und ihren Hengst aus sicherer Entfernung zu beobachten. Aber ich habe es dann doch gelassen und ihre Mail einfach gelöscht. So, und jetzt du?«

Ich überlegte erst, die Geschichte mit dem Gartenzwerg-Plug zu erzählen, aber die war einfach zu abgedreht und bescheuert. Deswegen sagte ich: »Dagegen habe ich keine Chance. Die nächste Runde geht auf mich!«

Nick erzählte mir noch mit extrem viel komödiantischem Talent von seinen bisherigen misslungenen Dates. Keine Frage: Nick war nicht nur gutaussehend und stylish, sondern auch sehr selbstironisch.

Doch das reichte auch nicht. Da saß mir jetzt also ein offensichtlich toller und attraktiver Mann gegenüber, der leider eineinhalb Köpfe weniger maß als ich. Und genau das schoss ihn aus dem Spiel.

Es war gar nicht so einfach, jemanden zu finden, den ich sowohl geistig als auch körperlich anziehend fand. Wie sollte das bloß weitergehen? Würde ich überhaupt in der Lage sein, meinen Mr. Right zu finden? Mich auf ihn einzulassen, nach all dem, was ich erlebt hatte? Ich hatte in den letzten Wochen so unfassbar viele Männer wie noch nie zuvor in meinem Leben gedatet und jeder von ihnen hatte irgendeine Macke. Natürlich hatte so etwas jeder, aber ich merkte, dass ich mir immer weniger Mühe gab, über diese Fehler hinwegzusehen. Mir wurde bewusst, dass ich immer mehr zu den Menschen gehörte, die Perfektion erwarteten, obwohl sie selbst meilenweit davon entfernt waren.

Das durfte einfach nicht sein, denn die Suche nach Mr. Perfect und nicht nach Mr. Right ging weit über meine drei häufigsten Probleme mit Männern hinaus!

Zu denen gehörten:

Er stand nicht auf mich.

Ich stand nicht auf ihn.

Er war in einer Beziehung und versprach mir, seine Noch-Freundin bald zu verlassen. Bis dahin wäre es aber total in Ordnung, noch ein bisschen Sex zu haben.

Doch was wollte ich?

Ich wünschte mir, endlich einen Mann kennenzulernen, der mir die Angst vor einer Beziehung nehmen und mich bereichern würde.

Neulich hatte ich gelesen, dass Frösche im Kochtopf sitzen bleiben, wenn das Wasser langsam heiß wird. Dann werden sie ohnmächtig und sterben. Ist das Wasser jedoch kochend heiß und man schmeißt den Frosch rein, springt er sofort wieder raus. Ich hatte einfach Angst, wie der erste Frosch zu sein. Einer, der langsam starb, ohne es zu merken. Und bevor ich überhaupt irgendwas Ernstes anfing, sprang ich gleich weg.

Dabei müsste das Wasser ja gar nicht erst zu kochen anfangen, es könnte auch wunderbar warm oder prickelnd heiß oder kühl und erfrischend sein.

Ich wünschte mir einen Mann, der mir zeigte, wie schön all das sein konnte. Der aufrichtig war. Respektvoll. Einen, mit dem ich fabelhaften Sex hatte und der in meinen Augen ein wunderschönes Gesicht hatte. Markant, sexy, liebevoll.

Einen, der eine normale Figur besaß und von etwas größerer Statur war. Einen, der mich im positiven Sinne immer wieder überraschte, dem ich mein Herz in die Hände legen konnte und wusste, dass er so gut darauf aufpasste, als wäre es sein eigenes. Einen, der ebenfalls in Berlin lebte und der ein bisschen älter war als ich. Der da war, wenn ich ihn brauchte und zu dem ich eine tiefe Verbundenheit spürte, wenn er nicht da war.

Einen, der das Leben lebenswert machte.

»Rosa? Hörst du mir zu?«

Natürlich nicht! »Klar!«, lächelte ich. »Oh, dein Glas ist ja schon leer. Noch einen Gin Tonic?«

Nachdem wir auch die zweite Runde ausgetrunken hatten, wollte ich langsam los. Er bestand darauf, mich noch zur Bahn zu bringen.

Als wir nebeneinander durch die Straßen schlenderten, kam ich mir vor wie die Zwanzig-Meter-Frau. Vielleicht war ich oberflächlich, aber ein Mann, der eineinhalb Köpfe kleiner war als ich, war mir trotz eines offensichtlich tollen Charakters und eines hinreißendes Gesichtes … einfach zu klein.

Die Nacht wirkte ungewöhnlich ruhig für Berlin. Graue Wolkenfetzen hingen am ansonsten sternenklaren Himmel. Er nahm meine Hand. Seine verschwand fast in meiner. Ich fühlte mich, als würde ich mit einem Kind nach Hause gehen. Ein seltsames Gefühl stieg in mir auf.

Da war er also, mein Mutterinstinkt. Immerhin wusste ich jetzt, dass ich noch einen hatte.

Wir schwiegen, während wir Händchen haltend auf die Bahnstation zusteuerten. Ich sah ihn an. Er lächelte gedankenverloren.

»Danke fürs Bringen«, sagte ich, als wir unser Ziel erreicht hatten.

»Gern. Ich danke dir für den schönen Abend.« Er sah mir tief in die Augen.

»Die Freude war ganz meinerseits.« Ich beugte mich runter, umarmte ihn und stieg die Treppen zur U-Bahn hinab. Ich wusste, dass er mir nachsah, spürte seine Blicke in meinem Rücken.

Ich drehte mich nicht mehr um.

*

Als ich in meiner Wohnung ankam, rief ich Selma an, die sich gerade auf dem Weg nach Hause befand.

»Selma, ich bin ein schlechter Mensch.«

»Was hast du denn jetzt schon wieder gemacht?«, lachte sie am anderen Ende der Leitung.

»Ich hatte ein Date mit einem Mann.«

»Jaaaa …« Ich hörte deutlich das Rauschen der Straße und Stimmengewirr im Hintergrund.

»Und er war sehr nett und höflich und zuvorkommend …«

»Jaaa …«

»Und gutaussehend!«

»Rosa, was hast du gemacht?«

»Nichts habe ich gemacht, obwohl er wollte.«

»Warte mal kurz.« Selmas klackernde Absätze verrieten, dass sie jetzt bestimmt einen Sprint zum Bus hinlegte. Kurz darauf sagte sie keuchend: »Sorry, musste eben zum Bus laufen. Also: Was hast du gemacht?«

»Ich habe nichts mit ihm angefangen.«

»Aber das ist doch gut!«, flüsterte sie. Ich wusste, wie ungern sie im Bus telefonierte.

»Nee, das ist total oberflächlich«, sagte ich trotzig.

»Rosa, was war denn?«

»Dieser tolle Mann ging mir ungefähr bis zur Brust. Er war mir einfach zu klein!«

»Hmmm … Aber darauf kommt es doch auch nicht immer an. Vielleicht lohnt es sich, einmal hinter die optische Fassade zu gucken.«

»Nein Selma! Als Kumpel, ja, aber nicht als Freund. Weißt du, als ich neulich was mit Eber hatte …«

»Du hast immer noch was mit dem?« Jetzt flüsterte sie nicht mehr.

»Ja. Ist doch egal. Also, als der neulich nackt vor mir stand, da habe ich nur daran gedacht, wie sexy er ist. Wenn ein Mann wie Nick nackt vor mir stehen würde, würde ich ihm wahrscheinlich sagen: ›Ziehe dir bitte etwas an. Du erkältest dich noch.‹«

Sie lachte. »Okay, ich verstehe schon.«

»Trotzdem schade …«

»Ja, das stimmt. Aber ich bin mir sicher, dass du schon noch den Richtigen findest. Und zwar in deiner Größe.«

Ich legte auf und hoffte, dass sie recht behielt.

20. Date

Speed Dating

»Die meisten Frauen wählen ihr Nachthemd mit mehr Verstand aus als ihren Mann.«

COCO CHANEL

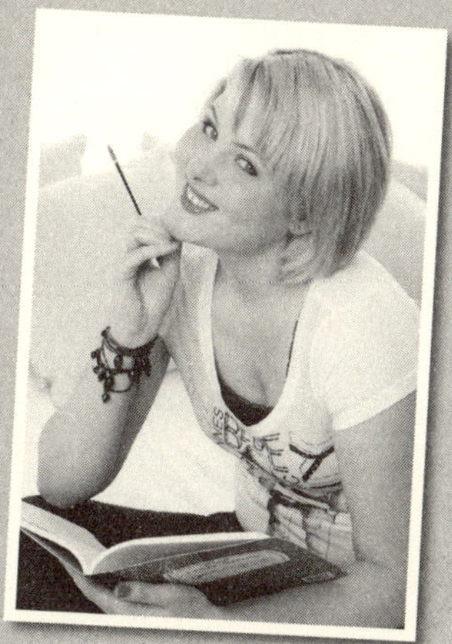

Hallo, bin beim Rumstöbern hier über dein Profil gestolpert und fand dein Bild super. Aber ich will gleich ehrlich sein: Ich bin verheiratet und suche nur eine Affäre.

Wenn du dir vorstellen kannst, mit mir in den siebten Sex-Himmel zu schweben, freue ich mich über deine Antwort.

Viele Grüße, Flo«

»Moin, nein, ich fühle mich nicht belästigt. Und das, obwohl du mir exakt den gleichen Text schon einmal geschickt hast … Und Männern ohne Profilbild traue ich grundsätzlich nicht.«

Ich musste daran denken, wie aufregend es bis vor einiger Zeit noch gewesen war, ein zukünftiges Date zu googeln. Man wusste nie, was man über den Mann erfahren würde. Heutzutage musste man niemanden mehr googeln. Schon gar nicht, um dunkle Geheimnisse oder merkwürdige Seiten zu finden. Die Menschen (ich nahm einfach mal an, dass sich viele Frauen auch so verhielten) offenbarten einem alles sofort.

»Ups, sorry dafür … Aber kannst du dir so was vorstellen? Ein Bild kann ich ja nicht hochladen wegen meiner Frau, weißt du? Dir wird gefallen, was du siehst!«

»An und für sich kann ich mir alles vorstellen.« (Dabei ließ ich unerwähnt, dass ich mir auch pinkfarbene, um einen gepunkteten Elefanten herumfliegende Kaninchen sehr gut vorstellen konnte.)

»Toll! Hast du Lust, dich mit mir auf rein erotischer Ebene zu treffen?«

Ich hatte keine Lust, mich mit ihm zu treffen, mich interessierte viel mehr, was hinter seinem Profil steckte. Ich wollte wissen, warum er online eine Frau zum Sex suchte, als kaufe er eine neue DVD. *»Und wie sieht das dann aus?«*

»Wir könnten uns bei dir oder bei mir treffen. (Allerdings nur mittwochs und freitags, wenn ich sturmfrei habe.) Und dann kommt man recht schnell zur Sache. Was wir machen, können wir ja spontan entscheiden. Ich bin für alles offen. Auch für extravagante Fantasien, falls du solche hast.«

War ihm etwa total egal, wie ich in der Realität aussah? War er so notgeil? Und glaubte er im Ernst, dass ich ihn sofort in meine Wohnung einlud?

»Glaubst du im Ernst, dass ich dich beim ersten Date in meine Wohnung einlade?«

»Klar, warum denn nicht? Es gab schon Frauen, die das getan haben. Aber wenn es dir lieber ist, können wir uns auch vor deinem Haus treffen und dann entscheiden, ob ich mit hochkomme.«

»Hm. Wäre es nicht einfacher, in den Puff zu gehen?«

»Ich suche eine Affäre, keinen One-Night-Stand. Hör mal, ich verstehe, wenn dir das zu schnell geht. Aber mit meiner Frau läuft gar nichts mehr. Natürlich liebe ich sie, aber seit die Kinder da sind … Ich muss drei Mal täglich mindestens wichsen, um klarzukommen. Ich hab's einfach nötig … Und ich suche Life Changing Sex. Mann, ich will dir das Hirn rausficken!«

So wie er schrieb, war es anscheinend schon ›life changing‹, wenn er überhaupt mal wieder Sex hatte.

»Ich will dich verwöhnen … mit dem Mund, mit meinem steinharten Schwanz … Gib mir deine Nummer, ich schick dir ein Video, wie ich mir einen runterhole.«

Was war das für eine neue Sache mit diesen Wichs-Filmchen? Erst vor ein paar Tagen hatte Emma mir so ein Video gezeigt. Der Absender war natürlich ein Mann aus dem Netz gewesen.

Sein Penis war groß und dick, er füllte das ganze Bild. Er wippte hin und her, als tanzte er gemächlich durch die Nacht. Und während ich mir dieses Penis-Pendant zum Wackeldackel ansah, merkte ich, dass ich mit Sex 2.0 immer weniger anfangen konnte. Wo lag darin noch der Reiz? Bevor man dem Mann überhaupt in die Augen gesehen hatte, wusste man schon über die Tanzkünste seines Gemächts Bescheid.

Ich konnte mit diesem krampfhaften Penisversenken einfach nichts anfangen.

Es war schlicht und ergreifend langweilig.

Sicherlich hatte ich auch schon Sex-Dates gehabt. Aber nur mit Männern, die ich kannte, denen ich vertraute. Zwischen uns hatte eine besondere Stimmung geherrscht … Aber so?

Ich wollte keinen Unbekannten zum Sex einladen.

Trotzdem wollte ich eines herausfinden: Wie war ein Mann, der solche Mails schrieb? Würde er mir überhaupt in die Augen sehen können?

Also verabredete ich mich ein paar Tage später mit ihm vor einer Bar in Schöneberg. Ich wollte wissen, wer er war.

Dass ich durch meine Detectiv-Rosa-Nummer wirklich einen tollen Mann kennenlernen würde, ahnte ich nicht einmal ansatzweise.

*

Obwohl ich kein Bild von Flo gesehen hatte, erkannte ich ihn aufgrund seiner exakten Beschreibung sofort. Er war ein bisschen größer als ich, sehr schlank, durchaus attraktiv, aber nicht mein Typ.

»Bist du Rosa?«, fragte er mich, als ich näher kam. Er zog an seiner Zigarette.

Ich nickte.

»Sorry, das mit uns beiden wird nichts«, sagte er und pustete den Rauch in den Nachthimmel.

Ich sah ihn kurz irritiert an, drehte mich um und ging genauso schnell, wie ich gekommen war.

Das war mit Abstand das kürzeste Date meines Lebens gewesen!

Kaum bog ich um die nächste Ecke, rief ich Selma an. Ich musste ihr unbedingt davon erzählen! Als sie an ihr Telefon ging, dröhnte mir Stimmengewirr und Musik entgegen. »Wo bist du denn?«, fragte ich sie.

»Auf einer Privatparty. Ist voll lustig! Komm doch auch! Oder hast du keine Zeit?«

Ich berichtete ihr von dem desaströsen Date.

»Warum triffst du dich auch mit solchen Vögeln? Mensch Rosa, dich kann man echt nicht allein lassen! Komm mal vorbei, hier sind auch hübsche Männer.«

*

»So, und das sind Müllers!«, stellte mir Gastgeberin Amélie die Anwesenden vor. Und damit war klar, dass auch der letzte hübsche Mann verheiratet war. Ich lächelte und fragte mich, seit wann ich in dem Alter war, in dem alle Menschen heirateten und nur noch mit ihrem gemeinsamen Nachnamen vorgestellt wurden.

Amélie schob mich sanft in einen Raum, der wohl das Arbeitszimmer sein mochte. Auch hier waren lauter Gäste, allerdings nur Frauen und fast alle schwanger. Sie saßen im Kreis, manche auf Stühlen, andere auf dem Boden. Mittendrin war Selma, die sich total wohlfühlte. Ihre Wangen waren rosig, ihre Augen strahlten.

»Hey Rosa! Schön dass du da bist!« Sie sprang auf und platzierte mich neben sich. Ich war ein bisschen perplex. Wo war ich hier gelandet?

Die Mädchen begrüßten mich alle sehr fröhlich und fielen dann wieder in ihr altes Thema zurück: Babys.

Olé Olé! Mit Babys kannte ich mich genauso gut aus wie mit Fußball.

»Selma«, zischte ich, »was ist das denn für eine Party?«

»Toll, oder?«

Ich nickte und trank einen großen Schluck Prosecco.

Dann bemerkte ich, wie mich eine der Frauen musterte. Sie sah unglaublich hart aus, wie eine dürre, verhärmte Katze mit spitzem Kinn und feinem, fliegenden Haar. Ihre Haut war dunkelbraun und erinnerte mich an gegerbtes Leder. Sie hatte tiefe Augenringe (wie viele Nächte über wie viele Jahre musste sie nicht geschlafen haben, um so auszusehen?) und wässrig-blaue Augen. Ich sah ihr deutlich an, dass sie keinen Wert auf meine Anwesenheit legte (später würde sie mich bestimmt als »Frauenzimmer« oder »Flittchen« bezeichnen). Sie hatte ihre Arme und Beine überkreuzt und starrte mich immer wieder an. Dann warf sie mir einen bitterbösen Blick zu. Obwohl sie wie eine Karikatur ihrer selbst aussah und sich in jungen Jahren bestimmt erschrocken hätte, wenn man ihr ein Foto von ihrem zwanzig Jahre älteren Ich gezeigt hätte, wirkte dieser Blick. Merkwürdigerweise traf mich ihr Giftpfeil.

Heute hatten es anscheinend alle auf mich abgesehen. In mir breitete sich ein komisches Gefühl aus.

Währenddessen unterhielten sich die anderen Mädels über Windeln.

Wann kam eigentlich der Zeitpunkt, an dem Singles oder Paare bereit dafür waren, ihr freies, relativ unabhängiges Leben gegen das gebundene (Heirat, Haus, Kinder, Urlaube in Dänemark und heimliche Affären) zu tauschen?

In dieser Hinsicht fühlte ich mich wie Peter Pan. Unbeschwert flog ich immer noch in meinem Single-Nimmerland umher, die einzige Uhr, die ich ticken hörte, war die, die das Krokodil gefressen hatte. Dabei beobachtete ich argwöhnisch die Paare, die sich übernächtigt und bemüht geduldig um ihr gemeinsames, heulendes Kind kümmerten, nur um dann zu sagen, es sei nicht schlimm, da ein Lächeln dieses Kindes alles wieder gut mache. Das verstünden eben aber nur Eltern.

Wahrscheinlich würde ich es also nie verstehen, weil ich noch nie Kinder haben wollte. Selma war sich sicher, dass sich das mit dem richtigen Mann und dem dreißigsten Geburtstag ändern würde, aber jedes Mal, wenn sie das sagte, zuckte ich nur mit den Schultern.

Der Mutterinstinkt war bei mir kaum ausgeprägt. Er zeigte sich nur bei Hunden und kleinen Männern, die meine Hand nahmen. Wahrscheinlich machte mein Mutterinstinkt zusammen mit meiner biologischen Uhr noch so richtig einen drauf, bevor sie eines Tages an die Arbeit mussten. Mir war ihre Abwesenheit jedenfalls nur recht.

Als dann eine Frau auf einmal das Thema »Farbe des Babykots« anriss, seufzte ich. Das war zu viel. Was machte ich hier überhaupt?

Kinder interessierten mich nicht, Babys schon gar nicht. Ich wollte gerade aufstehen und gehen, als mich das Mädchen neben mir ansprach. Sie war ungefähr so alt wie ich und hatte ein weiches Gesicht. Ihre blauen Augen musterten mich mitleidig. »Das nervt, oder?«, flüsterte sie.

Ich zuckte mit den Schultern. »Hm. Ein bisschen.«

»Ich verstehe dich! Als ich noch nicht schwanger war, fand ich solche Themen auch furchtbar. Aber jetzt ist das wirklich interessant. Hätte ich auch nicht gedacht.« Sie kicherte und warf ihre dunkelblonden Haare zurück. »Ich bin übrigens Johanna.« Sie gab mir die Hand. An ihrem Ringfinger trug sie einen goldenen Ring.

»Hi, ich bin Rosa.«

»Und? Was macht bei dir die Liebe?«, fragte sie flüsternd. Ich mochte diese Frage nicht. Mochte sie noch nie, werde sie nicht mögen. Ich fragte sie ja auch nicht, wie ihre Ehe lief und ob ihr Mann sie trotz ihrer enormen Gewichtszunahme noch regelmäßig begattete.

Ich warf ihr einen genervten Blick zu. Was war denn heute bloß los?

Aber Johanna streichelte einfach nur sanft ihren prallen Babybauch und sah dabei so zufrieden und glücklich aus wie ein Buddha. Wahrscheinlich interessierte es sie wirklich.

»Ich bin Single und habe momentan nur Dates.«

»Gott, wie ich das vermisse«, flüsterte sie seufzend. Ich traute meinen Ohren nicht! Hatte sie das gerade wirklich gesagt? Sie, die perfekte Ehefrau mit diesem perfekten Babybauch und dem mit Sicherheit perfekten Mann? Anscheinend sprach mein Gesicht Bände, denn sie erklärte sich sofort. »Ich war immer gern Single.

Ich habe es richtig genossen und lauter Blödsinn gemacht. Und was hatte ich für einen Spaß!« Sie kicherte verdorben. »Doch dann habe ich mich verliebt, verlobt, verheiratet und jetzt«, sie zeigte auf ihren prallen Bauch, »ist mein erstes Baby unterwegs. Ich freue mich tierisch, aber glaube nicht, dass deswegen all die Sehnsüchte nach damals wie weggeblasen sind …« Sie nippte an ihrem Saft. »Das ist jetzt mein Leben. Ich bin glücklich. Aber ich denke auch noch gern an alte Zeiten. Gibt's denn da was Ernstes bei dir?«

»Nee, leider nicht. Ich bin eigentlich zufrieden mit meinem Leben, aber ich merke, dass ich echt wieder Lust auf eine Beziehung hätte.«

»Das kann ich gut verstehen. An dem Punkt war ich auch mal und kurz darauf habe ich meinen Freund, äh Mann, kennengelernt.«

Ich lächelte sie an. Johanna wurde mir immer sympathischer. Also erzählte ich ihr von einem Gedanken, den ich schon eine ganze Weile mit mir herumtrug. »Weißt du, was so scheiße ist? Die Männer, die ich kennenlerne, entladen all ihre Sünden bei mir und hauen dann wieder ab. Ich bleibe auf diesem Haufen sitzen. Wie soll ich denn jemals einem Mann glauben, der sagt, dass er mich liebt? Du kannst doch auch keinem Soldaten erzählen, dass die Welt ein Planet voller Frieden und Zuneigung ist.«

Johannas Gesicht wurde ernst. »Nein, die Welt nicht … Aber, meine liebe Rosa, es gibt Orte, die das Paradies auf Erden sind. Und das Gleiche gilt auch für Beziehungen.«

Das hatte sie aber schön gesagt! Wie gut, dass ich geblieben war. Ihre Worte taten mir gut.

»Weißt du, was du machen solltest?«

»Na?«

»Adde mal meinen Bruder Max bei Facebook. Der ist 29 und auch Single. Ich glaube, ihr würdet ganz gut zueinander passen!«

Und so lernte ich Max kennen.

21. Date

Verliebt

»Denn wenn du mich küsst,
ist die Welt ein bisschen weniger scheiße.«

SONGS FÜR LIAM, KRAFTKLUB

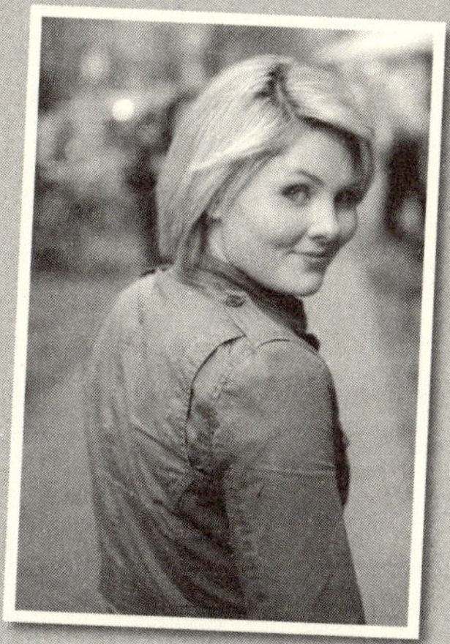

Ich starrte auf den Laptop. Meine Hände lagen auf den Tasten. Der Bildschirm zeigte das Facebookprofil von Johannas kleinem Bruder an. Sie hatte wirklich nicht zu viel versprochen. Max war definitiv mein Typ. Er lachte in die Kamera, hatte braune Haare und gerade, weiße Zähne. Seine natürliche, fröhliche Ausstrahlung machte ihn sehr attraktiv. Ein bisschen erinnerte er mich an Matthias Schweighöfer in dunkelhaarig.

Doch was sollte ich jetzt schreiben? Der wartete bestimmt nicht auf meine Nachricht. So viele Dates lagen bereits hinter mir, so viele Wörter hatte ich schon ins WWW gepustet. Trotzdem fiel es mir nach wie vor schwer, die erste Mail zu schreiben.

Sie sollte witzig und erfrischend klingen. Ihn vom ersten Wort an von mir überzeugen, ohne ihn zu verschrecken.

Also starrte ich gefühlte zwei Stunden lang auf den Bildschirm, fing an zu tippen, löschte das Getippte. Neben mir türmte sich ein riesiger imaginärer Haufen digitalen Abfalls auf. Und dann schrieb ich: *Hey Max! Ich habe neulich deine Schwester kennengelernt. Sie war an diesem Abend meine Rettung .... Und sie hat mir gesagt, dass ich mich unbedingt bei dir melden soll. Also: Hier bin ich. Hallo. Ich bin Rosa.*

Ich klickte auf »Nachricht senden«. Oh Gott! Ich hatte es wirklich getan. Ich hatte eine total bescheuerte Mail an Max geschrieben. Er würde sich garantiert nicht bei mir melden, weil er dachte, dass ich eine Irre war!

Bevor ich mich dieser Verzweiflung hingeben konnte, klingelte mein Telefon. Meine Freundin Anna aus Hamburg war dran. Nach einem kurzen Small Talk verriet sie dann den wahren Grund ihres Anrufs. »Ich hoffe sehr, dass du im Spätsommer nächsten Jahres in Hamburg sein wirst, denn: Nikos und ich heiraten!«

»Oh, wie schön, herzlichen Glückwunsch!«, quiekte ich und versprach, natürlich dabei zu sein. »Warum wollt ihr denn unbedingt im Spätsommer heiraten?«

Und dann erzählte sie eine der schönsten Liebesgeschichten, die ich gehört hatte: »Wir sind ja auf einer Firmenfeier miteinander abgestürzt und danach zusammengekommen. Und an diesem ersten Abend haben wir beide total besoffen und voneinander berauscht entschieden, dass wir in sieben Jahren heiraten werden. Und das ist im August nächsten Jahres.«

»Das ist eine sehr schöne Geschichte. Ich freue mich wahnsinnig für euch!«

Gerade als sie mich fragte, was denn bei mir momentan männertechnisch so los sei, bekam ich eine Mail von Max. Mein Herz machte einen kleinen Sprung.

Hallo Rosa, freut mich sehr, dich kennenzulernen! Johanna hat mir auch schon von dir erzählt, ich wusste nur nicht so recht, wie ich mich bei dir melden sollte ... Was war denn an dem Abend eigentlich los?

Selbstverständlich ließ ich mir mit meiner Antwort ein bisschen Zeit, schnackte erst mal ganz in Ruhe mit Anna zu Ende, trank einen Kaffee. Max sollte ruhig noch ein bisschen zappeln. Wobei ich das Gefühl hatte, die Einzige zu sein, die zappelte.

Dann berichtete ich ihm von dem Abend (das verpatzte Date erwähnte ich natürlich nicht), von den ganzen Schwangeren, mit denen ich zum Teil überhaupt nicht auf einer Wellenlänge gelegen hatte, und wie ich dann mit Johanna ins Gespräch gekommen war.

Wir schrieben uns den ganzen Tag. Als ich mich am nächsten Morgen einloggte, begrüßte mich schon die nächste Mail von ihm.

Kein Penisvideo. Keine vulgären Angebote. Dass ich das noch erleben durfte!

Am darauffolgenden Abend telefonierten wir. Die Stimmung zwischen uns war sehr locker, wir alberten herum. Seine fröhliche Stimme verursachte Gänsehaut. Alles lief perfekt. Und weil wir festgestellt hatten, dass es in unserer Kindheit für uns das Größte gewesen war, einen Ausflug in den Zoo zu machen und Elefanten zu füttern, verabredeten wir uns genau dort.

*

Ich war so aufgeregt, als ich auf das Elefantentor des Berliner Zoos zuging. Die Blätter der Bäume leuchteten golden in der Oktobersonne, es war noch relativ mild. Die Stadt war voller Leben. Ein Auto fuhr mit ächzendem Motor vorüber, eine Gruppe japanischer Touristen kam auf mich zu, gehetzte Geschäftsmänner liefen strammen Schrittes an mir vorbei.

Doch von Max war noch nichts zu sehen. Eine Welle der Aufregung erfasste mich. Was war, wenn er doch nicht kam?

Ich checkte noch einmal kurz, ob er mir geschrieben hatte. Tatsächlich hatte ich eine SMS von ihm bekommen: *Bin fünf Minuten zu spät … Sorry …*

Ich atmete tief durch. Gut. Alles war gut. Er würde kommen. Und es würde fabelhaft werden. Ganz sicher.

Tatsächlich erschien er exakt fünf Minuten später. Auch wenn die sich für mich wie fünf Stunden angefühlt hatten. Strahlend kam er auf mich zu, steckte sich seine Sonnenbrille in die Haare. Seine dunkelblaue Jeans saß locker, er trug einen grauen Pullover, darüber eine perfekt sitzende Lederjacke. Ich war sofort hin und weg.

»Hey! Wie schön, dich zu sehen!«, sagte er, als auf mich zuging. Wir küssten uns auf die Wangen. Er roch nach Moschus. Sein Geruch lag in der Luft, lag zwischen uns.

»Tut mir leid, dass ich zu spät bin. Ich hoffe, du wartest noch nicht lange?«

»Nein, ich bin auch eben erst gekommen. Alles gut«, antwortete ich wie benebelt. Am liebsten hätte ich ihn einfach umarmt, meine Nase an seinen Hals gedrückt und ihn eingeatmet.

»Sehr gut! Es hatte auch einen guten Grund, warum ich zu spät gekommen bin!« Er fasste sich in die Innentasche seiner Jacke und präsentierte eine Packung Spaghetti. »Für die Elefanten. Die hatte ich vergessen.«

Ich lächelte. Verzückt von dieser Geste. Und dann gingen wir in den Zoo, Kindheitserinnerungen auffrischen.

Wir waren uns sofort vertraut. Ich hörte auf, darüber nachzudenken, wie ich wohl wirken mochte. Es fühlte sich von Anfang an so schön an, so richtig.

Zwar war es mittlerweile verboten, die Elefanten zu füttern, doch das hielt uns nicht davon ab, eine gute Zeit zu verbringen. Wir beobachteten die beeindruckenden Gorillas im Affenhaus, die Wildkatzen, die Nachttiere. Vor dem Käfig der Jaguare standen wir so lange, bis uns an diesem milden Tag kalt wurde. Wir unterhielten uns unbeschwert über unsere Leben, als wären wir alte Freunde, die sich einfach sehr lange nicht gesehen haben.

Wir gaben viel von uns preis. Die Worte, die wir tauschten, waren intimer, als es jeder Sex hätte sein können. Wir öffneten unsere Herzen.

Und ich wünschte mir, dass dieser Tag ewig andauern würde.

Nach dem Zoobesuch gingen wir noch in ein kleines Restaurant, um uns aufzuwärmen. Wir tranken Weißwein und aßen Pasta.

Es war ein perfektes Date mit einem hinreißenden Mann.

Und als wir uns zum Abschied umarmten, fühlte es sich an, als ob ich nach Hause gekommen wäre. Dieser Moment war so innig. Voller Liebe. Und wenn er mich da gefragt hätte, ob ich ihn heiraten würde, hätte ich sofort Ja gesagt.

Und das, obwohl ich nie heiraten wollte.

In manchen Augenblicken erlebt man einfach Dinge, die man wohl nie zu träumen gewagt hätte. Fühlt kitschige Gefühle, für die man sich später vielleicht schämen würde. Egal.

Wenn sie einem begegnen, sollte man sie einfach nur genießen. Und das tat ich.

*

Normalerweise mochte ich es nicht, an Bushaltestellen zu warten. Im Zigarettenrauch irgendwelcher Leute zu stehen, mir das Geplärre der Kinder anzuhören. Ich war so dankbar gewesen, als ich mir mein Auto gekauft hatte und wusste, dass ich jetzt nicht mehr täglich die öffentlichen Verkehrsmittel benutzen musste.

Nein, ich mochte keine Bushaltestellen.

Das ständige Husten und Niesen im Herbst und Winter, prollige Jugendliche, von denen sich jeder als der Beste sieht.

Außer heute. Heute war es mir egal, dass ich noch Ewigkeiten auf meinen Bus warten musste. Mir war es egal, dass auf der Bank irgendein Besoffski schnarchend seinen Rausch ausschlief, mir war es egal, dass sich zwei Freundinnen laut über Lipgloss unterhielten, mir war es egal, dass ein Kleinkind so laut kreischte, dass man ihm am liebsten den Mund zugehalten hätte.

Die Welt war für mich wunderbar.

Rosarot.

Ich war verknallt.

22. Date

Gefühlschaos

»Die Zeit bleibt. Die Welt bleibt. Und nur dein Atem geht.«

RIEN NE VA PLUS, MIA.

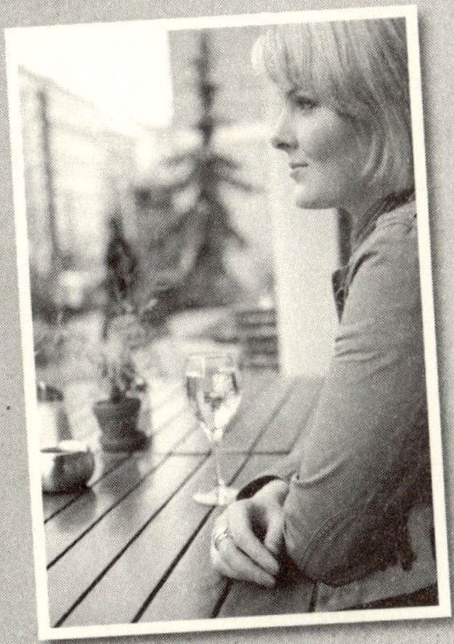

Ich kann nicht. Es tut mir leid.« Max' Stimme am anderen Ende der Leitung klang traurig. Der Regen prasselte an die Fenster, der Wind riss Blätter von den Bäumen.

»Warum?«, fragte ich leise. Wir hatten uns nach dem Zoobesuch noch einmal getroffen. Wir waren in einem kleinen Restaurant am Savignyplatz gewesen und hatten uns noch besser verstanden. Ich hatte ihm von meinem erotischen Debütroman *Unanständig* erzählt, den es mittlerweile in jeder Buchhandlung zu kaufen gab. Er hatte daraufhin ganz entspannt reagiert. Und dabei passierte es mir nicht gerade selten, dass mich die Leute mit einem argwöhnischen Blick bedachten. Ich konnte es ihnen nicht übel nehmen – wer war schon frei von Vorurteilen?

Es dauerte einen Augenblick, bis er mit belegter Stimme antwortete: »Ich war in der Buchhandlung und habe in *Unanständig* reingelesen.«

»Und?«

»Das ist mir zu heftig. Ich kann mit keiner Frau zusammen sein, die solche Bücher schreibt.«

Ich war perplex. Immerhin hatte ich kein Buch über die Verherrlichung von Nazis geschrieben, sondern einfach eines über Sex.

Ich seufzte. »Aber das heißt doch nicht …«

»Rosa, es geht nicht«, unterbrach er mich. »Ich habe auch die Artikel über dich gelesen, die erschienen sind. Das ist mir einfach zu krass.«

Kalte Schauer liefen mir über den Rücken. »Willst du gar nicht wissen …«, setzte ich wieder an.

»Bitte, mach es nicht unnötig schwer.«

»Ich mache es nicht unnötig schwer, ich will dir doch …«

»Du musst mir nichts erklären. Das ist alles sehr eindeutig.«

Ich schwieg. Was sollte ich denn dazu noch sagen? Schreiben war für mich nicht nur ein Beruf. Es war eine Leidenschaft, über die ich die Zeit vergaß. Wie hätte ich mit jemandem leben können, der das nicht respektierte?

Stille zwischen uns. Ich hörte ihn nur in regelmäßigen Abständen in den Hörer atmen.

»Rosa? Bist du noch dran?«

Ich gab mir Mühe, nicht zu traurig zu klingen. »Ja …« Meine Stimme klang unnatürlich hoch und kehlig. »Aber was soll ich denn noch sagen? Du hast deine Entscheidung getroffen.« Und bist zu feige, sie mir ins Gesicht zu sagen, fügte ich in Gedanken hinzu. Dabei war ich froh, ihn jetzt nicht ansehen zu müssen. So wusste er wenigstens nicht, wie verletzt ich war. Er atmete schwer. Bevor er hörte, wie einzelne Tränen meine Wangen hinabliefen, eine glänzende Spur hinterließen und auf dem Boden zerplatzten, sagte ich: »Mach's gut«, und legte auf.

Ich ließ den Hörer sinken und lehnte mich zurück. Was war das denn gerade gewesen? Da servierte mich ein Mann ab, nur weil er damit nicht klarkam, dass ich als Autorin arbeitete? Ich konnte es nicht glauben.

Mein Geist war wie betäubt. Mein Körper funktionierte. Ich spürte die heißen Tränen in meinen Augen. Hätte er mich geschlagen, hätte es wahrscheinlich weniger wehgetan.

Der Telefonhörer fiel auf die hellbraunen Dielen.

»Scheiße!«, hörte ich mich schreien.

Meine Stimme prallte dumpf an den Wänden ab, kam zu mir zurück und ich verfiel wieder in meine Schockstarre.

*

Ich betrachtete mich selbst im Spiegel. Halsabwärts hing ein grauer Umhang, meine Haare waren nass. Ich saß in einem schwarzen Ledersessel inmitten eines puristischen Friseursalons und erzählte Marius, meinem Friseur, was passiert war.

Wie alles angefangen hatte und so schnell wieder zu Ende gegangen war. Am Telefon, wohlgemerkt. Nicht per SMS. Wenigstens etwas.

Für ihn war der Fall sofort klar. Nachdem er mit seiner Schere gekonnt durch meine Haare gefahren war, beugte er sich zu mir runter und sagte verschwörerisch: »Der hat Schiss! Der hat Angst vor dir, weil er denkt, er könne dir nichts bieten! Hatte er einen kleinen Penis?«

»Was weiß ich«, knurrte ich, »So weit sind wir nicht gekommen.«

»Siehst du!«, sagte er und warf mir über den Spiegel einen triumphierenden Blick zu.

Ich runzelte die Stirn. »Ach was, das ist doch mal richtig bescheuert!«

»Rosa, ich habe dein Buch gelesen und wenn jemand ein bisschen … na ja, nicht so ein großes Selbstbewusstsein hat, dann kann ich das schon verstehen.«

»Aber deswegen muss er doch nicht gleich einen kleinen Penis haben.« Zum Glück waren wir fast allein und der andere Kunde am anderen Ende des Ladens.

»Nimm ihn nicht in Schutz! Er hat dich abserviert, weil er dir nicht standhalten kann.« Er seufzte und hielt inne. »Warum sind Männer eigentlich solche Arschlöcher?«

»Frag das doch bitte deinen Penis«, raunte ich.

Er verzog die Mundwinkel zu einem Grinsen und stupste mich an. »Sei doch froh. Der will wahrscheinlich eine Frau, die im Bett eine absolute Hure und nach außen hin eine alte Spießerin ist. Oder noch schlimmer: Er hat Angst vor dir, weil du erfolgreich bist und er … Was hat er noch gemacht?«

»Er studiert noch.«

»Siehst du! Da hast du es doch!«, triumphierte er.

»Das ist doch scheiße«, seufzte ich.

»Ich wette trotzdem, dass er einen kleinen Penis hatte. Und ein kleines Gehirn.«

Obwohl Max und ich uns nur zweimal gesehen hatten, hing mir die Geschichte immer noch nach. Es hatte so perfekt angefangen und war so vielversprechend auf alles Weitere gewesen, dass ich seine Abfuhr jetzt als umso enttäuschender empfand.

Marius sah mich über den Spiegel an. »Pass auf, ich mache dir jetzt 'ne richtig geile Frisur und danach datest du einfach den nächsten Typen! Gibt ja schließlich genug davon!«

»Das war eigentlich der Plan«, nuschelte ich. – »Warum ›eigentlich‹?« – »Ich hab heute Abend ein Date.«

»Aber das ist doch super!«, quietschte er, bevor er mich ernst ansah. »Aber bitte nicht mit so einer Weichwurst.«

Ich zuckte mit den Schultern. »Keine Ahnung. Ist das erste Date und ich kenne ihn nur aus dem Netz.«

»Wie aufregend!«

»Wie man's nimmt! Eigentlich habe ich überhaupt keine Lust.«

»Also, wenn ich daran denke, wen ich schon alles im Netz kennengelernt habe …« Er lachte dreckig.

»Wusste gar nicht, dass du Online-Dating machst.«

»Rosa, alle schwulen Singles machen das! Und die, die sagen, sie machen es nicht, machen es trotzdem. Wir sind euch Heten meilenweit voraus. Geh hin! Das wird bestimmt lustig!« Er zwinkerte mir zu und konzentrierte sich dann wieder auf meine Haare.

*

Frisch frisiert fühlte ich mich gleich viel besser. So, als hätte Marius nicht nur meinen Haaren neues Leben eingehaucht. Ich war also perfekt gerüstet für mein Date heute Abend. Jedenfalls optisch. Lust hatte ich nämlich immer noch nicht darauf. So viele erteilte und bekommene Abfuhren lagen hinter mir, so viele wirre Gefühle. Ich war einfach nicht in der Lage, mich schon wieder auf einen Fremden einzulassen. Ich wollte nicht ständig nachdenken, ob ich ihm gefiel oder nicht. Ich brauchte eine Pause. Also sagte ich meinem Date ab, schrieb Eber eine SMS und verabredete mich stattdessen mit ihm. Manchmal musste man einfach Prioritäten setzen.

*

Ich klingelte an Ebers Haustür. Kurz darauf ertönte das laute Summen, ich ging mit zittrigen Knien ins Treppenhaus.

Ging nach oben, zu ihm.

Er öffnete die Tür, kurz bevor ich sie erreicht hatte. Seine Haare waren nass, er roch sauber, frisch geduscht. Ich ging zu ihm, brachte kein Wort über die Lippen. Wir küssten uns. Gierig, leidenschaftlich. Zwei Worte, die die nächsten Stunden perfekt beschreiben würden.

Er drückte sich an mich, ich spüre seinen harten Schwanz durch seine Jeans, durch mein dünnes Kleid. Er schob mich in die Wohnung, die Tür knallte ins Schloss. Mein Mantel fiel zu Boden, sein braunes T-Shirt ebenso. Wir stolperten ins Schlafzimmer, er schubste mich aufs Bett, wo ich ihm sitzend die locker sitzende Hose runterzog. Er fuhr mit seinen Fingern durch meine Haare, stöhnte leise.

Wir landeten in unserer Parallelwelt, dem anderen Universum, in dem keine Gedanken Platz hatten.

Nur die Lust.

Hatten umwerfenden Sex, gaben uns hin, konnten nicht mehr und machten trotzdem weiter.

*

Später tranken wir mit rosigen Gesichtern in seiner Küche Ingwerbier mit Wodka und rauchten. Dieser Geschmack lässt mich seitdem jedes Mal an ihn denken.

Ich fühlte mich so gut, so verwegen, so entspannt.

Wir verabschiedeten uns mit einem Kuss, bis bald, bis wann auch immer.

Die schwere Holztür fiel schwer hinter mir ins Schloss. Wir waren wieder allein, jeder für sich, in seiner eigenen Welt. Alles, was wir teilten, waren die Stunden in unserer Parallelwelt.

Leute saßen in Bars und tranken, die Musik dröhnte bis hinaus in die dunkle Nacht. Ich schaltete die Welt auf lautlos, holte mein iPhone raus, machte meine Musik an.

Die ersten Takte zu *Besser geht's nicht* von 2Raumwohnung erklangen. Ich lächelte. Die kalte Luft umhüllte mich.

Die Wege zwischen Kopf und Herz / geht niemand ohne Schmerz / und zwischendurch verliert man mal die Nerven / wir suchen Wahrheit, suchen Halt / wir sind jung und wir sind alt / und manche können durch das Weltall surfen / Der Himmel wird weit, alle Träume sind geträumt und wahr / das ist die Magie, zwischen uns / die kam und blieb / und darum weiß ich / besser geht's nicht (...)

Ich hielt einen Moment inne. Jung zu sein und das Leben zu spüren war fabelhaft. Egal, wie sehr es manchmal wehtat.

Mein Telefon klingelte, zerriss die Musik und mich aus meinen Gedanken. Ich hob ab. Katharina fragte mich, ob ich nicht Lust hätte, mit ihr zu einer Party eines Arbeitskollegen zu gehen. Kein Wort zu ihr, wo ich gerade herkam, kein Wort von meinen schmerzenden Beinen und den blauen Flecken auf meinen Brüsten.

Da sich die Bar ganz in der Nähe befand, sagte ich zu.

Die Party war cool, löste in mir allerdings nur ein Gefühl der Leere aus. Wohin war meine Stärke von eben verschwunden, als ich Ebers Wohnung verlassen hatte?

Weit weg. Es ging eben doch besser. Überall standen und saßen glückliche Pärchen. Mir war klar, warum Katharina hier nicht allein sein wollte.

Trotzdem lachten wir viel, wurden plump angebaggert, tranken mehr. Die Bar war gnadenlos überfüllt, es war laut und stickig.

Während wir uns betranken und lachten, das oberflächliche Partyspiel spielten, fragte ich mich, wann es auch bei mir klappen würde.

Wo war er?

Und dann dachte ich an Eber. Daran, wie er mich begrüßt hatte und ich seine Lust an meiner Leiste spürte, wie wir uns verlangend küssten. Daran, wie ich ein Büschel grauer Haare entdeckt hatte, als er vor mir kniete. Wie er später nackt vor mir stand, in all seiner anziehenden Männlichkeit, und ich mich zusammenreißen musste, ihn nicht einfach nur anzustarren, weil das, was ich sah, so schön war.

Definiert, breit, gepflegt. Leicht gezeichnete Lenden zeigten den Weg in den Himmel.

Und dann schoss mir ein Gedanke durch den Kopf, inmitten all der lachenden und fröhlichen Leute. Ein Gedanke, über den ich selbst erschrak und den ich mich fast gar nicht zu denken traute.

Wie schön es jetzt wäre, wieder zu ihm zu fahren und in seinen starken Armen zu liegen.

Doch dann schüttelte ich den Kopf, so als hätte ich es ausgesprochen, weil ich wusste, dass ich nur meine Sehnsucht auf ihn projizierte.

Ich gab mich wieder dem Moment hin, verwarf all diese Gedanken. Versuchte, den Stimmen zuzuhören, die von der lauten Musik verschluckt wurden und es nicht mehr komplett an mein Ohr schafften. Doch ich lachte mit, als hätte ich alles verstanden, stieß wieder an, tat alles, nur um meine Maske aufzubehalten.

Aber mein Herz blieb schwer.

Später setzten Katharina und ich uns auf eine Mauer neben der Bar und rauchten. Der Himmel war sternenklar. »Was ist denn heute los mit dir? Bist so abwesend …« Sie sah mich mitfühlend an. »Max?«

Ich nickte. »Japp … Ich weiß auch nicht … Es ist so ätzend, weil es so gut anfing. Es war schon fast zauberhaft. Und jetzt lässt er sich von meinem Buch und ein paar Artikeln über mich abschrecken. Warum will er da gar nicht erst drüber sprechen?«

»Weil er dir wahrscheinlich nicht gewachsen ist«, sagte sie abgeklärt und zog an ihrer Zigarette.

Ich schnaubte und schüttelte den Kopf. »Das ist doch totaler Blödsinn.«

»Finde ich nicht. Max glaubt wahrscheinlich, dass er dir nichts bieten kann.«

»Ja?«

Sie strich mir über den Rücken, kniff ihre Lippen zusammen und nickte.

»Na toll, das hat Marius auch schon gesagt.« Ich atmete tief ein, sah in den Himmel und dann wieder Katharina an. »Und noch mehr nervt mich, dass ich hier sitze und traurig bin.«

»Willst du ihm nicht schreiben?«

»Nein. Warum denn? Wenn er damit nicht umgehen kann, was ich mache, ist er sowieso nicht der Richtige. Ich laufe keinem Mann mehr hinterher. Vergiss es.« Ich machte eine kurze Pause. »Trotzdem … Es ist so nervig. Warum klappt nicht mal einfach was? Warum muss es immer dramatisch werden?«

Katharina seufzte. »Ich verstehe dich zu gut. Sei ruhig traurig. Es macht dich nur menschlich. Und denk dran: Er weiß es nicht. Er hat keine Ahnung, wie es dir geht. Ich finde den Gedanken immer ganz hilfreich.«

»Das ist lieb von dir. Bist du mir böse, wenn ich jetzt nach Hause fahre?«

»Ganz und gar nicht.«

Wir umarmten uns und hielten mir ein Taxi an.

Ich stieg ein, ließ mich auf die schwarzen Ledersitze fallen und sah aus dem Fenster. Ich mochte es, wenn die Stadt an mir vorbeiflog, die Lichter der Straßen zu Sternschnuppen wurden.

Im Radio erklangen die ersten Takte zu *Wonderful Life* von Hurts.

Ich war so aufgewühlt, so verwirrt.

Was wollte ich?

*

Zu Hause angekommen, löschte ich mein Profil. Und schenkte mir nach. Der Wodka hielt mich fest umschlungen. Er wiegte mich zur Musik, Florence and the Machine *Breaking Down* in der Akustikversion. Er brannte auf den Lippen, klares Denken schien unmöglich. Aber er tat das einzig Wahre: Er betäubte mich. Er betäubte mein Herz. Und mir ging es erstaunlich gut dabei.

Ich fühlte mich leer und doch so erfüllt. Der Wodka hielt mich erbarmungslos. Er drückte mich so fest, dass ich keine Luft mehr zu bekommen schien. Er krallte seine starken Finger in mein Fleisch und ich ließ es geschehen. Weil es gut tat in diesem Moment, egal, wie falsch es im Nachhinein schien. Ich trank noch mehr und wollte keine Pause. Ich trank und schluckte, als sei ich ausgedörrt.

Der Rausch, oh, der Rausch und ich tanzten. Tanzten durch die Nacht, die Lichter strahlten in den schönsten Farben. Sie wurden eins mit dem dunklen Himmel, die Sterne leuchteten mit dem Beat.

Ich ließ mich auf mein Bett fallen. Meine Lippen waren taub, ich bewunderte alles, was ich sah, es fühlte sich leicht und schwer zugleich an.

Ich schloss seufzend die Augen. Ließ den Tag Revue passieren.

Ich fühlte mich, als sei ich eine Marionette, die ungeschickt gespielt wurde.

Und die den Boden unter den Füßen verloren hatte.

*

Ein paar Tage später wurde mir eines klar. Ich schlenderte gerade in den Nachmittagsstunden durch Berlin, es war einer der letzten milden Tage des Jahres. Der Himmel färbte sich pink, die Sonne versank orangefarben und malte ein unglaublich kitschiges und schönes Bild an den Horizont.

Ich stand da und ließ es auf mich wirken.

Wie gern hätte ich es in diesem Moment mit jemandem geteilt. Mit jemandem, der mein Herz in seinen Händen hielt und so gut darauf aufpasste, als sei es das Wertvollste seines Lebens.

Es war keine Frage, keine Grübelei. Es war ein Gedanke, so pur und klar und rein. Ich war nicht gemacht für die Rolle der Geliebten, die sich stets im Hintergrund hielt und nur die köstlichen Stunden mit dem Mann verbrachte. Sicher, es gab eine Zeit in meinem Leben, in der hatte das ganz fabelhaft geschmeckt. In der war es berauschend und wahnsinnig antörnend gewesen. Wild und leidenschaftlich.

Es hatte mir das Gefühl beschert, irrsinnig frei zu sein.

Aber in diesem Moment, als ich den Anblick dieses traumhaften Sonnenunterganges in mich aufsog, wurde mir bewusst, dass ich nicht ewig die Nebenrolle in dem Leben eines Mannes spielen wollte.

Ich wollte die Hauptrolle.

Ich war bereit dafür.

Mit allem, was dazu gehörte.

Es war an der Zeit, einen neuen Lebensabschnitt zu beginnen.

23. Date

Der Moralapostel

»Non, je ne regrette rien.«

ÉDITH PIAF

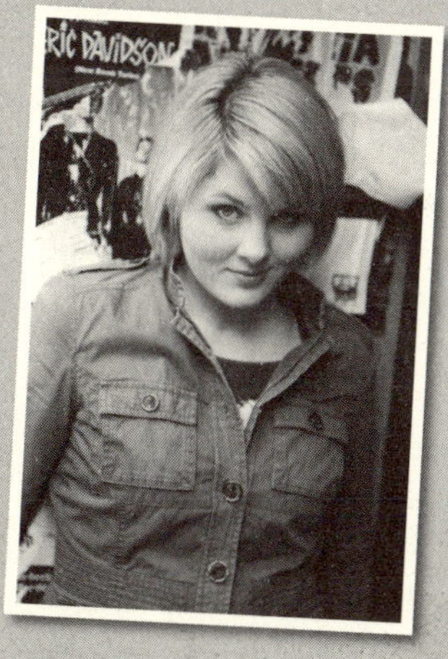

Ein paar Wochen später siegte die Neugier und ich registrierte mich wieder bei dem Datingportal. Vervollständigte meinen Account. Nur das Foto wartete noch auf die Freischaltung. In der Zwischenzeit klickte ich mich durch die verschiedenen Profile und entdeckte einen Mann mit wachen Augen und interessantem Lächeln. Ich schrieb ihn an:

Hey, erste Mails zu schreiben ist ja immer so eine Sache. Besonders, wenn sie von Frauen ohne Profilbild kommen … (Dabei habe ich doch eins hochgeladen und warte jetzt auf die Freischaltung …) Aber ich versichere dir, dass ich keine irre Psychopathin bin, die inmitten einer verwahrlosten Katzenherde lebt – bin schließlich ein Hundemensch. Viele Grüße, Rosa

Kurze Zeit später kam die Antwort: *Kein Ding. Ich mag Hunde … Bist du bei Facebook? Viele Grüße, Nils*

Sollte ich ihm nach all dem, was mit Max passiert war, den Link zu meiner Facebook-Seite schicken? Er wüsste sofort alles, was Max in die Flucht geschlagen hatte. Rosa, wenn er damit nicht klarkommt, ist er sowieso nichts für dich!, sagte ich mir und schickte ihm den Link.

Kurze Zeit später hatte ich einen Freund mehr und eine neue Nachricht im Posteingang:

»Du hast über eintausendfünfhundert Freunde … Finde ich beängstigend.«

»Sind nur meine engsten«, scherzte ich.

»Du bist Autorin. Finde ich auch beängstigend.« Natürlich wusste ich, dass es für manche Männer problematisch war, wenn sie erfuhren, was ich machte. Aber beängstigend? Und auch wenn ich nicht als Autorin arbeiten würde, gäbe es trotzdem diese Seite an mir.

Ich lebe sie einfach nur aus. Und ich hatte weiß Gott keine Lust mehr, mich dafür zu rechtfertigen.

»Bevor du dir in die Hosen machst, sollten wir uns lieber wieder verabschieden«, tippte ich genervt.

»Nein, komm schon … Warum bist du denn Single? Hast doch über tausendfünfhundert Freunde.«

»Weil das damit nichts zu tun hat?«

Wieder verging eine kurze Zeit. Dann schrieb er: *»Stimmt es, dass du dich durch ganz Berlin gevögelt hast?«* Ich hatte einer Zeitung ein Interview gegeben, die mich mit der Headline »Auf Sexpirsch in Berlin« auf dem Titel positioniert hatte. Das Interessante daran war, dass die meisten Menschen tatsächlich alles glaubten, was in der Zeitung stand. Dabei waren es oftmals genau die, die sich so kritisch und ausgefuchst gaben.

»Ich habe die ganze Zeit nichts anderes gemacht! Jetzt weißt du Bescheid.«

»Lust auf ein Bier?«

»Ach, bin ich jetzt nicht mehr beängstigend?«

»Nein. Interessant!«

»Ach, auf einmal. Ist ja komisch.«

»Ich lass meine Briefmarkensammlung zu Hause.«

Ich wollte diesen Kerl sehen! Meine immer noch vorhandene Wut wegen Max an ihm auslassen … Also schrieb ich:

»23 Uhr. Kennst du das Muschi Obermaier?«

*

»Ich fände es nicht toll, wenn meine Freundin schon unzählige One-Night-Stands gehabt hätte«, sagte er pikiert, nachdem wir Gin Tonic und Bier bestellt und den Small Talk hinter uns gebracht hatten. Nils sah ganz gut aus. Er war groß und drahtig, seine neugierigen Augen blickten mich durch eine rechteckige Brille an.

»Nur weil ich ein Buch über Sex geschrieben habe, heißt das ja noch lange nicht, dass ich mit jedem Sex habe. Aber gut zu wissen, dass du alles glaubst, was in der Zeitung steht«, antwortete ich schnippisch. Diese Doppelmoral ging mir aber mal so richtig auf die Nerven. Nach außen hin taten alle so, als seien sie die anständigsten Wesen der Welt, dabei war ihre Fantasie mit Sicherheit schmutziger als die Berliner Kanalisation.

Das würden sie aber natürlich nie zugeben, geschweige denn ausleben.

Nils pulte nervös das Etikett von seiner Bierflasche. Tolles Date. Wir hatten noch nicht mal den ersten Drink hinter uns gebracht und waren schon dabei zu diskutieren.

»Aber die Heranwachsenden wissen das nicht«, stotterte er.

»Mein Buch ist auch nicht für Heranwachsende. Wie kommst du denn jetzt darauf?« Ich verzog mein Gesicht.

»Die bekommen das doch auch mit.«

»Kennst du Kinder, die sich in den Erotikecken der Buchhandlungen rumtreiben? Ich nicht. Außerdem kann ich ja auch nicht auf jeden Rücksicht nehmen.«

»Hm. Es geht wohl um die Perspektive, aus der man das betrachtet. …«

»Ja, aber ich kann dir doch nur aus meiner berichten … Wir reden gerade ziemlich aneinander vorbei.«

»Okay. Mal anders. Was willst du denn mit dem Buch sagen?« Er strich sich durch die Haare.

Mittlerweile war ich richtig angriffslustig. »Mein Buch ist für junge Frauen. Und denen sage ich: ›Macht, was ihr wollt, und lasst euch von keinem einreden, dass das schlecht ist.‹«

Er zog die Augenbrauen hoch. »Na, ob das so die Antwort ist?«

»Worauf?«

»Globalisierung, Weltgeschehen …«

Ich schnaubte verächtlich. »Nein, ist es nicht. In meinem Buch geht es nicht um die Globalisierung. Es ist ein kurzweiliger Roman! Es geht um Spaß, um Sex, Gefühle, Freundschaft. Es geht um den Alltag mit allem, was dazugehört.«

»Ach so. Also keine Globalisierungspropaganda?«

Was war das denn für ein Kauz? »Nils, mein Buch heißt *Unanständig*. Rate mal.«

Verlegen sah er mich an, sein Gesicht färbte sich rot und erinnerte an gekochten Hummer.

»Übrigens: Man muss aber auch keine Weltveränderungsklopper schreiben, um Menschen zu erreichen. Ich bekomme sehr viele Mails von Leserinnen, die mir, wie sie schreiben, sehr dankbar für mein Buch sind.«

»Ja, was schreiben die denn so konkret?« Nils ließ von seiner Bierflasche ab und zündete sich eine Zigarette an.

»Im Grunde danken sie mir für mein Buch. Sie finden sich darin wieder. Das ist schön.«

»Also du bist der Meinung, dass Frauen viel mehr Sex haben sollten?«

»Du verstehst es einfach nicht, oder?«, seufzte ich.

Er sah mich mit großen Augen an und sagte, während er den Rauch in den Lungen behielt: »Wieso?«

»Ich bin der Meinung, dass jeder sein eigenes Lebensideal finden und danach leben sollte. Dass uns ständig von den Medien gesagt wird, wie und wie oft wir zu lieben haben, wie wir uns anzuziehen und wie viel wir zu wiegen haben, ist doch totaler Quatsch.«

Er pustete den Rauch in die graue Rauchschwade, die bereits über uns hing. »Aber was ist denn unbeeinflusst?«

Es war schon Mitternacht, ich war angetrunken und müde. Nils erinnerte mich an jemanden, der einen zu Tode fragte, einem aber nie zuhörte. War er vielleicht Politiker?

»Was hat denn das damit zu tun? Ich finde, dass man sich von den Idealen der anderen befreien und sein eigenes Optimum finden sollte. Und deswegen habe ich ein Buch geschrieben. Ich liebe es, mich auszuleben – auch auf künstlerischer Ebene. Und es ist mir auch egal, was du denkst, denn ich werde jetzt gehen.«

»Nee, warte!« Nils trank einen großen Schluck Bier. »Bleib doch bitte. Es war nicht so gemeint.«

Ich sah ihn an. Er hielt meinem Blick kurz stand und sah dann wieder zu seinem Bier.

»Warum sollte ich? Du hörst mir doch eh nicht zu. Außerdem verstehe ich diese ganze Diskussion nicht. Mein Gott, ich habe ein Buch geschrieben, in dem Sex eine große Rolle spielt. Na und? Alle haben Sex. Na ja, bestenfalls …«

Nils wurde rot und schnappte nach Luft.

»Ganz im Ernst: *Unanständig* ist mein persönlicher Befreiungsschlag. Ich bin stolz darauf. Und ich habe jetzt echt keine Lust mehr auf dein Moralapostelgetue und diese Diskussion.« Ich trank einen Schluck.

Er schwieg mich erst an, dann entschuldigte er sich und fragte mich, wie lange ich Single sei.

»Seit über zwei Jahren«, antwortete ich. Welche Diskussion er daraufhin wohl starten würde?

Anscheinend keine. Denn sein Gesichtsausdruck veränderte sich. Wurde sanfter. »Ich bin seit fünf Jahren Single. Immer mal wieder mit kurzen Beziehungen zwischendurch. Aber wurde nie was Ernstes.« Und dann sah er mich so durchdringend an, dass seine Augen regelrecht nach Sex schrien. Was wurde das denn jetzt?

»Warum nicht?«, fragte ich.

Er zuckte mit den Schultern. »Hat sich nicht ergeben. Aber mal was anderes …« Er rückte ein bisschen näher. »Willst du noch bleiben?«

Ich warf ihm einen skeptischen Blick zu. »Nee, ich muss gleich wieder auf Sexpirsch.«

Er lachte. »Mal im Ernst. Hast du nicht Lust, mit zu mir zu kommen?« In dem Porno, in den der Blick gepasst und der wahrscheinlich *Moralapostel ficken besser* geheißen hätte, wäre ich jetzt wahrscheinlich unter den Tisch gerutscht, um ihm auf der Stelle einen zu blasen. Und während mein Kopf rhythmisch gegen dic Tischplatte knallte, würde er sich zurücklehnen, »Uuuh« und »Oahh« stöhnen und die Kamera mit diesem Blick bedenken.

Aber das war kein Porno.

Blick hin oder her. Und ich war auch nicht die Schlampe, für die er mich hielt.

Ich beugte mich zu ihm, sah ihm in die Augen und sagte: »Nein. Ich gehe nach Hause.«

Erwartungsvoll sah er mich an.

»Allein«, fügte ich hinzu.

Moralapostel begegneten mir ständig. So einen brauchte ich nicht noch in meiner Vagina.

24. Date

Die große Balz

»Wir Frauen laufen durch die Welt und denken: Wir. Und wenn Männer ›wir‹ denken, dann heißt das: Ich und mein Schwanz.«

SAMANTHA JONES, SEX AND THE CITY

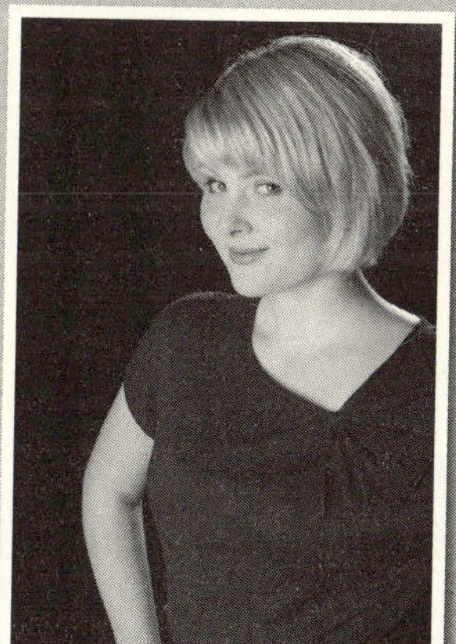

Liebes Elbmädchen, dein hübsches Foto und dein Text haben mir sofort gefallen. Also dachte ich mir: Hey, schreib ich dich doch einfach mal an! Doch damit du überhaupt einen Grund hast, mir zu antworten, möchte ich dir etwas über mich erzählen. Also, ich bin eigentlich zufrieden mit meinem Singleleben. Aber irgendwie fehlt doch etwas … Ich suche eine nette, tagestaugliche und nicht beknackte Frau, die für alles offen ist. Also, ich suche keinen ONS, sondern eher etwas Ungezwungenes. Also, vielleicht erst mal was Sexuelles … Also ich glaube, dass das der Weg ist, um sich zu verlieben. Entspannt an die Sache rangehen, Spaß haben … Eine Beziehung kann man ja auch nicht planen. Bin auch nicht so der verkrampfte Typ und an Heiraten und Kinder denke ich noch lange nicht. Also, wenn du Lust hast, melde dich! Ich würde mich freuen. Stefan

Na das war ja mal eine Ansage! ONS bedeutete wohl One-Night-Stand, schien also ein internetaffiner Typ zu sein. Mal ganz von den sechs »also« und der »tagestauglichen Frau« abgesehen (Was meinte er denn damit? Dass man mit ihr auch einkaufen gehen konnte?), er war immerhin ehrlich. Und trug sein Übriges dazu bei, dass mir an manchen Tagen Online-Dating wie die größte Fickbörse Deutschlands erschien. Ein riesiger digitaler Supermarkt, in dem jeder Ware und Einkäufer zugleich war. Und die meisten wollten nur das eine.

Nach all den Sexeinladungen der vergangenen Monate wollte ich zu gern wissen, wie die Männer waren, die so was schrieben. Bisher war ich dem immer ausgewichen, jetzt wollte ich mich einfach nur ablenken.

Selma hätte jetzt garantiert genervt mit den Augen gerollt und mir gesagt, dass ich mich doch nur mit Männern treffen sollte, mit denen ich mir vorstellen konnte, eine Beziehung zu führen. Da das aber auf Dauer ziemlich anstrengend war, weil ich mir nur Hoffnungen machte, die dann doch wieder enttäuscht wurden, brauchte ich einfach mal wieder ein bisschen Abwechslung. Stefan, der seinem Profilfoto nach zu urteilen ein bisschen was von Wotan

Wilke Möhring hatte, würde mir also helfen, das alles mit einer gewissen Leichtigkeit zu sehen. Auch wenn ich nicht vorhatte, was mit ihm anzufangen.

»Hallo Stefan, ich glaube, dass eine gewisse Lockerheit absolut nicht schadet. Verzweiflungstaten sind definitiv nicht gut …

Viele Grüße, Rosa«

»Super – wir scheinen also ganz auf einer Wellenlänge zu sein!! Ich möchte jetzt nicht plump sein, aber wie findest du es, wenn wir uns treffen? Bitte versteh mich nicht falsch … Ich denke nur, dass man sich hier im Netz eh nicht richtig kennenlernen kann. Also, wie findest du es, dass wir uns auf einen Drink in einer netten Bar treffen? Also, ich würde mich freuen, wenn es klappt. Gibst du mir noch deine Nummer? Falls was dazwischenkommt …«

Natürlich gab ich ihm nicht meine Nummer. Falls er nicht kommen würde, weil was auch immer passiert war, würde ich einfach wieder gehen. Wie hatte das eigentlich mit der Pünktlichkeit geklappt, als es noch keine Handys gab?

*

Auch so ganz ohne meine Nummer schaffte es Stefan, pünktlich zu sein. Er wartete schon vor der Bar auf mich. Trotz der Kälte war er noch nicht reingegangen. »Hallo! Schön, dass du da bist!«, lächelte er und kam auf mich zu. Wir begrüßten uns mit Küsschen, er lud mich auf einen Gin Tonic ein und wir setzten uns nebeneinander an einen ruhigen Platz in der Ecke.

Leider musste ich feststellen, dass er nicht wie Wotan Wilke Möhring aussah. Scheiß Photoshop. Er hatte tiefe Geheimratsecken, dafür waren die verbliebenen Haare eine Spur zu lang. Auf seiner hellblauen Jeans prangten weiße Flecken (sollte wohl dem Used-Look entsprechen) und auf dem schwarzen Pullover ein großer »Dolce & Gabbana«-Aufdruck. Sein Körper war athletisch, er wirkte sehr gepflegt, um seinen Hals hing ein Silberkettchen.

Er war keinesfalls hässlich, nur irgendwie … billig. Und so rein gar nicht mein Typ.

Stefan redete wie ein Wasserfall. Teilweise sprach er so schnell, dass ich kaum verstand, was er sagte. Doch nach fünf Minuten verstand ich ihn ziemlich genau. Auch wenn ich es am liebsten überhört hätte.

»Und wie findest du mich so? Mein erster Eindruck von dir ist echt super. Also: Kannst du dir vorstellen, mit zu mir zu gehen?«

Ich sah ihn perplex an. War das ein Scherz?

»Also, ich finde dich ziemlich heiß.« Er zwinkerte mir zu. »Lust?«

Entgegen allen Erwartungen legte er es tatsächlich darauf an, mich so schnell wie möglich in sein Bett zu kriegen. Ich hatte mit meiner Vermutung, dass er sich nur online traute, so offensiv zu sein, also deutlich danebengelegen. Jetzt hätte es mich nicht gewundert, wenn er wie ein liebestoller Hirsch einen Brunftschrei ausstoßen und mich besprungen hätte.

»Nein«, sagte ich. Ich wollte dieses Kribbeln, die erotische Spannung, die sich aufbauende Geilheit. Ich wollte diesen Moment, der alles sagte, gierige Blicke, gierige Hände, nacheinander süchtige Münder. Ich wollte brennende Luft, Knistern. Nicht dieses plumpe Abgefrage, als ginge es darum, was man sich zum Essen bestellt.

Doch davon ließ er sich nicht beirren. »Na ja, wir haben ja auch noch Zeit. Weißt du, ich bin einfach megaehrlich. Manchmal lachen meine Freunde über mich, also über das, was ich gesagt habe, und ich weiß gar nicht so richtig warum. Das merke ich dann immer erst ein bisschen später.« Er lächelte mich an. »Aber manche Frauen stehen drauf. Mit einer aus dem Netz hatte ich mal Telefonsex, die hat mir immer gesagt, wie geil sie findet, was ich sage.«

»Hast du dich dann auch mit ihr getroffen?«, fragte ich amüsiert. Ich konnte mir gar nicht vorstellen, dass jemand Stefans Art und Weise zu sprechen erotisch fand. Seine Stimme war dünn und überschlug sich regelrecht.

»Ja, war auch super! War 'ne nice Braut!«

Das »nice« sprach er »neisse« aus. Sehr international der gute Mann. Schade, dass Selma nicht hier war. Sie hätte auch ihre Freude gehabt.

»Aber irgendwann ist ja alles mal vorbei. Hat einfach nicht gefunkt.« Er trank in einem Zug sein Bier aus. »Ahhh!« Er wischte sich den Mund ab. »Das musste mal sein! Hatte vom ganzen Reden schon einen ganz trockenen Hals. Wo würdest du denn gern mal Sex haben?«

»Das geht dich nichts an«, blockte ich ab.

»Ach komm, du bist doch eigentlich auch so eine Versaute.« Er knuffte mir in die Seite. »Also, ich hätte ja mal voll Bock auf Sex auf einem Boot. So im Sommer. Dann würdest du dir ein kurzes Kleid anziehen und nichts drunter und könntest dich direkt auf meinen Schoß setzen.«

»Is richtig.« Ich warf ihm einen genervten Blick zu. Wenn er so weitermachte, würde ich gleich gehen.

»Was denn? Gefalle ich dir etwa nicht? Also ich finde dich ja hammer! Wenn ich solche Frauen wie dich auf der Straße sehe, spreche ich sie sofort an. So eine lässt man nicht vorbeigehen.«

Ich rollte mit den Augen. Seine Komplimente klangen wie das Alias von »Willst du Sex?«. »Und was sagst du dann so?«

»Ich mach das alles so mit Charme. Lächle sie an und sage: ›Hey Mausi, wohin gehst du?‹«

»Und das funktioniert?«

»Ja, manchmal schon. Hab 'ne gute Art. Und wenn ich ihnen sage, dass ich Handwerker bin, ist sowieso alles geritzt. Darauf stehen die Frauen! Bin halt ein echter Mann … Ich beherrsche mein Handwerk!« Stefan grinste breit. »In jeder Hinsicht …«

Konnte es eigentlich noch schlimmer werden?

Durchaus.

Plötzlich rief Stefan sehr euphorisch und sehr laut: »Ey Rosa, guck mal da, das ist doch der von DSDS!« Er fuchtelte mit seinem

Finger in der Luft rum und beugte sich nach vorn. Meinte er das ernst? Einige Gäste starrten zu uns rüber.

»Nimm bitte den Finger runter!«, zischte ich ihm zu.

»Nee, guck mal!«

»Wir sind in Berlin, es ist doch normal, dass hier ständig Fernsehmenschen unterwegs sind.«

»Aber das ist doch der von DSDS! Guck doch mal!« Er klang wie ein kleines Kind.

»Nimm den Finger runter!« Und ich hörte mich an wie seine Mutter.

»Hast du das nie geguckt? Endlich sehe ich mal den Pietro!« Langsam ließ er seinen Arm sinken. »Ist ja voll witzig! Ich habe noch nie einen Promi gesehen«, sagte er fasziniert. Als Stefan sich wieder beruhigt hatte und ich ihn davon abbringen konnte, »den Pietro« nach einem Autogramm zu fragen, bestellte er sich sein zweites Bier. Ganz erschrocken fragte er auf einmal, ob es nicht schlimm sei, wenn er Bier trank.

»Warum sollte es?«, antwortete ich.

»Also, wenn wir uns küssen, ist das für dich dann nicht eklig?« Seine Stimme klang besorgt.

»Ich werde dich nicht küssen. Du kannst so viel Bier trinken, wie du willst.«

»Ach Quatsch!« Er legte seine Hand auf mein Bein. Warum hatten wir den einzigen Platz, wo man nebeneinander sitzen musste? Ich stieß seine Hand zurück. Doch Stefan war davon keineswegs beeindruckt. »Wann hattest du denn das letzte Mal Sex?«

Ich war nur noch genervt. Glaubte er, mich so rumzukriegen? War sein Plan, mich so lange zuzulabern, bis ich mich auf sein Gesicht setzte, nur damit er den Mund hielt?

Wäre mein Date ein Hund, würde Hundeprofi Martin Rütter ihn wahrscheinlich als »hoch sexualisiert« und »unausgelastet« beschreiben. Und noch eindringlich hinzufügen: »Wenn das meiner wäre, würde ich ihn sofort kastrieren lassen!«

Das würde Stefan wahrscheinlich auch guttun.

Und für mich wäre es das Beste zu gehen.

»Lass mal. Ich gehe jetzt«, sagte ich und nahm meine Tasche.

»Warum? Wir wollten doch noch zu mir! Komm, meine nice Braut!«

»Du wolltest das, ich nicht.«

»Aber warum denn nicht?«

Ich antwortete mit der in dem Moment denkbar größten Beleidigung, ohne ihn zu verletzen, und log: »Du erinnerst mich an meinen Ex.«

Daraufhin grinste er nur und legte den Arm um mich. »Und dann hast du Angst, dass du dich in mich verliebst?« Wie konnte man denn so dämlich sein?

Ich stand auf. »Nein. Er war einfach nur ein Arsch und ich will ihn nicht ständig vor mir sehen!«

»Aber ich bin kein Arsch!«

»Da läuft nichts, okay?«

Der Testosteron-Protz sank in sich zusammen. Fast wäre er wie ein Ballon, bei dem man die Luft rausgelassen hat, durch die Bar geflogen. Jetzt hatte er wohl endlich eingesehen, dass er sich von seiner Mission Sex verabschieden musste. »Gefall ich dir nicht? Oder weißt du noch zu wenig von mir? Komm, bleib doch noch …« Er wollte nach meiner Hand greifen, doch ich zog sie weg. »Ach komm schon, so einen wie mich wirst du nie wieder finden!« Er winselte wie ein allein gelassener Welpe.

Ich hoffte inständig, dass er recht hatte.

25. Date

Tanzlust

»Es müsste immer Musik da sein, bei allem, was du machst. Und wenn's so richtig scheiße ist, ist wenigstens die Musik da. Und an der Stelle, wo es am allerschönsten ist, müsste die Platte springen und du hörst immer nur diesen einen Moment.«

ABSOLUTE GIGANTEN

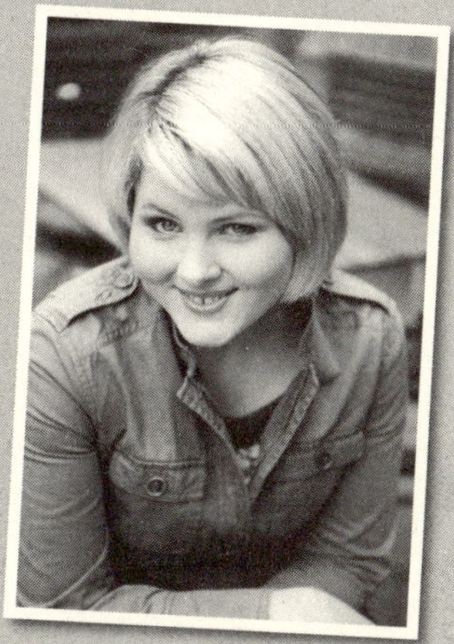

Michel, mein nächstes Date und ich, waren in einem Club verabredet. Ich freute mich richtig darauf, mal wieder tanzen zu gehen. Vor allen Dingen mit Michel, der zumindest seinen Mails nach zu urteilen ein wirklich lustiger Typ zu sein schien. Und der auf seinem Profilfoto auch wirklich sexy aussah. Er trug eine Sonnenbrille und poste lachend auf einem Spreedampfer, der gerade auf die Oberbaumbrücke zufuhr.

Eines der schönsten Dinge am Ausgehen war definitiv die Vorfreude: sehr heiß duschen, Haare glätten, gründliches Make-up auflegen, die Augen schön dramatisch schminken und schon im Bad Prosecco trinken und rauchen.

Leider gehörte ich nicht zu den Frauen, die diese Zeremonie über Stunden betreiben konnten, ich war immer bereits nach einer Stunde fertig. Dafür war ich angeheitert und sehr gut gelaunt. Das lag nicht nur daran, dass ich (wahrscheinlich sehr zum Unmut meiner Nachbarn) das *I Feel Cream* Album von Peaches auf volle Lautstärke gedreht hatte.

Es gab noch einen weiteren Grund: Ich wusste, was ich anziehen wollte! Ein kurzes, schwarzes Kleid, dazu noch eine Tasche, die zu meinen hellbraunen Ankle Boots passte – perfekt.

Kurz bevor ich losging, trug ich noch schnell meinen sexuellen Nagellack auf. Dunkelrot. Vibrierend. Meine Nägel sahen jetzt so aus, als warteten sie nur darauf, sich in die Haut eines Mannes zu krallen und lange Kratzer zu hinterlassen.

Es versprach, ein großartiger Abend zu werden.

*

Die Jugendlichen (oh Gott, ich war schon so alt, dass ich nicht mehr dazugehörte) in der Bahn Richtung Warschauer Straße tranken grölend Wodka mit einem Red-Bull-Imitat, das noch penetranter roch als das Original. Sie kamen sich anscheinend sehr cool vor. Dabei waren sie einfach nur peinlich. Mein Vater hätte sie als »Jungbullen« bezeichnet. Ich musste grinsen und war sehr froh, dass ich nicht dazugehörte.

Während ich die Jungs beobachtete, hielt mir einer von ihnen einen Pappbecher hin. »Auch was?«

»Nein danke.«

»Kommen Sie schon!«, drängte er.

Es war offiziell: Ich war alt. Und sehr froh darüber.

In Friedrichshain fand ich leider den Weg nicht zu diesem kleinen Club mit den vollgeschmierten Wänden und der Telefonzelle auf der Tanzfläche. Berlin war ja bekannt dafür, dass es sich immer wieder veränderte – lag es daran, dass ich so orientierungslos war oder an meinem Prosecco-Konsum? Wie auch immer, ich irrte ein bisschen hilflos durch die Straßen. Glücklicherweise kam ein schlanker, großer Mann mit einem göttlichen Gesicht auf mich zu. Also sprach ich ihn an und fragte ihn nach dem Weg.

Tatsächlich wusste er, wo sich der Club befand, und sagte, dass ich ganz nah wäre. Ich müsste nur noch …

Leider hörte ich dann nicht mehr zu. Er sah so attraktiv aus, dass ich mich nicht mehr konzentrieren konnte und ihn die ganze Zeit nur schmachtend ansah. Während er sprach, überlegte ich, ob ich ihm nicht einfach meine Nummer geben sollte.

Sollte ich?

»Okay?«, fragte er. Oh, anscheinend hatte er gerade seine Wegbeschreibung beendet.

»Ah, okay, danke«, stammelte ich.

Er grinste mich breit an, sagte: »Dann mal viel Spaß!«, drehte sich um und ging. Statt meiner Nummer brachte ich nur »Danke, dir auch« hervor.

Und ich wusste noch nicht einmal, wo ich langgehen sollte. Mist.

Zum Glück rettete mich mein iPhone. Ich fand den Weg, fand die Bar, fand Michel. Keine Frage, ich brauchte noch einen Drink.

Michel hatte braune Haare, große braune Augen, war ein bisschen größer als ich. Er sah wirklich nicht schlecht aus. Mit 15 hätte ich ihn bestimmt toll gefunden. Jetzt fand ich ihn putzig. Denn Michel war der beste Beweis dafür, dass solche Angaben nicht immer so sexy waren, wie man es sich in seiner unanständigen Fantasie ausmalte.

Fakt war: Michel erinnerte mich an ein Bärenkind.

Ein niedliches kleines Bärenkind, das gerade aus dem Babybärenalter raus war. Immer noch ein bisschen tapsig und speckig, aber sehr liebenswert.

Mich wunderte, dass er mich hatte treffen wollen. Nicht nur, weil er unfassbar jung sein musste, sondern auch, weil er total schwul wirkte.

Egal. Das Bärenkind hatte einen coolen Stil und ein liebes Gesicht. Es war mir von Grund auf sympathisch. Also tranken wir. Brüllten uns ab und zu was ins Ohr, nickten mit dem Kopf zu dem hämmernden Beat, tanzten.

Das Parfum pferdeschwanzschwingender Mädchen drang durch den Kunstnebel in meine Nase. Der Boden klebte. Menschen sprangen und johlten, sobald sie die ersten Takte eines Songs hörten und ihn erkannten. Die Lichtblitze tanzten und zuckten vor meinen geschlossenen Augen.

Das Bärenkind suchte Körperkontakt, aber ich dachte mir nichts dabei. Schließlich war das beim Tanzen ja ganz normal.

Irgendwann, nach noch mehr Drinks (Gin Tonic war eben kein Getränk zum Durstlöschen), tanzte ich neben dem Beat, bewegte mich langsamer, als ich wollte, der Alkohol hielt mich umschlungen. Und das Bärenkind kam näher. Ich bemerkte es erst gar nicht, weil ich die Augen geschlossen hatte, aber als ich sie öffnete, war er so nah, dass ich die kleinen Schweißperlen auf seiner Nasenspitze sehen konnte.

Ich machte zu seiner Verwunderung eine halbe Drehung mit dem Beat und tanzte weiter.

Aufgrund meiner Annahme, Michel sei schwul, hatte ich mich auch den ganzen Abend dementsprechend verhalten.

Wir waren über die Tanzfläche gewirbelt, hatten viel Körperkontakt gehabt und waren sehr ungezwungen gewesen. Das lag zwar mit Sicherheit auch an seiner Bärenkind-Optik, aber grundsätzlich verhalte ich mich einem schwulen Mann gegenüber anders als einem Hetero-Mann. Bin lockerer. Flirte viel mehr. Tanze heftiger. Und rede auch sehr viel offener.

Tragischerweise hatte mich meine tolle Schwulen-Erkennungs-Intuition verlassen, ohne dass ich es gemerkt hatte. Das passierte mir in letzter Zeit häufig.

Und genau das war das Problem mit dem Bärenkind.

Es war definitiv nicht schwul. Es wurde gerade sehr spitz und sehr aufdringlich.

Um der Gefahr zu entgehen, dass es seinen verschwitzten Bärenkörper erneut versuchen würde, an mir zu reiben, schlug ich vor, was zu trinken.

»Ein Wasser bitte!«, brüllte ich den Barmann an. Das Bärenkind trank Bier.

»Ist alles okay bei dir?«, fragte es mich mit besorgten Augen.

»Ja, danke, alles bestens!«

»Gut. Du siehst so fertig aus.«

Na vielen Dank auch. So was will keine Frau hören. Egal von wem. Ich warf ihm einen gespielt bösen Blick zu und trank noch mehr Wasser.

»Darf ich deinen Nacken kraulen?«

Oh Gott! Was sollte ich denn jetzt sagen? Ich mochte das Bärenkind, aber ich wollte wirklich keinen Körperkontakt mit ihm haben. Ein Nein fand ich zu harsch, ich wollte ihn ja auch nicht verletzen. Also murmelte ich: »Hm ja, wenn du Lust darauf hast.«

Er verstand zum Glück, was ich eigentlich damit ausdrücken wollte, und ließ meinen Nacken in Ruhe.

»Ich brauche keinen Mann!«, lallte die Frau, die zwei Plätze neben uns saß, während sie heftig mit dem Drink in der Hand gestikulierte. Das rote Getränk schwappte nicht nur einmal über und lief ihren Handrücken herunter, ohne dass sie es merkte.

Ihre Freundin hatte ihren Kopf auf die Hand gestützt und hörte ihr nickend mit zusammengekniffenen Augen zu.

»Ich habe einen fabelhaften Vibrator«, lallte die Frau mit dem Drink weiter. »Und das Beste: Dem muss ich auch keinen blasen!« Die beiden lachten ein kreischendes Lachen. Das heißt: Die mit dem Drink kreischte, als ob sie einen Sechs-Kilo-Säugling auf die Welt presste, die andere klang wie ein wieherndes Pony. Der Barkeeper warf ihnen einen komischen Blick zu.

Hm. Einen fabelhaften Vibrator hatte ich auch. Aber es gibt Dinge, die diese unerschöpflichen Zauberstäbe nicht können: küssen, leidenschaftlich sein, einem versaute Dinge ins Ohr flüstern … Hätte ich die Wahl, ich würde mich immer für einen Mann entscheiden.

Das Bärenkind verabschiedete sich aufs Klo. Ich nickte, sah ihm kurz nach, sah auf die Tanzfläche.

Die Leute bewegten sich wie die Figuren der Augsburger Puppenkiste. Hüpfend, heftig gestikulierend und alles irgendwie zu langsam für die schnelle Musik.

Dann beobachtete ich die beiden Freundinnen weiter. Die mit dem aufgestützten Kopf sagte: »Und die wollen auch nicht ständig in den Arsch!«

»Jaaa! Und sie fragen auch nicht, ob sie gut waren – sie wissen es«, stimmte die mit dem Drink überein. Wieder kreischten/wieherten sie lachend auf und schlugen ein.

Schade, dass manche Personen nicht über eine Lautlos-Taste verfügten.

Das Bärenkind war zurückgekommen und legte mir fürsorglich seine Tatze auf das Knie. Ich sah erst auf mein Knie, dann in sein Gesicht.

»Möchtest du noch was trinken?«, fragte er, während er die Hand langsam wegnahm.

Ach, er war wirklich sehr nett, sehr fürsorglich. Ja geradezu liebevoll. Das Bärenkind würde einem bestimmt auch Frühstück ans Bett bringen und danach wieder alles aufräumen. Was war schon so schlimm an einem Bärenkind als Freund? Ich stellte mir vor, wie wir beide bei mir wären. In meiner Fantasie standen wir unbeholfen nebeneinander. Ich würde seine Tatze nehmen und ihm das Bett zeigen, die Vorhänge zuziehen. Während ich in die Küche ging, um heiße Milch mit Honig zu kochen, würde das Bärenkind seinen Snoopy-Schlafanzug anziehen, den ich ihm zuvor in der Kinderabteilung von H&M gekauft hatte. Damit würde er sich ins Bett legen, ich würde ihn zudecken, ihm ein Steckkissen machen, so wie meine Mutter es früher immer bei mir gemacht hatte, ihm seine Milch reichen, die er mit einem Strohhalm trinken würde, und ihm eine Geschichte vorlesen. Dann würde ich ihm einen Kuss auf die Stirn geben, das leere Glas mitnehmen, das Licht im Flur anlassen und fernsehen.

»Rosa, möchtest du noch was trinken?«

Oh, ganz vergessen, das Bärenkind hatte mich ja was gefragt. »Ja bitte! Gin Tonic.«

Ganz klar: Ich wollte einen Mann. Kein Bärenkind.

Blöderweise versuchte er, nachdem er bestellt hatte, wieder, mich zu küssen. Vielleicht irrte ich mich ja auch und er war der Wolf im Bärenkindpelz? Dann fiel mir die heiße Milch ein. Nein, das ging nicht! Ich drehte mich schnell weg und trank einen kräftigen Schluck. Lieber einen Kater als ein Bärenkind.

Ich hatte viel zu viel Alkohol intus. Mein Kopf drehte sich. Alles drehte sich, wenn ich die Augen schloss. Und ich trank noch mehr, weil ich einfach nichts fühlen wollte. Ich wollte tanzen. So, wie es alle Feiernden taten. Wollte mich auch drehen. Wollte mich nicht mehr mit dem Bärenkind unterhalten. Ich wollte nur noch meine Ruhe, ich wollte von Beat zu Beat geschmissen werden, in dieser Nacht taub werden von dem Bass. Gehalten werden von der Musik.

Weil niemand anders da war, der mich hätte halten können.

26. Date

Gruppensex

»Ein Gentleman beschützt eine Frau so lange, bis er mit ihr allein ist.«

BENICIO DEL TORO

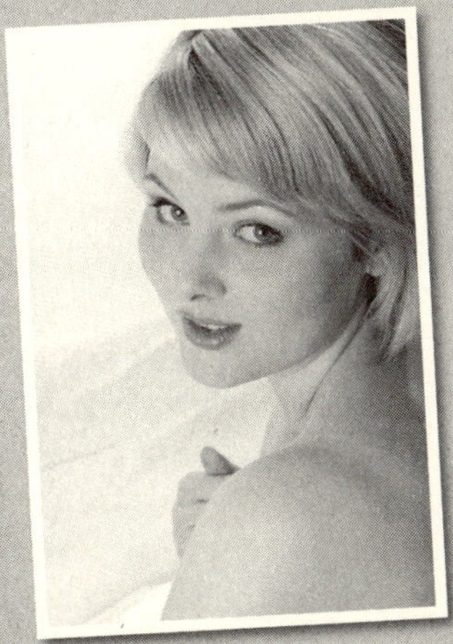

Andreas war 29, wohnte irgendwo in Berlin und schrieb, dass niemand die Hauptstadt mehr lieben könne als er. Ein weiterer Pluspunkt neben seiner Berlin-Liebe war Andreas' anziehende Ausstrahlung, die er zweifelsohne zumindest auf seinen Profilbildern vorzuweisen hatte. Ich konnte gar nicht so recht beschreiben, was es war, dieses »gewisse Etwas« … Auf jeden Fall ließ es sich nicht so einfach in Worte fassen.

Da war es auch egal, dass er nur 1,80 Meter groß war.

Wir hatten uns ein paar Nachrichten geschickt, die mir das ein oder andere Mal ein Lächeln ins Gesicht gezaubert hatten. So hatte er mir zum Beispiel ein digitales Mixtape erstellt. Er sah anscheinend nicht nur gut aus, er hatte auch noch einen guten Musikgeschmack.

Wie er wohl in natura war? Auch so sympathisch und sexy? Ich hoffte es.

Mit klopfendem Herzen begab ich mich am Tag des Dates auf den Weg in eine Bar in (dem Gefühl nach nur aus Bars bestehenden) Friedrichshain.

Witzigerweise veränderte sich mein Blick, wenn ich mich auf dem Weg zu einem Date befand. Sobald ich mich dem Treffpunkt näherte, musterte ich fast jeden Mann von oben bis unten. Dabei war es ganz egal, ob er Tourist, Geschäftsmann oder Styler war. Jeder war immerhin ein potenzieller Kandidat. Mittlerweile hatte ich einen regelrechten Scannerblick entwickelt. War er das vielleicht? Nee, der wirkte zu beschäftigt. Oder der? Nein, zu alt.

Warum stand der Mann, der für mich viel zu alt gewesen wäre, hier und wartete? Ob er auch ein Blind Date aus dem Netz hatte? Oder war er einfach nur mit einem Bekannten verabredet?

»Rosa!«, hörte ich eine weibliche Stimme meinen Namen rufen. Ich drehte mich um und sah die winkende Johanna. Sie war dick eingepackt und schob einen Kinderwagen. Ich freute mich, sie zu sehen. Seit der Sache mit Max hatte ich nichts mehr von ihr gehört.

Ich ging lächelnd auf sie zu. »Hey!«

»Hallo! Wie schön dich zu sehen!«, sagte sie, wir umarmten uns. »Endlich siehst du mal die kleine Frida!«

Ich schaute in den Kinderwagen und sah ein vermummtes, friedlich schlafendes Baby.

»Wie süß!«, sagte ich. »Wie geht's dir denn als Neu-Mama? Siehst gut aus!«

»Danke, läuft ganz okay. Manchmal ist alles noch ein bisschen ungewohnt, aber ich denke, das legt sich wieder. Sag mal, hast du nicht Lust, mich bald mal besuchen zu kommen? Wäre doch schade, wenn wir uns nur wegen Max aus den Augen verlieren. Oder?«

Ja, da hatte sie definitiv recht. Wir verabredeten uns für die kommende Woche, drückten uns fest zum Abschied. Ganz egal, wie das Date werden würde – ich hatte schon gewonnen und war noch besser gelaunt als vorher.

Ein bisschen zu spät kam ich in der Bar an. Andreas wartete bereits auf mich. Es war leicht, ihn zu finden, da er als Einziger allein an einem Tisch saß. Wir lächelten uns an, er stand auf. Er trug eine locker sitzende Jeans, ein kariertes Hemd, grüne Chucks. Er war definitiv sexy.

»Hey, wartest du schon lange?«, fragte ich. Trotz der 25 Dates, die bereits hinter mir lagen, war es immer noch komisch, ins Gespräch zu kommen. Bis auf das Datingportal hatte man keine gemeinsame Grundlage.

»Nee, bin auch eben erst gekommen. Schön, dich zu sehen.« Er musterte mich flüchtig. »Gut siehst du aus!« Seine blauen Augen leuchteten mich an.

Wir setzten uns hin, bestellten Moscow Mule und unterhielten uns übers Online-Dating.

»Wenn mir eine nicht gefällt, dann verschwinde ich einfach wieder«, stellte er grinsend klar.

»Böser Junge.«

»Na ja, mal im Ernst: Was soll ich denn mit ihr? Und sie mit mir? Erspart einem immerhin die Peinlichkeit zu sagen, dass man sich nicht attraktiv findet.« Hm. Wo er recht hatte … »Warum triffst du dich mit Männern aus dem Netz?« Seine Blicke hielten mich fest. Er scannte mich regelrecht.

»Ich bin neugierig, lerne gern Menschen kennen … Und da so viele Freunde schon online ihren Partner gefunden haben, dachte ich, ich probiere es mal aus.«

Verständnisvoll nickte er. »Geht mir genauso.« Er strich sich durch seine vollen Haare. »Oh, unsere Drinks kommen.« Die Kellnerin stellte sie auf weiße Servietten, wir stießen an. »Auf heute Abend!«, sagte er und sah mich dabei so durchdringend an, dass sich seine harmlosen Worte ganz unanständig anhörten. »Wie sieht's denn mit deinen Sexfantasien aus?« Er stellte sein Glas ab und grinste mich an.

»Meine Sexfantasien?«, wiederholte ich ungläubig. Bis eben fand ich Andreas noch sympathisch. Und anziehend … Aber anscheinend war er auch nur einer der vielen Männer, die sich schnellen Sex aus dem Netz fischten.

»Ja, erzähl mal!« Er zog eine Augenbraue hoch und sah mich provozierend an.

»Ich erzähl dir doch jetzt nicht meine Sexfantasien!«, lachte ich und drehte den Spieß einfach um. »Bist du vielleicht nur deswegen online? Um dich auszuleben?«

»Du hast es erfasst!« Er trank einen Schluck und fuhr sich danach mit der Zunge über seine weißen, geraden Zähne. »Und du bist auch nicht die Erste, mit der ich mich treffe.« Er machte eine kurze Pause und warf mir wieder so einen unanständigen Blick zu. »Aber eine der wenigen, der ich mich zeige.«

Wie hatte es Selma nur geschafft, ihre große Liebe online zu finden?

»Soso … Und welche Fantasien hast du schon verwirklicht?« Wenn Andreas schon nicht ein Mann für eine Beziehung war, dann wollte ich wenigstens meine Neugierde stillen.

»Ein Gentleman schweigt …«

»Wie langweilig«, erwiderte ich mit gespielter Enttäuschung. Wenn ich all den bisherigen Versuchungen/Angeboten während meiner Männersafari nachgegeben hätte, würde ich wahrscheinlich einen Gang wie ein Cowboy haben.

»Na ja, eine Geschichte kann ich dir ja erzählen.« Was jetzt wohl kommen würde? Der klassische Dreier?

»Also …« Er beugte sich vor. »Mit einer habe ich mich getroffen, die war sehr devot. Die habe ich ausgepeitscht. Überall … Hat ihr gefallen. Mir im Übrigen auch.«

»Okay …«

Er sah mich forschend an. »Könntest du dir vorstellen, mit mehreren Männern Sex zu haben? Du siehst so aus, als ob du gut damit klarkommst.«

Ich fragte lieber nicht, was ihn darauf schließen ließ.

Ich hatte absolut nichts gegen Gruppensex. Nur wollte ich nicht beim ersten Date darüber sprechen. Ich kam mir vor wie eine Kuh auf dem Viehmarkt. Beim Online-Dating durfte man sich auch nach noch so netten Mails keine großen Hoffnungen darauf machen, dass man die große Liebe traf. Jeder barg anscheinend irgendein kleines Geheimnis, das er gut hütete und bei den Treffen offenbarte.

Mittlerweile wunderte mich gar nichts mehr. Weder, dass attraktive Männer nach Beziehungen suchten, noch, dass sie einfach nur ihre sexuellen Fantasien verwirklichen wollten. Wir waren uns fremd, es war leicht, ehrlich zu sein. Und obwohl wir uns gegenübersaßen, blieben wir anonym. Woher sollte ich schließlich wissen, ob Andreas wirklich auch so hieß und tatsächlich aus Berlin kam?

»Na, komm schon, zier dich nicht so«, drängte er.

Manche Männer hatten es drauf, sexy über Sex zu reden.

Manche nicht.

Andreas war zwar sehr direkt und ich mochte Menschen, die nicht lange um den heißen Brei redeten, aber das war mir einfach zu primitiv. Mich störte dieses Abgefrage. So, als sei ich eine Prostituierte, die ihren nächsten Fick besprach, bevor es losging. Meine Lust auf ihn war zwar verflogen, aber wieder mal siegte meine immense Neugierde, also spielte ich mit.

»Ich ziere mich nicht.«

»Das trifft sich gut!«, freute er sich.

Oh oh. Ich trank noch einen Schluck. »So?«

»Ja, ich habe nächste Woche sturmfrei.«

»Sturmfrei?« Ob der kleine Lüstling noch bei Mama wohnte?

»Ich wohne in einer WG. Und mein Kumpel ist nächste Woche im Urlaub. Aber lenk nicht ab. Kennst du einen Mann, der dazu auch Lust hat? Ich will ihn nämlich nicht kennen.«

»Warum denn nicht?«

Er verdrehte die Augen. »Oh nee, den könnte ich danach nie wieder angucken. Nee nee, für solche Fantasien muss man anonym sein und es auch bleiben.«

»Willst du dann hübsch die Schwerter kreuzen?«, lächelte ich amüsiert darüber, was ich mal wieder für Gespräche führte. Selma hätte wahrscheinlich nur mit den Augen gerollt und wäre gegangen.

Er schüttelte heftig den Kopf. »Nein, nur zugucken. Also: Kennst du jemanden?«

»Willst du den gar nicht vorher sehen?«, wich ich ihm aus.

»Doch schon.« Er überlegte. »Wir könnten doch vorher was trinken.«

»Am selben Tag?«

»Ja, warum nicht?« Und wieder dieser Blick. Eine Gänsehaut überzog meinen Körper. Ich würde lügen, wenn ich sagen würde, dass Andreas nicht mein Typ war ... Aber gleich mit ihm und noch einem Kerl ins Bett/sonst wohin springen, musste auch nicht sein.

»Wie oft am Tag willst du Sex haben?«

Ich seufzte. War das die neue Standardfrage fürs erste Date? Mit manchen Typen konnte ich den ganzen Tag nichts anderes machen, als mich in den Laken zu wälzen, bei manch anderen reichte ein Kuss und ich haute wieder ab.

»95 Mal!«, sagte ich. »Möchtest du auch noch meine Lieblingsstellung/Lieblingsuhrzeit/Lieblingsplatz wissen?«

»Klingt gut«, raunte er. »Erzähl mir doch mehr …«

»Nö«, grinste ich zurück.

Wir schafften es tatsächlich noch, über normale Dinge zu sprechen. Er erzählte mir von seiner letzten gescheiterten Beziehung. Er war seit ein paar Monaten wieder Single und hatte einfach Lust darauf, sich auszuleben. Ohne große Gefühle. War ja auch in Ordnung – nur nicht mehr das, worauf ich es anlegte.

Später küsste er mich zur Verabschiedung sehr fest auf die Wange. Drückte sich an mich. Ich war angetrunken. Wusste, dass er mehr wollte. Fand ihn sexy. Trotzdem stieg ich ins Taxi und fuhr allein nach Hause. Die Sexkommunikation mit ihm hatte mir vollkommen gereicht.

27. Date

Babys und Barkeeper

»Frauen von heute warten nicht auf das Wunderbare –
sie inszenieren ihre Wunder selbst.«

KATHERINE HEPBURN

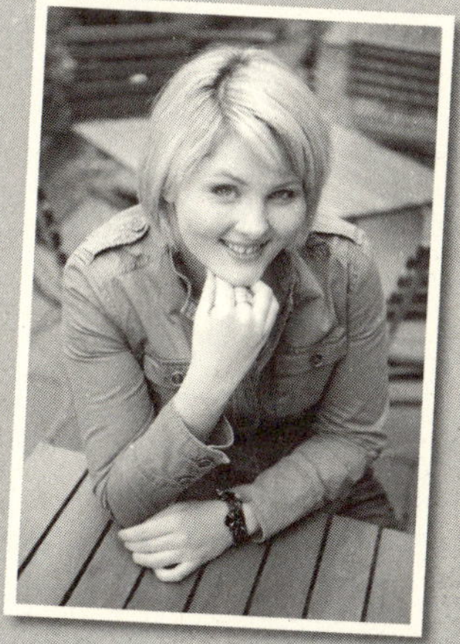

Ich klingelte an Johannas Wohnungstür. Sie öffnete mit ihrem Baby auf dem Arm, es sah mich mit großen Augen an. »Wie schön, dass du da bist!«, freute sie sich und drückte mich. Sie roch, wie die ganze Wohnung, nach Babypuder.

Wir gingen ins Wohnzimmer und tranken Tee, Johanna erzählte vom Mutterdasein. Sie plauderte glücklich davon, dass Fridas Nabelschnurrest vorgestern abgefallen sei, und wunderte sich im selben Atemzug darüber, dass sie so etwas begeisterte.

Als Frida kurz darauf zu meckern anfing, sagte sie: »Ich muss sie mal eben stillen. Stört es dich?«

»Nein, mach ruhig.«

Johanna nahm ihre Stilleinlagen, die aussahen wie Kaffeepads, aus dem BH und legte sie auf den Tisch. Ich warf ihnen einen skeptischen Blick zu. So, als hätte Johanna eine Handgranate aus ihrem BH gezaubert.

»Was war denn da eigentlich genau zwischen dir und Max?«, fragte sie, während sie Frida anlegte.

Ich seufzte. »Max ist nicht damit klargekommen, dass ich Bücher schreibe. Oder um genauer zu sein: was ich für Bücher schreibe.«

»Ja? Wie schade …« Sie machte eine kurze Pause. »Ich habe das Gefühl, dass die meisten Frauen Singles sind, weil die Männer nichts mehr mit ihnen anfangen können. Besonders selbstbewusste Frauen wie du haben es schwer, und wenn sie dann noch beruflich erfolgreich sind, wirken sie auf viele Männer nur noch abschreckend. Vielleicht, weil die Männer das Gefühl haben wollen, gebraucht zu werden. Hätte ich von meinem kleinen Bruder gar nicht gedacht.«

Ich zuckte mit den Schultern. »Er hat gesagt, dass er mit keiner Frau zusammen sein kann, die erotische Bücher schreibt.«

»Ja Rosa, weil er dir nichts bieten kann. Er studiert noch, du verdienst dein eigenes Geld. Und dann auch noch als Schriftstellerin!«

»Aber wir leben im 21. Jahrhundert. Wir brauchen keinen Jäger, der uns ein fettes Mammut in die Höhle schleift. Ich jedenfalls nicht.«

Johanna grinste mich an. »Ganz klar: Die meisten Männer haben heute nichts mehr im Ei! Und Max gehört dazu!«

Nachdem Frida getrunken hatte, rülpste sie sehr laut. »Ja fein! Hast du Bäuerchen gemacht!«, lächelte Johanna. Es war niedlich, wie sehr sie sich darüber freute.

»Genieß es, Frida! Wenn du in meinem Alter bist, findet das keiner mehr süß«, sagte ich trocken.

Johanna lachte und meinte schon fast entschuldigend: »Ja, sorry, es gibt Aussagen, die wirklich nur Eltern verstehen.«

»Kein Ding«, wiegelte ich ab, »wahrscheinlich bin ich eines Tages genauso.«

»Ja? Willst du Kinder?« Johanna wiegte Frida sanft in ihren Armen. Eigentlich war es mehr eine Floskel gewesen, leicht dahergesagt.

Wollte ich Kinder? Keine Ahnung.

»Ich weiß nicht. Je mehr Eltern beziehungsweise Kinder ich kennen lerne, desto weniger will ich welche.«

Johanna kicherte.

»Oh Gott, entschuldige!«, sagte ich, als mir bewusst wurde, was ich gerade gesagt hatte.

»Kein Problem. Das ging mir auch immer so.«

»Ja? Ich weiß nicht, ob sich das bei mir mal ändern wird … Momentan heiraten alle um mich herum und bekommen Kinder. Ich habe das Gefühl, als hätte ich diesen Weg übersehen, weil ich nie nach ihm gesucht habe. Weißt du, was ich meine?«

»Ja, durchaus. Aber vielleicht hat dieser Weg auch noch gar nicht deinen gekreuzt. Ich bin jedenfalls sehr froh, dass ich erst mit 32 mein erstes Kind bekommen habe und vorher noch so viel Quatsch machen konnte. Früher wäre ich gar nicht bereit gewesen, alles aufzugeben … Beziehungsweise mich aufzugeben.« Sie sah Frida liebevoll an. »Und jetzt … kann ich mir nichts Schöneres vorstellen!« So wie sie aussah, glaubte ich es ihr aufs Wort.

*

Mein nächstes Date hatte sich den einfallsreichen Nickname »der_Tobi« zugelegt. Auf den Artikel hätte er auch gut verzichten können, sein Geschlecht sah man ihm deutlich an. Er war 1,85 Meter groß, hatte hellbraune Haare und sah ausgesprochen stylish aus. Auf seinem Profilfoto trug er eine große Nerdbrille, einen Sechstagebart und ein kariertes Hemd, er prostete mit einem Bier in die Kamera.

Tobi arbeitete als Touristenführer und war vor ein paar Jahren aus München hergezogen. Nach ein paar Mails schlug er vor, dass wir uns in einer Bar in Neukölln treffen sollten. Neukölln war nämlich der Hotspot, der Place to be in Berlin. Jedenfalls wenn man Tobi, der gern Anglizismen verwendete, glauben konnte.

Um kurz nach 21 Uhr kam ich in einer sehr überfüllten Bar an. Hippe Menschen mit den merkwürdigsten Outfits tranken Club Mate und Becks. Ich bestellte meinen obligatorischen Gin Tonic. »Mit Gurke oder Zitrone?«, fragte der Barkeeper.

»Oh mit Gurke … Ist das besser?« Wie konnte mir denn entgehen, dass man Gin Tonic auch mit Gurke trinken konnte?

»Finde ich schon, der Gin ist dann auch ein besserer.« Er zwinkerte mir zu.

»Okay, dann nehme ich einen mit Gurke, bitte.«

»Gute Wahl!« Er sah mich einen Tick zu lange an. Ich versank kurz in seinen braunen Augen, bevor ich mich an den Tresen lehnte und wartete. Dabei sah ich immer mal wieder zur Tür und gab mir Mühe, nicht zu suchend auszusehen. Obwohl hier fast jeder Zweite eine Nerd-Brille trug, entdeckte ich keinen Mann, der Tobi ähnlich sah.

Obwohl ich Unpünktlichkeit wirklich nervig fand, war sie mir in diesem Fall nur recht. Ich erfreute mich nämlich mehr und mehr an dem attraktiven Barkeeper. Beobachtete, wie die Sehnen seiner Arme sich bewegten, als er die Flasche Gin aufdrehte. Männliche Arme zogen mich an. Daher war es mir auch völlig egal, dass sich ein kleiner Bauch unter seinem T-Shirt abzeichnete.

»Hey! Du bist Rosa, oder?«

Ich drehte mich zur Seite und blickte in Tobis Gesicht. Ein bisschen sah er aus wie eine Frau mit Vollbart. Seine braunen Augen musterten mich erwartungsvoll.

»Hi!«, sagte ich und gab ihm die Hand. Er setzte sich zu mir und fing an zu reden. Sogar als der Barkeeper meinen Drink hinstellte, redete er weiter, anstatt zu bestellen. Also trank ich allein. Und was soll ich sagen? Gin Tonic mit Gurke schmeckte definitiv besser als mit Zitrone!

Tobi fasste sich mit seinen dünnen Fingern an die Schläfen. »Oh, ich bin total verkatert! War gestern noch mit einem Kumpel in einer Bar in Friedrichshain. Dabei habe ich nur einen Wodka Energy getrunken. Vielleicht war da schlechter Alkohol drin. Der hat nämlich nur einen Euro fünfzig gekostet. Na ja, ich sag dir, mein Kopf tut weh … Holy Shit!«

»Wie kann man denn von einem Drink einen Kater haben?«

»I have no idea! Damit war irgendwas nicht in Ordnung. Who knows …«

Ich bot ihm ein Aspirin an.

»Hast du eines dabei?«

»Immer.«

Doch er winkte ab. »Nee, danke, lass mal. Ich versuche ja, so wenig künstlichen Kram wie möglich in mich zu stopfen.«

»Mal abgesehen von dem Einsfünfzig-Wodka«, bemerkte ich.

»Funny!«, lachte er und bestellte sich eine Kalte Muschi.

»Was ist das denn?«, fragte ich.

»Wie? Das kennst du nicht? Ist voll das Szenegetränk! Rotwein mit Cola. Ist nicht nur was für Pussys!«

Den letzten Satz überhörte ich, stattdessen unterhielten wir uns weiter. Leider interessierten ihn nur die Dinge, über die ich mich nicht so gern bei Dates unterhielt: Ernährung und Klimaschutz.

Tobi ernährte sich schon seit zwei Monaten komplett vegetarisch und kaufte ausschließlich Bio-Produkte. Wahrscheinlich war er deswegen so dünn. »Die Lebenserwartung wird dadurch ja auch automatisch verlängert. Und das ist ja besonders gut! Gerade, wenn man Kinder hat. By the way: Willst du Kinder?« Er nippte an seiner Kalten Muschi und sah mich mit großen Augen an.

Wow. So schnell kam man also von Bio zu Kindern! »Keine Ahnung«, entgegnete ich knapp, weil ich keine Lust hatte, ihm all meine Gedanken zu diesem Thema mitzuteilen. Momentan sah ich Kinderwagen nur hinterher, wenn sie von einem gut aussehenden Mann geschoben wurden. Aber das musste ich Tobi ja nicht unbedingt auf die Nase binden.

»Dann musst du aufpassen!«, witzelte er. »Das Wasser in Berlin scheint ziemlich fruchtbar zu sein. Hier wird man ja schneller schwanger, als man ein Bier bekommt.«

Was wurde das denn jetzt? »Ich kann ganz gut auf mich aufpassen«, antwortete ich kühl. Damit war das Kinderthema beendet.

Tobi redete weiter. Mein Blick blieb wieder an dem Barkeeper hängen. Auch er trug einen Vollbart, seine braunen Haare waren zur Seite gekämmt. Sein tief ausgeschnittenes T-Shirt offenbarte eine leicht behaarte Brust. Ich stellte mir vor, wie die gepflegten Haare auf meiner Haut kitzelten.

»Kennst du dich mit Autos aus, Rosa?«

»Hm?« Ich drehte mein Gesicht zu ihm. »Wie bitte?«

»Ob du Autos reparieren kannst.«

Ich schnaubte. »Ich weiß, wie man Auto fährt. Wenn du das als ›sich auskennen‹ bezeichnest …«

»Nein, ich meine so mit Reparaturen und so.«

»Absolut nicht.«

»Damn! Dann muss ich wohl doch in die Werkstatt«, seufzte er. Gut zu wissen, dass ich in seinen Augen wohl wie ein Autocrack aussah.

»Fahr doch einfach mit dem Fahrrad«, schlug ich trocken vor. »Passt doch super zu deinem neuen Lebensstil.«

Er überlegte kurz. »Gar keine schlechte Idee … aber dann muss ich ja auch Bus fahren und da steh ich echt nicht so drauf.«

Tobi begann, einen regelrechten Monolog zu führen.

Mein Date wurde immer langweiliger – und die Gedanken über den Barkeeper immer heißer. Er hatte etwas Animalisches an sich, dieses Herbe, Männliche, das sich in jeder Bewegung zeigte. Er gehörte bestimmt zu den Männern, die schon in der ersten Nacht unfassbar gut im Bett waren. Bei denen man gar nicht anders konnte, als sich fallen zu lassen, sich unendlich hinzugeben, und nicht im Ansatz daran dachte, ob man gut aussah. Jemand, mit dem Sex nicht langweilig war und man überlegte, ob man nicht doch lieber schnell den Orgasmus vortäuschen sollte, um es fix zum Ende zu bringen. Nein, bei diesem Mann war Sex mit Sicherheit etwas Versautes, Dreckiges.

Ich steigerte mich immer mehr in meine Gedanken hinein. Wahrscheinlich lag es daran, dass ich mich mal wieder nach derartigem Sex sehnte.

Er wusste mit Sicherheit, was man wollte, weil er es spürte, wenn man zitterte, wahrnahm, wenn man sich ihm entgegenstreckte. Der einen in jeder Sekunde begehrte und wusste, dass es mehr als nur einen Penis brauchte, um einen zu befriedigen.

Ich sah ihn an und seufzte.

Mein Date war von dieser Ausstrahlung, dieser immensen Anziehung so weit entfernt wie der Papst von einer erregten Vagina.

Tobi erzählte inzwischen von der Berliner Partyszene. Leider redete er mittlerweile so laut, dass ich ihn nicht mehr ausblenden konnte.

»Meine Buddys waren vor Kurzem hier und sagten auch: ›Oh my god! In München geht viel mehr als in Berlin!‹«

Ich unterdrückte ein Lachen. »Ja? Warum?«

»Weil man sich in den Berliner Clubs nicht so gehen lassen kann wie in denen in München.«

»Ach Quatsch!«

»Doch!«

»Ach komm, das ist ja das Absurdeste, was ich seit Langem gehört habe. Wenn man seine Gelüste jeglicher Art irgendwo ausleben kann, dann definitiv in Berlin!«, sagte ich und nippte an meinem Gin Tonic.

»Ich finde Berlin sowieso total unflirty! Das ist in München ganz anders«, meinte er beleidigt.

Berlin? Unflirty? Auch das hatte ich bisher wohl verpasst. Was war das überhaupt für ein Wort? Unflirty? Ich erlebte die Stadt als ausgesprochen flirty!

»Inwieweit?«, fragte ich ein bisschen genervt.

»Das geht schon los, wenn man in der Bar ist. Man kann sich nicht einfach nett unterhalten. Die Frauen sind immer so bitchy! Und sie sprechen einen nie an.«

»Warum sprichst du sie denn nicht an?«, fragte ich ihn und mich fragte ich, ob ich den Barkeeper nicht einfach ansprechen sollte.

»Nö, warum denn? Sollen die doch kommen, wenn die was wollen. Ich bin jetzt seit drei Jahren Single, hab immer alle eingeladen und angesprochen, also in umgekehrter Reihenfolge, irgendwann reicht's.«

Ich widmete mich meinem Getränk und der Frage: Barkeeper ja oder nein. Dieser Mann zog mich an … Schon angezogen sah er so sexy aus, dass ich fast gar nicht mehr weggucken konnte.

Mein Schweigen ermunterte Tobi weiterzureden. »Trotzdem: Ich wär voll gern wieder in einer Beziehung! Am meisten fehlt mir der regelmäßige Sex und dass jemand da ist, wenn ich von der Arbeit nach Hause komme.«

Das sind zwei Gründe, aus denen ich persönlich nie eine Beziehung anfangen würde. »Und wie lange datest du schon Leute aus dem Netz?«, fragte ich desinteressiert. Ich sollte das Date mit Tobi beenden und mir den Barkeeper schnappen!

»Seit vier Wochen. So ungefähr. Ist auch ganz funny: Seit ich die neuen Pics reingestellt habe, bekomme ich echt mehr Mails von Frauen. Vorher habe ich keine bekommen!«

Wahrscheinlich, weil er auf den anderen Fotos so aussah wie in der Realität.

»Wie waren denn deine bisherigen Treffen?« Meine Stimme klang gelangweilt. Ich warf ihm einen flüchtigen Blick zu. Er sah mich vorwurfsvoll an. »Na ja … Also schon strange. Ich habe vor Kurzem eine getroffen, mit der ich Bier trinken war.«

»Und? Wie war sie?«

»Joa, ganz nett. Aber auch komisch!«

»Wieso?«

»Weil sie gesagt hat: ›Das Bier trink ich jetzt noch aus und dann gehen wir zu mir, ficken.‹«

Das war ja mal 'ne Ansage! Manche Frauen hatten platte Anmachen genauso drauf wie Männer. Das hörte der Barkeeper bestimmt ständig.

»Und? Was hast du gemacht?«, fragte ich.

»Dazu möchte ich nichts sagen …«

»Ach komm, stell dich nicht so an«, forderte ich ihn schmunzelnd auf. »Was hast du gemacht?«

Er rollte mit den Augen. »Ich bin mitgegangen, aber der Sex war es echt nicht wert! Nach One-Night-Stands fühle ich mich so leer und verbraucht.«

Solche Momente kannte ich auch. Allerdings nur nach schlechtem Sex. Nach Sex mit Tobi würde ich mich bestimmt so fühlen. Währenddessen würde ich sicher auch hören, wenn der Nachbar die Klospülung betätigte.

»Du siehst übrigens genauso aus wie auf deinen Bildern. Du bist sehr hübsch!«

Irritiert sah ich ihn an.

»Wenn du Lust hast, können wir ja mal zusammen ausgehen. What about tonight?«

Ich lächelte unsicher, weil ich nicht wusste, was ich antworten sollte. Der Einzige, mit dem ich »tonight« noch irgendwo hingehen würde, wäre der Barkeeper. Unwillkürlich musste ich mir vorstellen, wie er mich packte, gegen die Wand drückte und mich küsste. Mich in den Nacken biss und meinen Schweiß ableckte. Mich so heiß machte, dass ich es kaum noch aushielt. Ich schluckte.

Tobi deutete mein Schweigen als Zustimmung. »Ja? Hat es dir gefallen? Ich hatte zwischenzeitlich das Gefühl, ich hätte dich genervt.«

»Tut mir leid, ich muss morgen ganz früh raus …«, log ich. Beziehungsweise früh ins Bett!, fügte ich in Gedanken hinzu. Ich hatte mich entschieden: Den Barkeeper würde ich nicht mit nach Hause nehmen. Aber all die versauten Fantasien mit ihm schon.

28. Date

Der Poetry Slam

»Keine Frau kann dem Geschenk absoluter Liebe widerstehen.«

HENRY MILLER

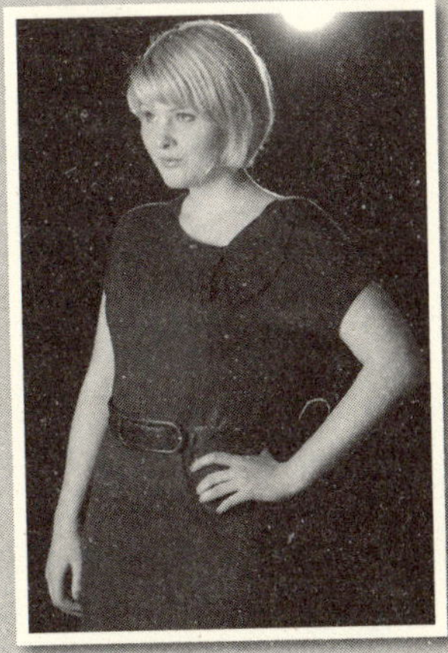

Was machst du am Sonntag?« Emma sah mich forsch über den Tisch an, während sie ihr Glas schwenkte. Der goldene Herbst hatte sich verabschiedet, dafür breitete sich mehr und mehr der Winter über der Stadt aus. Wir saßen in einem kleinen Café, tranken Sekt und Baileys und aßen Kuchen.

Ich zuckte mit den Schultern. »Was mit dir?«

»Richtig!«

»Und was?«

»Also!«, sagte sie feierlich und richtete sich gerade auf. »Nächsten Sonntag ist wieder Poetry Slam.«

»Okay …«

»Und jetzt rate mal, wer auf der Bühne stehen wird?«

»Du?«

Sie nickte stolz: »Ganz genau!«

»Seit wann hast du denn auf so was Lust?«

»Schon immer …«, sagte sie betont beiläufig und pickte in ihren Kuchen.

»Ja ja, ist klar. Deswegen hast du auch noch nie was davon erzählt«, grinste ich.

Sie rollte mit den Augen. »Na gut, ich erzähle es dir.« Vorher musste sie natürlich, um die Spannung zu steigern, noch einen Schluck trinken. »Ich war da neulich mit ein paar Freundinnen und der Moderator«, sie machte eine kurze Pause und setzte ihren wollüstigen Blick auf, »ist richtig sexy!«

Emma war unglaublich.

»Du willst dir den Moderator aufreißen?«, fragte ich kichernd.

»Klar, warum denn nicht? Außerdem will ich ihn nicht nur aufreißen, der ist so toll … Mit dem könnte ich mir auch vorstellen, zusammenzukommen!«

»Und wie willst du das anstellen?«, fragte ich kritisch. Einerseits fand ich Emmas Idee großartig, andererseits wusste ich, wie verletzlich sie war und wie traurig sie sein würde, wenn er nichts mit ihr anfangen würde.

»Ich werde mir ein kurzes Kleid anziehen. Mein Steh-Kleid. Das schwarze mit den Punkten, weißt du?« Ich nickte. »Dazu megahohe Schuhe, dann labere ich ein bisschen auf der Bühne und danach fange ich ihn backstage ab, unterhalte mich mit ihm und dann gehen wir noch was trinken. Also: Bist du dabei?«

»Ich bin dabei«, sagte ich und hoffte inständig, dass Emma etwas wirklich Witziges vortragen würde. Das Publikum bei Poetry Slams war oft gnadenlos und nicht selten kam es vor, dass die Person auf der Bühne sofort wieder von selbiger gepfiffen wurde, wenn der vorgetragene Text langweilig war.

»Super! Das wird richtig witzig!«, freute sie sich. »Kannst ja auch jemanden mitbringen ...« Sie zwinkerte mir zu. »Dann können wir nach meinem Auftritt was zu viert machen.«

Warum eigentlich nicht? Ich schrieb mir seit ein paar Wochen mit Simon Mails. Er war 27 Jahre alt und Künstler. Seine definierten Arme übersäten Tattoos und er strahlte eine unheimliche Coolness aus. Vor ein paar Tagen hatten wir mal telefoniert und uns auf Anhieb verstanden. Er war frischgebackener Single und hatte mehrfach betont, wie gern er in Berlin unterwegs war.

Auf einmal schien der Poetry Slam für ein erstes Date die perfekte Idee zu sein: Wir müssten uns nicht die ganze Zeit unterhalten, hätten aber was zu reden, wenn wir denn reden wollten.

Keine Frage: Der nächste Sonntag würde sehr interessant werden!

*

Emmas Vorhaben ging mir nicht mehr aus dem Kopf. Auch die nächsten Tage dachte ich noch darüber nach. Nach allem, was sie mit Männern erlebt hatte, war sie immer noch in der Lage, so viel Einsatz zu zeigen, um einen Kerl zu erobern. Auf den Gedanken wäre ich nie gekommen. Ich wollte immer diejenige sein, die erobert wurde, weil ich der Meinung war, einen mental starken Mann zu brauchen. Wenn er sich schon nicht traute, mich anzusprechen, würde es ohnehin nichts mit uns werden.

War ich zu abgedroschen? Oder Emma zu naiv?

Oder war Emma abgedroschen genug, um derart in die Offensive zu gehen?

*

Emma und ich trafen uns bereits zwei Stunden vor dem Poetry Slam in einer nahe gelegenen Bar, um uns Mut anzutrinken. Das erschien uns in der Situation nur legitim. Sie würde sich in einem stickigen Club auf die Bühne stellen und irgendwas erzählen, das sie mir jetzt noch nicht verraten wollte, um den Moderator zu erobern. Und ich würde mein erstes Date haben. Und obwohl es bereits das 28. innerhalb weniger Monate war, war ich so nervös, als wäre es das erste meines Lebens.

Ich war schon aufgeregt, wenn ich nur daran dachte.

Sehr mutig und sehr gut gelaunt machten wir uns dann auf den Weg zu dem Club. Und wer stand tatsächlich schon rauchend vor dem Eingang? Simon, mein Date. Tatsächlich die Coolness in Person. Es war aber keine aufgesetzte Coolness, sie schien einfach zu ihm zu gehören. Und genau das machte ihn unglaublich attraktiv.

Wir begrüßten uns mit Küsschen, ich zündete mir auch eine Zigarette an. Emma verabschiedete sich nach drinnen, weil sie es kaum erwarten konnte, »ihrem« Moderator Hallo zu sagen.

Simon und ich schnackten sofort drauflos. Kein peinliches Schweigen, keine verkrampfte Suche nach Gesprächsthemen. Er war einer der wenigen Männer, die sowohl in den Mails als auch am Telefon und in der Realität sehr nett waren.

Als er uns im Club erst mal zwei Gin Tonic (mit Gurke!) kaufte, mochte ich ihn noch lieber. Wir setzten uns auf die Klappstühle. Mit der Zeit füllte sich der Raum, bis sich schließlich die letzten Ankömmlinge die Show im Stehen ansehen mussten.

Als es endlich losging, hielten wir schon die zweite Runde in den Händen. Ich wusste jetzt, dass Simon sich als T-Shirt-Designer selbstständig gemacht hatte und dass er nur deswegen nach Berlin gekommen war. Ursprünglich kam er aus einem kleinen Ort in der Nähe von Köln, aber die Engstirnigkeit der Menschen dort hatte ihn so genervt, dass er einfach weg musste.

Berlin war die Stadt, in die die Leute kamen, um ihre Träume wahr werden zu lassen. Genau deswegen war auch ich nach Berlin gekommen. Damals.

Obwohl seitdem erst zwei Jahren vergangen waren, schien es eine Ewigkeit her zu sein.

»Als ich meine ersten Jobs gemacht habe, das war der Wahnsinn! Ich hätte schreien können vor Glück.« Simons Augen leuchteten, als er das sagte. Er beugte sich zu mir: »Verrate es keinem, aber um ehrlich zu sein – ich habe geschrien.«

»Darauf trinken wir. Weil nichts schöner ist, als seine Kunst zu leben.« Wir stießen an und sahen uns dabei ein bisschen zu lange in die Augen.

Ein wohliges Kribbeln breitete sich in mir aus. Vielleicht lag es daran, dass wir schon ein bisschen betrunken waren, oder an der ohnehin guten Stimmung im Club.

Egal, wir hatten Spaß und das zählte.

Ein Tusch ertönte aus den Boxen, dann sprang Emmas Angebeteter, ein eher kleiner Mann mit engem Shirt und sehr durchtrainiertem Körper, auf die Bühne. Er begrüßte uns euphorisch und heizte dem Publikum mit so schlechten Scherzen ein, dass sie schon wieder lustig waren. Heute war Open Stage, jeder durfte machen, was er wollte. Also nicht wie sonst nur selbst geschriebene Texte vortragen.

Den Anfang machte ein sehr niedlich aussehendes Mädchen, das erst im Stil von Annett Louisan sang und dann nur noch ins Mikro grölte. Sehr skurril, ich lachte Tränen. Zwei Performances später war Emma an der Reihe. Ganz egal, was sie letztendlich erzählen würde, Simon und ich hatten schon abgemacht, dass wir am lautesten für sie klatschen würden.

Ich mochte ihn immer mehr.

Emma erzählte dann sehr zynisch von der Entwicklung ihrer bisherigen Liebesgeschichten und erntete Applaus – nicht nur von Simon und mir. Als der Moderator sie mit Handkuss verabschiedete, zwinkerte sie mir zu. Ich hoffte, dass sie heute Abend nicht enttäuscht würde.

Nachdem ein junger Mann seine Gedichte vorgetragen, ein älterer Typ sich in Stimmenimitation versucht und ein Mädchen gerappt hatte, wurde der Sieger durch Applaus vom Publikum gewählt. Obwohl Simon und ich wirklich beeindruckend laut für Emma johlten und klatschten, gewann nicht sie, sondern das rappende Mädchen.

Und dann war der Poetry Slam auch schon vorbei. Wir gingen mit Emma an die Bar, bestellten uns Gin Tonic, ihr einen Weißwein.

»Du warst super!«, tröstete ich sie.

Simon nickte. »Warst du echt!«

»Danke …«, sagte sie. »Ihr müsst mich aber nicht aufmuntern. *Das* ist egal!« Sie deutete leicht mit dem Kopf zu dem Moderator, der mit ein paar Freunden ein bisschen weiter weg stand. »Solange es mit ihm klappt jedenfalls.«

Ich schüttelte den Kopf: »Du bist unglaublich.«

»Das sagt genau die Richtige«, lachte sie. »Ich geh mal rüber.«

Simon und ich sahen ihr nach. Unterhielten uns über unsere Jobs, über den nötigen Optimismus, den man an schlechten Tagen brauchte, und stellten fest, dass wir uns einig waren: Nichts geschah ohne einen Grund und mit dem richtigen Biss konnte man alles schaffen.

Die Zeit verflog, Emma und ihr Moderator unterhielten sich mittlerweile allein, und da im Club so langweilige Musik gespielt wurde, beschlossen Simon und ich, noch weiterzuziehen. Tanzen.

Simon wollte mir einen neuen Club zeigen, in dem nur »feinster Electro« aufgelegt wurde. Und ich hatte so rein gar nichts dagegen.

»Ich sag nur noch mal kurz Emma Tschüss.«

»Okay, ich warte draußen.« Er lächelte mir zu. Was für ein Date!

Ich strich Emma über die Schulter. »Wir gehen jetzt.«

»Was, ihr wollt schon los?«, maulte sie. Der Moderator musterte mich.

»Oh ja«, grinste ich. Sie wünschte uns viel Spaß. So wie es aussah, hatte sie davon auch nicht gerade wenig.

Ich verschwand nach draußen. Simon lehnte rauchend am Eingang. »Wollen wir los?«, fragte er und blies den Rauch seiner Zigarette dem schwarzen Nachthimmel entgegen.

Wir bestellten uns ein Taxi und fuhren in den Club.

Tanzten. Tranken. Lachten.

Ich hatte so viel Spaß mit Simon wie schon lange nicht mehr. Und obwohl wir die ganze Zeit flirteten und eng miteinander tanzten, küssten wir uns nicht.

Die Magie schien darin zu bestehen, es nicht zu tun. Sie lag in unseren Blicken, in unserem Tanz.

Es war eine herrliche Nacht.

Irgendwann verließen wir den Laden. Standen voreinander. Sahen uns mit müden Augen an. Neben uns wartete ein Taxi. Der Himmel war immer noch schwarz, es war eisig.

»Kommst du noch mit zu mir?«, fragte er.

»Nein, ich fahre nach Hause«, sagte ich, obwohl ich zu gern mit zu ihm gegangen wäre. Es wäre einfach falsch gewesen. Wir waren beide so müde, es hätte den ganzen Zauber der Nacht gestohlen, jetzt mit ihm zu schlafen.

»Die Nacht mit dir war der Hammer!«, flüsterte er. Nahm mein Gesicht in seine Hände und küsste mich. Brrr. Ich schloss die Augen.

Als ich sie öffnete, sah ich in sein Gesicht. Sogar müde sah er cool aus.

»Ja, das war sie«, sagte ich leise.

Simon öffnete die Tür zu dem Taxi. Wir lächelten uns an, ich stieg ein. Simon zwinkerte mir zu.

Im Radio des Taxifahrers lief Deichkind mit *Luftbahn*.

Kein Song hätte in diesem Moment schöner sein können.

29. Date

Liebe: verzweifelt gesucht

»It's not like the movies. But that's how it should be.«

NOT LIKE THE MOVIES, KATY PERRY

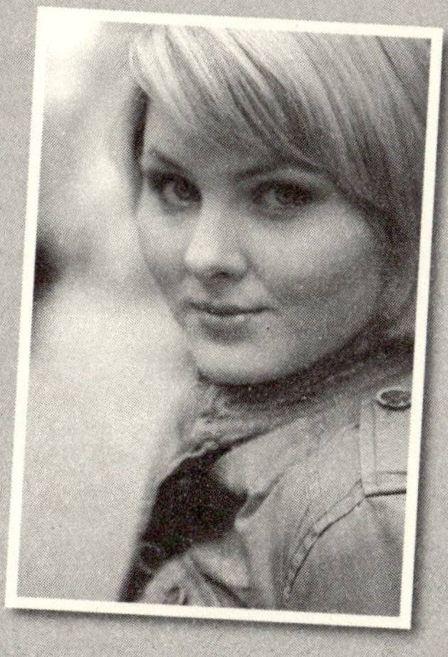

Es war sehr kalt für Anfang November. Überall glotzten mich Weihnachtsmänner und Engelchen an, Lichterketten hingen in den Fenstern, alle großen Shoppingstraßen Berlins waren voll behangen mit Weihnachtsbeleuchtung.

»Hatten wir nicht gerade noch Juli?«, fragte ich Selma fröstelnd, als wir die Friedrichstraße entlang bummelten. Wir hatten uns dieses Jahr vorgenommen, schon im November alle Weihnachtsgeschenke zu kaufen, um dem Shopping-Stress zu entgehen.

Sie nickte und rieb sich ihre Hände, die in roten Lederhandschuhen steckten. »Ja, kommt mir auch so vor. Fühlt sich ein bisschen so an, als würde es jede Minute wieder warm und sonnig werden.«

»Wir werden alt. Die Zeit verfliegt regelrecht.«

»Aber: Noch haben wir Geburtstag und sind trotzdem jung!«, strahlte sie. »Was machen denn eigentlich die Männer?«

Ich zog einen Flunsch. »Nichts!«

»Wie nichts?«

»Der einzige Mann, mit dem ich Körperkontakt habe, ist der Schokoladenweihnachtsmann von Kinder. Das ist sehr deprimierend.«

Sie kicherte und knuffte mir in die Seite. »Und beim Online-Dating? Niemand Nettes dabei?«

»Ach … Nett sind ja die Meisten … Nur eben nicht der Hammer! Neulich hatte ich zum Beispiel ein sehr vielversprechendes Date mit einem Mann namens Simon.«

»Und?«

»Er war super! Zuvorkommend, lustig, charmant ... Aber auch er wollte nur eine Affäre.«

»Hhm. Wollen wir mal wieder zusammen auf Männersafari gehen?«

Ich grinste sie an. »Solange du mir nicht wieder einen zweiten Marcel rauspickst …«

*

Ohne Weihnachtsgeschenke, dafür aber mit vielen neuen Kosmetikartikeln und vollgestopft mit Bratwurst und gebrannten Mandeln kamen Selma und ich bei mir an. Wir setzten uns aufs Sofa, tranken Rotwein und surften durch die Datingseite.

Unsere Konversation der nächsten Stunde klang wie folgt:

»Den?«

»Nee, der sieht ja aus wie ein Psychopath!«

»Nur weil er ein bisschen komisch guckt … Und der?«

»Nee! Der sieht aus wie mein Biolehrer in der Neunten. Und der war definitiv ein Psychopath.«

»Okay. Und der?«

»Zu jung!«

»Und der?«

»Zu alt! Aber guck mal, wie findest du den?«

»Rosa, nein! Der findet sich ein bisschen zu geil!«

Es verging eine weitere halbe Stunde, in der ich mich fragte, ob ich zu wählerisch geworden war. Das Internet bot aber auch eine so große Auswahl! Vielleicht war es wie bei der Goldsuche: Man war so sehr darauf versessen, Gold zu finden, dass man es übersah.

»Guck mal, du hast Po-host!«, säuselte Selma. Wir öffneten die erste der beiden neuen Mails. »Krümel Kräusel«, der auf seinem Foto aussah wie zwölf, schrieb: *Besteht die Möglichkeit auf ein Treffen mit dir?*

Selma gackerte wie ein fröhliches Hühnchen: »Der ist doch megasüß!«

»Allein schon der Name …«, grummelte ich. »Außerdem: Seit wann sind essentielle Grundlagen des erhabenen Flirts, wie zum Beispiel eine Anrede, in Vergessenheit geraten?«

»Seit wann sprichst du so gestochen?«

Ich warf ihr einen gespielt bösen Blick zu. »Schnack nicht, los, öffne die zweite Mail.«

Nachdem sich Selma die Nachricht durchgelesen hatte, bog sie sich regelrecht vor Lachen.

Ich las: *Hallo, ich möchte mich mit dir vermischen wie eine Wurst mit Senf.*

»Wer denkt sich denn so was aus?«

Selma konnte mir leider nicht antworten, so sehr musste sie lachen.

»Ich hoffe inständig, dass an der Absenderadresse zwei gackernde Vierzehnjährige sitzen und kein Mann, der das ernst meint«, murmelte ich.

Nachdem Selma sich wieder ein bisschen beruhigt hatte, setzten wir die Männersafari fort. Klickten uns durch weitere Profile, führten weiterhin »Der?«-»Nein.«-»Der?«-»Nein«-Gespräche, bis wir beide wie aus einem Munde »Der ist gut!« riefen.

Thomas war 31 Jahre alt, 1,86 Meter groß, trug eine Brille, hatte dunkelbraune Haare und weiße Zähne. Er strahlte fröhlich in die Kamera, als ob der Fotograf gerade einen guten Witz gerissen hätte. Keine Spur von Arroganz oder übertriebener Geilheit in seinem Blick. Außerdem war die Wohnung, in der das Bild aufgenommen worden war, sehr geschmackvoll eingerichtet. Keine Frage: Wenn er mich auch sehen wollte und nicht allzu bekloppte Mails schrieb, würde er mein nächstes Date sein.

*

Ich hatte Glück: Thomas, der freiberuflich als Programmierer arbeitete und eigentlich aus Kiel kam, wollte mich auch sehen. Wir mailten uns eine Woche lang, schrieben von unserem Alltag und darüber, wie sehr wir den Sommer vermissten. Um ein bisschen in Weihnachtsstimmung zu kommen, verabredeten wir uns eines Nachmittags auf dem Weihnachtsmarkt.

Schon kurz bevor ich da war, roch es nach Bratwurst und Glühwein. Diese Gerüche gehörten mit Sicherheit zu den schönsten Dingen an Weihnachten.

Zeitgleich trafen wir am Eingang ein, ich erkannte ihn sofort. Er sah seinem Profilbild sehr ähnlich, außerdem war er wirklich groß und gut angezogen. Er trug einen dunkelgrauen Mantel, einen karierten Schal und eine dunkelblaue Jeans. Irgendwie wirkte er auf mich sehr erwachsen, obwohl wir ja alterstechnisch gar nicht so weit auseinanderlagen. Wir begrüßten uns mit Handschlag und gingen zielstrebig zum Glühweinstand, um den sich schon eine große Menschentraube versammelt hatte.

Er kaufte uns zwei Becher. Nachdem das dumpfe Geräusch der zusammenstoßenden Gläser verklungen war, fragte er mich, wie ich das Online-Dating denn so finden würde.

»Eigentlich halte ich es für eine gute Idee, aber ich glaube, dass es die Entstehung einer ernsthaften Bindung total erschwert.«

»Warum?« Neugierig sah er mich an.

»Weil es so schnelllebig und oberflächlich ist. Date-to-go wäre auch ein guter Name für ein Datingportal.« Ich überlegte kurz. »Oder Men-to-go … Wenn man sich trifft und feststellt, dass einem irgendwas nicht passt, sucht man sich den Nächsten. Man kann die Dates weniger wertschätzen, weil es so leicht war, sie zu bekommen.«

Er kniff die Augen zusammen und überlegte kurz. Ein kleines Mädchen fing vor dem Süßigkeitenstand laut an zu heulen.

»Ja, aber es hat auch etwas Angenehmes.«

Ich sah ihn fragend an.

»Guck doch mal, wenn mir eine Frau nicht gefällt, oder sie mir gefällt und ich ihr nicht, ist sie auch total schnell wieder vergessen. Das hängt einem nicht so schwer nach, wie wenn man sie sich in einer Bar oder im Supermarkt aufgerissen hätte. Die Niederlagen sind schneller verkraftet.«

Von der Seite hatte ich das noch gar nicht betrachtet.

»Wie lange machst du denn schon Online-Dating?«, fragte ich.

Wieder überlegte er kurz, bevor er antwortete. »Lange, wirklich lange. Ich schätze so … fünf Jahre? Zwischendurch war immer mal eine dabei, mit der sich was entwickelt hat, da ging ich offline, aber es dauerte nie länger als ein halbes Jahr.«

Vielleicht war es gar nicht verwunderlich, dass manche Leute so lange online blieben und keinen Partner fanden, obwohl sie ihn suchten. Sie hatten den Blick für das Wesentliche verloren, sprangen auf der Suche nach Perfektion von einem Date zum nächsten, ließen sich immer wieder mehr oder weniger wehtun, bis sie total bindungsgestört waren.

»Nervt dich das nicht?«

»Was?«

»Schon so lange auf der Suche zu sein.«

Er schnaubte, bevor er antwortete: »Natürlich nervt mich das. Ich wäre auch lieber in einer Beziehung. Was meinst du, warum ich Online-Dating mache?«

Hallo Fettnapf, schön, dass du da bist! Ich wurde rot und entschuldigte mich.

Er machte eine wegwerfende Handbewegung, nippte an seinem Glühwein und sagte dann etwas ruhiger: »Mal ganz davon abgesehen, suche ich ja nun auch nicht krampfhaft. Ich habe gern Dates. Finde es spannend, immer neue Frauen kennenzulernen. Das wäre ja sonst gar nicht möglich.«

Wenn sie schon nicht den Alltag einer Beziehung lebten, brauchten manche Leute stattdessen vielleicht stets den gleichen Trott, den regelmäßiges Online-Dating mit sich brachte. Diesen Mix aus Hoffnung, Sex und Abfuhren. »Aber wenn du schon so lange online bist und nach einer Frau suchst, erwartest du dann nicht automatisch hinter jeder einen Freak?«

Thomas lachte. »Du siehst das alles zu verkrampft. Jeder hat doch etwas Freakiges.« Er zuckte mit den Schultern. »Wahrscheinlich gewöhnt man sich daran.«

»Wie viele Dates hattest du denn schon?«, fragte ich.

»Darüber führe ich kein Buch. Aber es waren schon sehr, sehr viele. Ich bin ja auch nicht nur in einem Portal angemeldet.«

Fast hätte ich mich an meinem Glühwein verschluckt. »Ja? In wie vielen denn?«

»In neun.«

Ich lachte überrascht. So viel zum Thema: nicht krampfhaft suchen. »Oha! Und dann war noch keine dabei?«

Er schüttelte den Kopf. »Die meisten können mit meiner Eifersucht nicht umgehen.«

»Aber *du* bist doch selbst in neun Datingportalen registriert«, sagte ich augenzwinkernd.

»Ja, das stimmt, aber ich muss doch meine Chancen erhöhen! Wenn mir eine gefällt, gehe ich ja nicht mehr online. Und wenn sie mir richtig gut gefallen sollte, würde ich sogar die Profile löschen. Das ist bisher aber noch nicht vorgekommen.« Er trank einen Schluck Glühwein und ließ seinen Blick über den Weihnachtsmarkt streifen.

»Erzählst du allen Frauen sofort von den neun Portalen?«

»Joa, wenn wir uns sehen, schon.«

»Ist ja schon ein bisschen abschreckend.«

»Ja? Findest du das abschreckend?« Er sah mich erstaunt an.

»Ja.«

»Aber wenn man in der realen Welt sucht, guckt man doch auch nicht nur in einem Club. Und du glaubst gar nicht, mit wie vielen ich mich erst getroffen habe, nachdem ich sie bei Portal A, dann bei Portal B und dann auch noch bei C und D gesehen habe. War ein bisschen wie Partyhopping.« Wahrscheinlich ging Thomas gar nicht mehr aus, sondern blieb den ganzen Tag online. »Bist du denn eifersüchtig?«, fragte er mich.

Ich schüttelte den Kopf. »Nein, eigentlich nicht. Ich kenne Eifersucht nur in ganz leisen Ansätzen.«

»Das ging mir auch mal so und dann habe ich meine Ex kennengelernt. Seitdem … Ach, ist auch egal.« Sein Gesichtsausdruck wurde hart.

»Was ist denn passiert?«, hakte ich nach.

»Als wir zusammengekommen sind, das ist jetzt so sechs Jahre her, war sie noch ein bisschen dicker, das war mir aber egal. Irgendwann ist sie dann voll auf den Diät-Trip gekommen und hat zehn Kilo abgenommen. Daraufhin wurde sie ständig angeflirtet. Auch wenn ich dabei war. Das allein hat mich schon genervt, aber noch schlimmer war, dass sie zurückgeflirtet hat.«

»Wie ätzend.«

»Ja, das kann ich dir aber sagen! Einmal waren wir in einem Café. Ich bin kurz auf die Toilette gegangen, und als ich zurück an den Tisch kam, saß sie da mit einem anderen Typen.«

»Oh nein …«

»Die hat ihn nicht mal weggeschickt und gesagt, ich solle mich nicht so anstellen. Dabei war ich schon da, als sich noch keine Sau nach ihr umgedreht hat!« Er klang verbittert, als er sagte: »Durch ihre neue Figur hatte sie viel mehr Chancen. Chancen, die mich nicht beinhalteten. Ich habe immer gedacht, das würde wieder vorbeigehen, aber es wurde nur noch schlimmer.« Er sah aus wie das berühmte Häufchen Elend. Ich seufzte. Ein unbeschwertes Date stellte ich mir anders vor. »Sie hat sich dann auch von mir getrennt. Mit der Begründung, dass sie was mit einem anderen hatte und sich verliebt hat. Da habe ich mir geschworen, mich nicht mehr so schnell auf eine Frau einzulassen.« Diesen Schwur hatte er jedenfalls nicht gebrochen. Er kippte den letzten Schluck Glühwein runter. »Bist du schon mal betrogen worden?«

»Nein.«

»Hast du schon mal jemanden betrogen?«

»Nein.« Dass ich allerdings mit vielen Männern was hatte, die mit mir ihre Frauen betrogen hatten, verschwieg ich.

»Das ist so ein furchtbares Gefühl! Aber das versteht man wohl nur, wenn man das mal erlebt hat. Das ist ein richtig fetter Arschtritt für dein Selbstbewusstsein.« Er seufzte laut. »Und eine andere, die ich auch aus dem Netz kannte, hat auch ein Doppelleben geführt. Obwohl das zwischen uns drei Monate ging.«

»Und genau das meine ich: Online-Dating macht alles so einfach, weil es so anonym ist. Du kannst dich immer wieder neu erfinden. Besonders in einer so großen Stadt wie Berlin ist es ja eher unwahrscheinlich, dass man sich online trifft und feststellt, dass man gemeinsame Bekannte hat. Vertrauen zu schaffen ist online echt nicht leicht.«

Wieder seufzte er schwer. »Ja, vielleicht hast du recht. Aber ohne Online-Dating würde ich ja niemanden mehr treffen. Und das wäre doch mal so richtig ätzend. Ich will mich ja verlieben! Dann wäre ich auch endlich glücklich.«

Ich nickte langsam. Anstatt seine Zeit in neun verschiedenen Datingportalen zu verschwenden, sollte Thomas sie vielleicht lieber in eine Therapie investieren.

»Aber glaubst du, dass die Erwartungen dann nicht viel zu hoch sind und es schon fast garantiert ist, dass du enttäuscht wirst?«

»Wie meinst du das denn jetzt?«

»Na ja, vielleicht sollte man das Glück eher in sich suchen, als sich einzureden, dass schon alles gut wird, wenn man sich verliebt.«

Er antwortete nicht. Wahrscheinlich hatte ich seinen wunden Punkt getroffen. Seine Augen sahen sich hektisch um, während sein Körper ganz ruhig blieb. Er wirkte wie ein Getriebener.

»Alles okay?«, fragte ich. Thomas wurde mir immer suspekter. Gutes Aussehen hin oder her.

Er sah mich an und sagte hektisch: »Ja, alles okay. Du, ich muss jetzt auch los!« Ohne mich noch einmal anzusehen, schob er sich an mir vorbei und ging schnellen Schrittes davon.

»Okay, mach's gut!«, sagte ich verwundert. Wohl wissend, dass er mich zu Hause wohl schon längst wieder vergessen hatte.

30. Date

Wiedersehen mit dem »Hengst«

»Und jetzt Galopp!«

DER MUTIERTE HENGST

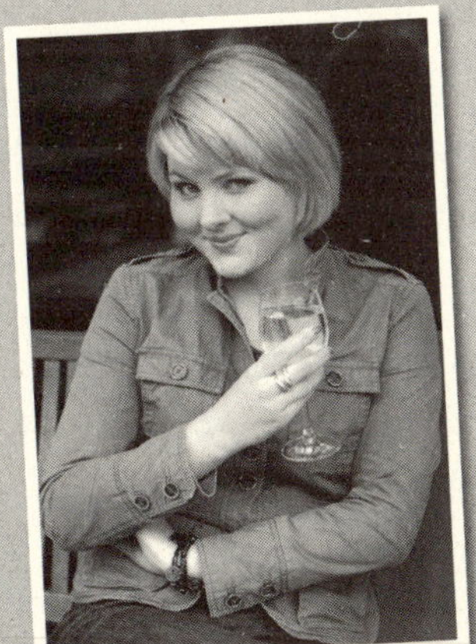

Ich verbrachte meinen kompletten Samstagvormittag damit, frisch geduscht im Bademantel auf dem Sofa zu sitzen und durchs Netz zu surfen, bis meine Haare getrocknet waren und in alle Richtungen abstanden. Es war doch immer wieder aufs Neue faszinierend, was man alles erledigen konnte, ohne die Wohnung zu verlassen:

Leute, mit denen man nichts mehr zu tun haben wollte, bei Facebook »defrienden« und dabei feststellen, dass manch einer von ihnen einem zuvorgekommen war und einen bereits »defriended« hatte.

Klamotten shoppen (immerhin hatte ich dank eines Gutscheins sechzig Euro gespart, trotzdem standen einhundertvierzig Euro auf der Rechnung).

Auf Männersafari gehen (Männer shoppen wäre auch ein passender Begriff gewesen. Nur mit dem Unterschied, dass ich nicht dafür bezahlte).

Ich checkte meinen Dating-Account. Kein Absender der insgesamt sechs neuen Nachrichten reizte mich. Also füllte ich wieder die Suchmaske aus, klickte auf »Suche starten« und stellte fest, dass ich fast alle Männer kannte. Entweder hatten wir uns schon mal geschrieben oder uns bereits getroffen, allerdings verspürte ich keinen Bedarf, das bei einem von ihnen zu wiederholen.

Es war offiziell: Diese Singlebörse war ein Dorf und ich kannte (gefühlt) fast alle Bewohner. Doch bevor ich im Selbstmitleid versank, klickte ich auf die Mail, die ich soeben bekommen hatte.

»Mr. X« hatte mir geschrieben:

Hallo! In einer Bar würde ich dir einen Drink ausgeben, auch um diese Uhrzeit. Und da das hier nicht möglich ist, versuche ich es erst mal digital, um dich dann in der realen Welt einzuladen … Lust? Ich würde mich freuen! Marc

Ich sah mir sein Profilfoto an. Es zeigte ihn im Ganzkörperformat vor einem Motorrad. Er trug eine Sonnenbrille und strahlte in die Kamera.

Also antwortete ich, wir schrieben uns ein paar Mails und verabredeten uns. Immerhin musste ich ja den neuen Dorfbewohner willkommen heißen!

*

Völlig entspannt ging ich zu dem Date mit Marc. Männer zu treffen konnte also doch zur Gewohnheit werden. Ich trug dasselbe Kleid, das ich auch schon bei meinem Treffen mit Simon getragen hatte, und fragte mich, wie Marc wohl so sein würde.

Als ich die Bar betrat, in der wir uns verabredet hatten, wartete er bereits auf mich. Mal wieder war es nicht schwer, ihn zu erkennen, da er allein an einem Tisch saß und mich anlächelte. Und je näher ich ihm kam, desto klarer wurde mir: Marc war kein neuer Dorfbewohner. Ich kannte ihn bereits. Und zwar nicht aus dem Netz!

Kurz nachdem ich nach Berlin gekommen war, hatte ich seine Bekanntschaft gemacht. Rein optisch war er eine absolute zwanzig von zehn gewesen. Wir hatten uns auf einer Party kennengelernt und noch am selben Abend was miteinander angefangen. Ich wähnte mich im siebten Sex-Himmel, bis ich mich fühlte wie als Neunjährige im Reitunterricht. Denn er sagte plötzlich todernst: »Und jetzt Galopp!«

Ich hätte ebenso gut Sex mit einem Presslufthammer haben können, es wäre auf die gleiche erotische Stimmung hinausgelaufen. Ratatatatatata! Auch Maschinengewehre wären ernsthaft neidisch gewesen. Ihm zu sagen, dass das keineswegs schön war, ging leider nicht, da ich aufgrund seines Stoßens nicht mehr sprechen konnte.

Wie oft hatte ich mich im Nachhinein über diese Geschichte amüsiert?

Und jetzt stand er wieder vor mir! Der mutierte Hengst!

Er sah immer noch genauso gut aus, wenn nicht sogar besser. Wir begrüßten uns und als ich mich hingesetzt hatte, fragte er mich, wie ich noch mal heißen würde. Wenigstens wurde er dabei ein bisschen rot.

»Ich heiße Rosa.« Anscheinend musste er erst meine Vagina sehen, um mich zu erkennen.

Er sah mich prüfend an. »Das klingt jetzt vielleicht komisch, … aber … haben wir uns nicht schon mal gesehen?«

Meinen Namen hatte er anscheinend nicht vergessen.

»Ja …«, sagte ich langsam, »kommt mir auch so vor. Aber ist ja auch egal, komm, lass uns was trinken.«

Mein obligatorischer Gin Tonic stand auf dem Tisch, er hatte sich ein Bier bestellt. Während meines dreißigsten Dates innerhalb weniger Monate stellte ich fest, dass sich diese Kombination immer ergab. Als ich mit 17 die Ausbildung zur Restaurantfachfrau gemacht hatte, hatten die Männer immer Steak und die Frauen Salat bestellt.

Der Gin Tonic war mein Salat.

Und zu Marcs Bier gehörte offensichtlich ein gutes Gespräch über Fußball. Gestern hatte wohl ein sehr wichtiges Spiel stattgefunden. Zwischen wem auch immer. Jetzt wollte er mit mir die Taktik seiner Lieblingsmannschaft erörtern.

Das war in etwa genauso sinnvoll, wie einem Veganer ein blutiges Steak zu servieren.

»Ähm, Marc?«, warf ich lächelnd ein. »Ich bin nicht die richtige Gesprächspartnerin für Fußballspiele.«

Verdutzt blickte er mich an. »Ach komm, jeder interessiert sich doch für Fußball.«

Ich gehörte zu den Frauen, die sich für die Körper der Spieler interessierten. Für mehr nicht. Eine ganz schlechte Voraussetzung. Aber wenn er unbedingt wollte ...

Also sah ich ihn an (Was auch nicht schlimm war. Marc war noch attraktiver geworden!), nickte ab und zu und trank meinen Gin Tonic.

Warum wollten Männer ständig mit mir über Fußball sprechen? Das musste ich unbedingt herausfinden.

»Weißt du, Rosa, es ist einfach kein Orgasmus so schön, wie wenn die Lieblingsmannschaft ein wichtiges Spiel gewinnt!«, seufzte er sehr glücklich.

Und jetzt behaupte noch mal jemand, Männer könnten keine Gefühle zeigen.

Ich nickte und sagte grinsend: »Ja, das finde ich auch.« Marc war wirklich ein komischer Vogel. Ein komischer, heißer Vogel. Mein mutierter Hengst.

Nachdem er mir noch erzählte, warum Deutschland bei der EM 2012 so tolle Chancen hatte, überlegte ich die ganze Zeit, ob er immer noch auf der »Und jetzt Galopp«-Schiene unterwegs war. Ich beschloss, es lieber nicht herauszufinden.

Wir unterhielten uns noch ein bisschen, bis ich sagte, dass ich langsam los müsse.

»Soll ich dich bringen? Ich bin mit dem Auto da.« Erwartungsvoll musterte er mich.

Ich sah aus dem Fenster. Ein Gemisch aus Schnee und Regen tröpfelte aus den Wolken und klatschte an die Scheiben. »Nur, wenn es keine Umstände macht.«

»Ganz und gar nicht! Ich fahre gern schöne Frauen nach Hause«, lächelte er. Das konnte ich mir vorstellen!

»Okay. Gern.« Ich ahnte zu diesem Zeitpunkt noch nicht, wie sehr ich diese Worte bereuen sollte. Und das lag nicht nur daran, dass Marc tatsächlich einen BMW Jeep mit dem Kennzeichen B-MW fuhr.

*

Eines der Zitate, die ich auswendig kenne, ist von dem Rennfahrer Stirling Moss: »Es gibt nur zwei Dinge, von denen ein Mann nie zugeben würde, dass er sie nicht beherrscht: Sex und Autofahren.«

Wie es bei Marc mit Punkt eins aussah, wusste ich ja bereits. Doch auch für das Autofahren mangelte es ihm eindeutig an

Talent. Er kuppelte ruppig, fuhr viel zu schnell, bremste scharf. Mir wurde schlecht.

Marc fuhr, als steuere er zum ersten Mal ein Mario Kart. Nur mit dem klitzekleinen Unterschied, dass wir uns nicht auf der digitalen Rainbow Road befanden, sondern auf der sehr realen Frankfurter Allee.

»Kannst du bitte etwas langsamer fahren?«, bat ich ihn schließlich, nachdem er mit Vollgas auf eine rote Ampel zugebrettert war, nur um dann mit quietschenden Reifen an der Haltelinie stehenzubleiben.

»Ja? So schlimm? Dabei hast du noch gar nicht gesehen, wie mein Handbremsen-Trick funktioniert!«

Ich befürchtete Schreckliches und hoffte, dass er nicht gleich mit angezogener Handbremse um die Kurve heizen würde. Wahrscheinlich war Marc deswegen Single: Er litt an massiver Selbstüberschätzung. Im Bett *und* beim Autofahren.

»Ehrlich gesagt, lege ich darauf auch keinen großen Wert. Außerdem ist es doch bestimmt auch ein bisschen glatt, oder?«

Er seufzt hörbar. »Okay.«

Trotzdem steuerte er sein schwarzes Monsterauto weiterhin wie ein Bekloppter durch die Straßen Berlins. Er fuhr viel zu dicht auf, und als der Wagen vor ihm stark abbremste, wäre er ihm fast hinten rein gefahren. Wieder ein BMW-Fahrer, der das Klischee erfüllte. Wahrscheinlich brauchte er das Auto als Statussymbol. Denn obwohl der Sex zwischen uns nicht im positiven Sinne atemberaubend gewesen war – einen Penis-Komplex musste er nun wirklich nicht haben.

Sehr abrupt hielt er nach einer rekordverdächtigen Fahrzeit vor meiner Haustür. Mir war übel. »Hier wohnst du also«, sagte er und schaltete den Motor ab.

Damals waren wir bei ihm gewesen, er wusste dementsprechend nicht, wo ich lebte. Ich nickte und blickte auf die Fassade des Altbaus. »Ja, hier wohne ich.«

»Okay«, sagte er leise, drehte sich zu mir und fuhr sich durch seine vollen Haare.

»Okay!«, meinte ich und gab ihm einen Kuss auf die Wange. »Danke fürs Bringen.«

Er sah mich lange an. Unsere Gesichter waren sich sehr nah. »Sag mal, hatten wir mal was miteinander?«, fragte er dann.

»Gute Nacht.«

»Wir hatten mal was, oder?« Seine Augen scannten mein Gesicht ab.

Ich beugte mich zu seinem Ohr und flüsterte: »Und jetzt: Galopp nach Hause!« Dann stieg ich aus und zwinkerte ihm, kurz bevor ich die Haustür aufschloss, noch einmal zu.

*

Später legte ich mich ins Bett und hörte Musik. Meine Männersafari hatte mich ausgelaugt. Ich hatte in wenigen Monaten so viele Männer kennengelernt, hatte die berühmte Achterbahn der Gefühle durchlebt.

Jetzt war ich einfach nur müde.

Ganz klar: Ich brauchte eine Pause.

Die darauffolgende Woche fuhr ich nach Hamburg. Und das sollte alles verändern.

31. Date

Berlin – Hamburg

»Reeperbahn, du alte Gangsterbraut, jetzt bin ich wieder da!«

REEPERBAHN 2011, UDO LINDENBERG & JAN DELAY

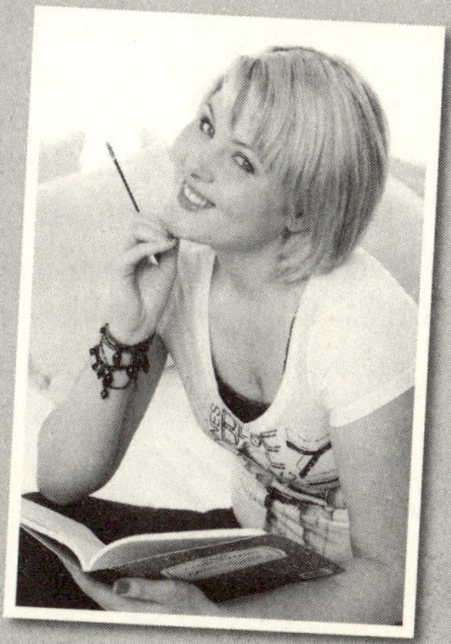

Hamburg tat mir gut. Ich streifte mit Lilli durch das eisige Eimsbüttel und ging die vertrauten Straßen entlang, erinnerte mich, was damals alles geschehen war. Damals vor acht Jahren, als ich noch in der Gastronomie gearbeitet und immer von dem Leben geträumt hatte, das ich jetzt lebe.

Es fühlte sich merkwürdig an, an einen Ort zurückzukehren, den ich so lange nicht gesehen hatte. Einen Ort, an dem so viel passiert war.

Hier war die erste WG gewesen, in die ich mit 17 Jahren gezogen war.

Ich erinnerte mich an einen Mann, der mein Herz gebrochen hatte, erinnerte mich daran, wie ich einmal frühmorgens nach der Spätschicht auf dem Spielplatz wegen ihm weinte. Ich hatte den Soundtrack zu *Die fabelhafte Welt der Amélie* gehört und geglaubt, dass nichts mehr wehtun könnte.

Als ich mich dem Haus näherte, in dem ich damals gewohnt hatte – ein Altbau mit so hohen Decken, dass ich fast auf meinem Hochbett stehen konnte – schlug mein Herz schneller. Doch die Zeit hatte auch hier Spuren hinterlassen. Das Haus und die Umzugsfirma, die nebenan gewesen war, waren abgerissen worden. Stattdessen standen dort neue sehr schicke Mehrfamilienhäuser mit großen Fenstern. Die Wohnungen waren puristisch eingerichtet. Edel sahen sie aus. Und passten irgendwie so gar nicht in den Teil der Lutterothstraße, der sonst voller Altbauten war.

Andächtig stand ich davor. Merkwürdigerweise berührte es mich, dass es all das, was damals für mich Freiheit bedeutet hatte, nicht mehr gab. Das Haus, in dem wir meinen 18. Geburtstag gefeiert hatten, stand nicht mehr. Die Party war total bekloppt gewesen, ich erinnerte mich nur schemenhaft an die Dinge, die passiert waren. Der Typ, in den ich verknallt gewesen war, hatte auf unseren Küchenteppich gekotzt und sich danach in meinem Bett schlafen gelegt. Irgendein anderer Typ hatte sich seine Zunge am Eisfach festgefroren, was alle (bis auf ihn) sehr lustig fanden.

Irgendwann half ihm jemand und kippte warmes Wasser über die trockene und kalte Zunge. Keine Ahnung, was ihn überhaupt dazu bewogen hatte, unser Eisfach abzulecken. Währenddessen versuchte irgendein Kerl, mich zu überreden, dass ich mich mit ihm auf dem Klo einschließen sollte, doch ich knutschte stattdessen mit einer guten Freundin und dem Mann herum, mit dem sie danach sehr lange zusammen war.

All das hatte sich in dem alten Haus abgespielt, so viele Dramen, in der kurzen Zeit, die ich dort gewohnt hatte. In dem Haus war so viel Leben gewesen, doch es war gegangen und hatte Platz für Neues gemacht. Ich lächelte.

*

Die nächsten Tage tankte ich Kraft. Und während mich meine Stadt wieder aufpäppelte, verliebte ich mich. In meine alte bekannte Heimat. Sie fing mich auf und schloss mich liebevoll in die Arme. Wenn ich an der Elbe spazieren ging und den Containerhafen und die Schiffe betrachtete, schlug mein Herz schneller.

Hier war ich zu Hause.

Die ganzen letzten Monate hatte ich mich nach Geborgenheit gesehnt. Hier fand ich sie.

Als ich damals nach Berlin gekommen war, hatte es sich so angefühlt, als würde mir die Welt zu Füßen liegen. Ich weiß noch ganz genau, wie ich in dem Auto des Typen von der Mitfahrgelegenheit saß, wir durch das nächtliche Kreuzberg fuhren und *Adiemus* von Adiemus hörten.

Es glich einer regelrechten Offenbarung.

Hier würde ich leben.

Ich fühlte mich, als stünde ich nach einer endlosen Wanderung auf einem Berg und würde auf das hell erleuchtete Tal sehen. Ich wusste nicht, was mich erwarten würde. Ob ich es schaffen würde, meine Träume zu verwirklichen.

Ich fühlte mich stark. Und die Zweifel meiner Bekannten an einer erfüllten Zukunft bestärkten mich nur noch mehr darin, meinen Traum zu leben.

Ich hatte nur ein Ziel: mich selbst zu verwirklichen. Und rückblickend fühlt es sich so an, als ob ich nur deswegen nach Berlin kommen wollte.

Ich habe mehr erreicht, als ich mir je zu träumen erhoffte. Ich hatte mich verwirklicht, mich in jeder Hinsicht ausgetobt, auf meinem großen Spielplatz namens Berlin.

Doch jetzt musste ich vom Spielen nach Hause zurückkehren. Ich wusste, dass ich etwas ändern musste und dass mein Leben hier nicht weitergehen würde. Weil alles nicht mehr genug war.

Es war wie der schlimmste Kater nach der geilsten Party. Die gute Stimmung war vorbei, was blieb, waren Übelkeit und Kopfschmerzen. Allerdings mit dem Gefühl, dass die Party schon Monate zurücklag.

Ich brauchte wieder Veränderung. Ich wusste nur noch nicht, wie sie aussehen sollte.

Und dann, als ich in meinem Heimathafen unterwegs war, wusste ich es.

Ich wollte wieder zurück nach Hause.

Meine Zeit in Berlin war vorbei.

*

Zurück in Berlin kündigte ich meine Wohnung. Dabei hatte ich noch keine Ahnung, wie es in Hamburg weitergehen würde.

Zur Ablenkung schrieb ich mir Mails mit einem Mann, der den Zauber in seinen Worten gepachtet zu haben schien. Lukas war 29, hatte braune Haare, blaue Augen und ein sympathisches Lächeln. Er sah bodenständig und freundlich aus. Wohl der typische Mann, mit dem man die berühmten Pferde stehlen konnte. Und obwohl ich eigentlich überhaupt kein Interesse daran hatte, mir nur

Mails zu schreiben, tat ich mit Lukas genau das. Wir schrieben uns wochenlang, er begleitete mich während meines Umbruchs ständig. Er war immer dabei. Bei meinen letzten Fahrten durch die Stadt, bei meinen letzten Spaziergängen mit Lilli durch den winterlichen Grunewald.

Seine Mails gaben mir in dieser stressigen Zeit viel Kraft.

»Liebe Rosa,

ich hoffe, du genießt deine letzten Tage in Berlin. Als ich heute durch die Stadt geschlendert bin, habe ich mich gefragt, wie du das alles hier nur verlassen kannst ... Trotz der ganzen Freaks – Berlin ist einmalig und immer wieder aufs Neue inspirierend. (Und das sage ich, obwohl ich hier schon seit sechs Jahre wohne!). Du könntest doch auch in Berlin etwas ändern, innerhalb der Stadt umziehen, dich beruflich weiterentwickeln ...

Oder nicht?

Ich wünsche dir einen schönen Abend.

Lukas«

»Lieber Lukas,

ja, eigentlich hast du recht. Aber es ist ein Gefühl, gegen das ich einfach nicht ankomme. Es ist die Sehnsucht nach meiner Heimatstadt. In einem Song von den Beginnern (›City Blues‹, sehr zu empfehlen) heißt es: ›Denn bei euch im Süden von der Elbe ist das Leben nicht dasselbe.‹

Das heißt nicht, dass das Leben in anderen Städten schlecht ist, es ist halt nur anders. Und ich bin ein Hamburger Deern, ich liebe diese Stadt ... und ich kann nicht anders, als zurückzugehen. Ich weiß, wie verrückt das ist, nachdem das Leben hier so gut läuft, aber hier bin ich nicht mehr glücklich. Ich fühle mich so rastlos.

Ich hatte immer nur ein Ziel in meinem Leben: glücklich zu sein, mein Optimum zu finden. Und es zu leben.

Und ein ganz starkes Gefühl in mir sagt mir, dass ich es in Hamburg finden werde.

Vielleicht verstehst du, was ich meine ...?«

»Liebe Rosa,
ich glaube schon. Folge deinem Herzen.
Kitsch-man.«

Während meiner letzten Fahrten durch die Stadt sog ich alles in mich auf, was ich sah. Atmete die kalte Berliner Luft tief ein, ließ die Energie dieser Stadt in mein Herz fließen. Mir wurde die Endlichkeit bewusst. Wahrscheinlich genoss ich die Zeit deswegen so sehr.

Im Radio lief währenddessen ständig *Videogames* von Lana del Ray. Der Soundtrack während meiner Fahrten erfüllte mich mit wunderschöner Melancholie, einem Mix aus Abschiedsschmerz und der Vorfreue auf alles Neue.

*

Die nächsten Wochen pendelte ich zwischen Hamburg und Berlin. Mein Mietvertrag lief in sechs Wochen aus und den Umzug nach Hamburg wollte ich so lange wie möglich hinauszögern. Immerhin hatte ich noch keine neue Wohnung und keine Lust, die Möbel erst einzulagern. Die Suche nach einem neuen Zuhause erwies sich als mindestens genauso schwierig, wie immer alle berichteten.

Die Besichtigungen waren überfüllt, die Mieten viel zu hoch.

Ich wohnte während dieser stressigen Zeit bei meinen Eltern zwischen lauter Kisten, von denen ich nicht so genau wusste, was sich in ihnen verbarg.

Irgendwann zwischen Weihnachten und Neujahr fuhr ich zurück nach Berlin, um ein paar Dinge zu erledigen. Bevor ich mich in Altona in den ICE setzte, ging ich noch in den Zeitungsladen und suchte nach einem Magazin, das mir die Bahnfahrt versüßen würde. Eine Frauenzeitschrift warb mit einer völlig neuen Diät, mit der man alle alten Regeln vergessen könne. Ich verdrehte die Augen und fand, dass Diäten generell zum Vergessen waren. Die *Men's Health* verriet neben dem optimalen Sixpack-Training »Tricks, die Frauen garantiert sexsüchtig machen«.

Ich schüttelte den Kopf. Zu oft hatte ich Männer kennengelernt, die gar keinen Wert darauf legten, eine sexsüchtige Frau zu haben. Manche hatten mir regelrecht das Gefühl gegeben, sie zu nötigen, wenn ich mehr als einmal am Tag Sex wollte, beziehungsweise überhaupt nach Sex verlangte.

Kurz nachdem ich mich (ohne Zeitschrift, dafür mit einem neuen Buch) in den Zug gesetzt hatte, rollte er auch schon los. Wir fuhren am Fernsehturm vorbei, überquerten die Lombardsbrücke, zur rechten Seite die Binnen-, zur linken Seite die Außenalster. Jeder sah verzückt aus dem Fenster. Manche staunten über die beeindruckende Kulisse, die meine schnieke Heimat bot.

Der leuchtende Weihnachtsbaum stand mitten auf der Binnenalster, genau an der Stelle, an der Jahr für Jahr von Frühling bis Herbst unermüdlich die Alsterfontäne Wasser spuckt. Dahinter der Weihnachtsmarkt am Jungfernstieg, der Alsterpavillon, das Rathaus …

Ich liebe diese Kulisse, sie lässt jedes Mal mein Herz höher schlagen. Dabei kenne ich diesen Anblick schon, seit ich denken kann. Und ob man es glaubt oder nicht, aber das ist schon verdammt lange.

*

»Liebe Rosa,

ich hoffe, dass deine Wohnungssuche schnell Erfolg mit sich bringt. Wie war denn dein Nachmittag in Berlin?«

»Hm. Es war, sagen wir mal … interessant bis dämlich.

Die Autokennzeichen zeigten wieder ein dickes ›B‹ statt ›HH‹, die Sonne schien, während ich in Hamburg einen grauen Himmel hinter mir gelassen hatte. Es ist jedes Mal das Gleiche: Schietwetter in Hamburg, Sonne in Berlin.

Nachdem ich in meiner Wohnung in Berlin angekommen war, hatte ich große Lust auf einen Drink. Es war herrlich, wieder in eine fast leere Wohnung zu kommen, voller für mich so typischer, gemütlicher Unordnung. Obwohl ich hier schon seit Wochen nicht mehr war, war es meine Wohnung. Und das, obwohl sie schon gar nicht mehr nach mir roch.

Da sich der viel zu alte Martini eigentlich nur noch in meinem Kühlschrank befand, weil ich vergessen hatte, ihn wegzukippen, und mir Becks Lime zu wenig Alkohol enthielt, nahm ich die Flasche Wodka aus dem Eisfach, erinnerte mich an eine Packung Ahoi-Brause und beschloss, beides zusammen zu trinken.

Das war keine gute Idee. Immerhin war es erst vier Uhr nachmittags, aber ich war so glückselig, wenigstens kurz in einer Wohnung zu sein, an der nur mein Name an der Klingel stand und in der mich niemand dafür verurteilte, dass ich mir so früh so hartes Zeug hinter die Binde kippte.

Ich fand die Ahoi-Brause zwischen Bohnendosen und Spaghetti im Vorratsschrank und verleibte mir zwei kurze mit Waldmeister-Geschmack ein.

Es tat so gut.

Einfach, weil furchtbar anstrengende Wochen hinter mir lagen, ich meine eigene Wohnung so vermisst und endlich wieder Ruhe hatte. Wenigstens kurz.

Ich packte schnell ein paar Sachen zusammen, schmiss alles in meinen immensen Koffer, trank zwischendurch immer mehr Waldmeister- und Himbeer-Wodka, bis die Päckchen alle waren und ich auf Zitrone umstieg.

Acht Kurze, einen gepackten Koffer und viele geflossene Tränen später schloss ich die Wohnungstür hinter mir ab. Mein Umzug stand kurz bevor und ich nahm mir noch die Zeit, im Türrahmen jedes Zimmers zu stehen und mich an all die schönen Dinge zu erinnern, die hier passiert waren. Die schlechten hatten in meiner Erinnerung in diesem Moment keinen Platz. Ich hörte den Soundtrack zu ›True Romance‹, eigentlich nur einen Song: ›You're So Cool‹, und die Tränen flossen vor Dankbarkeit für diese gute Zeit, vor Glück, etwas

Neues anfangen zu dürfen, und auch ein bisschen vor Traurigkeit, dass dieses Kapitel fast vorüber war.

Es fehlte nur noch der Umzug, eine reine, wenn auch anstrengende Formalie, denn ich war schon voll und ganz auf Hamburg umgestellt.

Betrunken verließ ich die Wohnung gegen sechs Uhr, freute mich, keinen Nachbarn zu treffen, schleppte den viel zu schweren Koffer die drei Stockwerke nach unten, zog ihn die Treppen zur Bahn hinab, fuhr zum Bahnhof Zoo, schleppte den Koffer wieder Treppen hoch und fuhr zum Hauptbahnhof.

Irgendwie schaffte ich es, das richtige Ticket zu lösen, und fragte völlig im Rausch eine Bahnmitarbeiterin am leeren Schalter, wann denn mein Zug fahren würde.

›Na, Sie haben aber Schwein!‹, sagte sie in breitem Berliner Slang. ›Der Zug hat Verspätung und kommt in drei Minuten.‹

Ich ging zum Gleis und freute mich nur mittelmäßig über mein ›Schwein‹. Viel lieber hätte ich mein Schwein jetzt bei McDonald's in Form eines Big Tasty Bacon genossen.

Aber da sich mir bereits jetzt die Gelegenheit bot, nach Hause zu fahren, tat ich es, hievte meinen Koffer in den Zug, versuchte, ihn kraft- und erfolglos auf die Ablage zu heben, hielt die Leute hinter mir auf, bis mir zwei starke Hände dabei halfen und ich in den Sitz plumpsen konnte. Ich wollte lesen, aber die Buchstaben tanzten verschwommen und mir wurde schlecht. Glücklicherweise war das Abteil frei von spielenden, lauten Kindern.

Der Gang trennte mich von dem Mann, der neben mir saß. Fasziniert glotzte ich ihn an. Seine Haare waren lang und dunkelblond, streng zurückgegelt. Unter seinem fliederfarbenen Pulli trug er ein gebügeltes Hemd mit steifem Kragen. Ich hätte wetten können, dass der gute Mann, der in etwa so alt sein mochte wie ich, auf dem Weg nach Blankenese war.

Ich stand auf und stolperte Richtung Speisewagen, der sich tragischerweise am anderen Ende des Zuges befand. Immerhin konnte ich mein Torkeln auf den unruhigen Zug schieben. Als ich endlich im Speisewagen angekommen war, bestellte ich Penne mit Bolognese. Die Nudeln waren weich, die Sauce schmeckte in Ordnung. Eigentlich kein Festmahl. Eigentlich. In diesem Moment hätte mir nichts besser geschmeckt.

Fett und Kohlenhydrate linderten, wie gewünscht, meinen Rausch, und ich ging zurück an meinen Platz.

Der vermeintliche Blankeneser las mittlerweile den Wirtschaftsteil einer Tageszeitung. Hallo Klischee, schön, dass du da bist.

Der Mann sah so langweilig und unsexuell aus, dass mich diese Tatsache vollkommen faszinierte. Ich glotzte ihn noch ein bisschen an und versuchte, mir vorzustellen, ob er in der Lage wäre, so völlig aus sich rauszukommen. Sich fallen zu lassen.

Es klappte nicht.

Ich kam zu dem Schluss, dass alles, was er zur vollkommenen Befriedigung bräuchte, die tägliche Ladung Gel wäre, und fing debil an zu grinsen.

Ich war immer noch viel zu voll für alles. Warum hatte ich eigentlich gedacht, dass ich wenige Stunden nach acht Wodka Ahoi auf leerem Magen wieder nüchtern sein würde?

Wie naiv ich doch sein kann.

Irgendwann kam ich in Hamburg an, es grenzte an ein Wunder, dass ich nichts verloren hatte.

Fast hätte ich den Schlüsselbund, an dem wirklich alle Schlüssel waren, auf dem Sitz liegen gelassen, aber eine nette Frau tippte mir an die Schulter und wies mich darauf hin. Ich bedankte mich 845 Mal bei ihr.

Um halb elf fiel ich ins Bett.

Merke, lieber Lukas: Es gibt Dinge, die man einfach nicht tun sollte. Zum Beispiel betrunken allein reisen.

Viele Grüße aus dem Norden,

Rosa«

»Oha, das klingt ja nach einer (Tor)Tour … Aber sieh es mal so, jetzt musst du ja nicht mehr reisen. Oder? Bist du noch mal hier?«

»Na ja, nicht mehr wirklich. Ich werde noch einmal im Januar kommen, um den Umzug zu machen. Aber wenn du Lust hast, können wir uns dann sehen? Wäre doch schön, ein Gesicht zu deinen Zeilen und eine Stimme zu den Worten zu haben.

Keine Angst, ich nötige dich auch nicht dazu, mit mir Kisten zu schleppen.«

»Liebe Rosa,

ich glaube nicht, dass das so eine gute Idee ist. Ich habe Angst, dich zu enttäuschen, wenn wir uns sehen. Weißt du, jeder macht sich ein eigenes Bild von einer Person, keine Ahnung, wie deins von mir ist. Und ich fand es so schön, dich die letzten Wochen zu begleiten … Einerseits habe ich das Gefühl, dass ich dich kenne, andererseits macht mir diese Nähe in der ›Realität‹ Angst. Ich ertrage das dann einfach nicht. Es zerreißt mich, ich will einfach niemanden so nah an mich lassen, weil ich dann so viel verlieren würde.

Oh Mann, das klingt alles verwirrend und es ergibt wahrscheinlich keinen Sinn für dich …

Aber so bin ich.

Und manchmal hasse ich mich dafür.

Es tut mir sehr leid.

Ich hoffe inständig, dass du dein Glück in deiner Heimat finden wirst, und ich danke dir für die schöne Zeit.

Alles Liebe,

Lukas«

Anschließend hatte er mich gesperrt, ich konnte ihm nicht antworten. Konnte mich nicht bedanken, dass er bei mir gewesen war. Wenn auch nur digital, es war schön gewesen.

Ich habe bis heute keine Ahnung, welcher Mensch sich hinter dem Profil des bindungsscheuen Lukas verbirgt.

32. Date

Abschied

»Meine Leidenschaften bestimmen mein Leben.«

ELISABETH TAYLOR

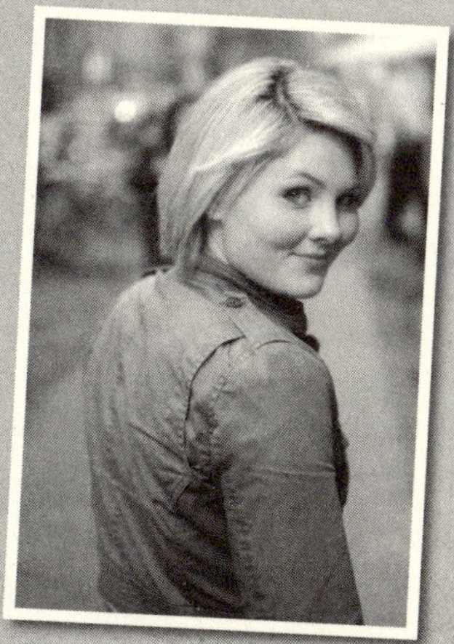

Mein letztes Date in Berlin wollte ich nicht mit einem Mann haben, sondern mit der Stadt. Ich musste mich einfach noch einmal verabschieden. Berlin war die letzten beiden Jahre wie mein Geliebter gewesen, den ich genossen hatte, von dem ich lange Zeit nicht genug bekommen konnte. Manchmal war ich von dem Rausch, den er in mir auslöste, betrunken gewesen. Er hatte einen angenehmen Schwindel ausgelöst. An manch anderen Tagen nervte er mich, weil er so laut und wild war. Und dann begehrte ich ihn genau deswegen. Wegen seiner Unersättlichkeit, seiner irren Nächte, den ganzen Perversitäten, die er mit mir anstellte und die ich immer genoss.

Ich fuhr mit meinem Auto durch die Straßen. Ein letztes Mal mit dem Berliner Bären im Personalausweis. Bald würde ihn ein Aufkleber mit einer Burg ablösen. Paul Kalkbrenner begleitete mich. *Azure*. Und dann liefen all die Geschehnisse der letzten zwei Jahre vor meinem inneren Auge ab: Wie ich in der Stadt angekommen war, wen ich alles getroffen, was ich erlebt und geschafft hatte. Wie ich die ersten Male als Synchronsprecherin gearbeitet hatte, wie ich eines Tages anfing zu bloggen und aus diesem Blog wirklich ein Buch wurde.

In Berlin hatte ich mich verwirklicht. Mich gefunden. Freunde fürs Leben gefunden.

Ich lachte, weinte.

Hielt vor den für mich wichtigsten Plätzen der Stadt. Nahm jedes Detail an ihnen wahr. Drückte unzählige Male auf Repeat.

Dachte an eine Liebeserklärung, die ich ein Jahr nach meiner Ankunft geschrieben hatte.

Berlin. Eine Liebeserklärung.

Meine Stadt hat mich heute Nacht gepackt. Mich nicht mehr losgelassen. Sie hat mich an den Händen gegriffen und mich ins Berghain entführt. Ist mit mir in die Parallelwelt eingetaucht. (Es ist eine andere Welt. Ihr wisst, wovon ich spreche.) Elektrisiert und vollkommen in Ekstase von den heißen Beats und dem Wodka hat mich Berlin genommen. Mich gebissen. Mit mir getanzt.

Nebelmaschinen pusten den ganzen Club mit den weißen Schwaden voll. Zuckende Lichtblitze. Ich tanze und juchze und kann nicht aufhören. Nein, ich habe nichts genommen. Ich brauche nichts. Alles, was ich brauche, ist meine Musik. Ich gebe mich ihr hin und sie macht mit mir, was sie will.

In den versteckten Ecken vergnügen sich die Leute. Zu zweit, zu dritt.

Ich will heute nur eins: tanzen.

Tanzen macht süchtig. Musik macht süchtig. Mein kurzes Kleid schwingt mit. Ich sauge den Beat in mich ein. Meine offenen Haare kleben an meinem Nacken. Meine Füße tun schon weh, obwohl ich die bequemsten Heels trage.

Tanz mit mir, Stadt!

Das lässt sie sich nicht zweimal sagen. Wieder packt sie mich, tanzt mit mir auf den Wolken der Parallelwelt. Gibt mir noch mehr Wodka zu trinken. Wirbelt mich herum. Springt mit mir von Beat zu Beat.

Ein Typ kommt auf mich zu, beugt seinen Kopf zu mir runter, schreit mich fragend an, wie ich heiße. Ich schüttele den Kopf. Sage nichts. Tanze weiter. Denke: Nein, ich will dich nicht kennenlernen. Ich will einfach nur tanzen. Mit geschlossenen Augen. Es ist heiß. Und es macht irrsinnig viel Spaß. Ich lebe meine Sucht. Neuer Nebel wird in den Club geblasen, die Leute schreien und feiern. Es zählt nichts außer der Musik. Es ist egal, wie spät oder früh es ist, wer du bist, was du machst. Das Einzige, was zählt, ist die Kunst des DJs.

Irgendwann spuckt mich das Berghain aus. Die Schlange vor der Tür ist immer noch lang. Dabei ist es mittlerweile sieben. Oder so. Der Türsteher sortiert die Leute aus.

Es ist immer noch dunkel. Der Schnee saugt sich in meine Schuhe. Meine Muskeln schmerzen. In der Ferne blinkt der Fernsehturm. Irgendwo zwitschert ein Vogel. Den Winter und die Eiseskälte ignorierend. Ich muss lächeln. Meine Haare sind zerzaust.

Ich steige in ein Taxi. Fahre durch die leeren Straßen. Nein, ich will nicht reden. Fahr mich bitte einfach nach Hause. Berlin zwinkert mir zu. Es fängt an zu schneien. Ich setze meine Kopfhörer auf, höre den Sound-

track zu ›Berlin Calling‹. Fahre durch Friedrichshain, die Einschusslöcher vom Zweiten Weltkrieg sind noch an so vielen Häusern zu sehen. Wie kleine Narben. Die einen nennen es arm, die anderen authentisch.

Wir fahren auf den Fernsehturm zu, stolz und lässig ragt er in den wolkenverhangenen Himmel, tausendfach als Postkartenmotiv, Firmenlogo und Touriattraktion benutzt, hat er wohl allen Grund dazu. Die Museumsinsel lassen wir rechts hinter uns. Ich werfe dem Berliner Dom verliebte Blicke zu.

Der Taxifahrer gibt Gas. Sein Tacho zeigt 80 km/h.

Brandenburger Tor, schwupp, einmal über die Pflastersteine rüber, die an die Mauer erinnern, auf die Siegessäule zu. Else leuchtet trotzig gülden dem grauen Himmel entgegen.

Kraftvoll kitschig.

Restalkohol und Paul Kalkbrenners ›Sky and Sand‹ lösen eine gefühlsduselige Liebeswelle aus. Weil ich so glücklich bin, hier zu leben. Hier in dieser historischen Stadt, die ihre Freiheit so wild auslebt. Ihre Grenzenlosigkeit. Ihre Kunst. Ihre Kultur. Ihren Style.

Berlin hat mich gepackt, mein ganzes Ich genommen und nicht mehr losgelassen. Zum Glück. Ich liebe meine Stadt.

Die Erinnerungen tanzten, wie in einem Film sah ich alles Geschehene vor meinem inneren Auge ablaufen. Ich hatte so viele tolle Menschen getroffen. Auch wenn ich nicht zu jedem den Kontakt hielt, diese Zeit, diese zwei Jahre hatten mich geprägt, mich in meinem Herzen tief in mir selbst verankert.

Und dafür würde ich Berlin immer dankbar sein.

Im Herzen umarmte ich diese Stadt, die für mich wie ein nicht zu zähmender Geliebter war. Ich drückte sie fest an mich, atmete ihren schmutzigen Geruch.

Fühlte jetzt schon die Sehnsucht nach ihr aufsteigen.

Und dann schloss ich die Augen, atmete tief ein.

Und fuhr nach Hamburg.

Nach Hause.

33. Date

Das Blind Date

»No regrets, just love.«

TEENAGE DREAM, KATY PERRY

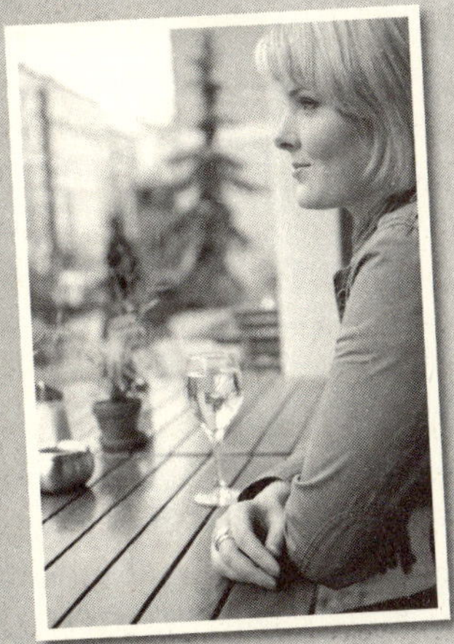

Meine Haare wehten mir ins Gesicht, ich stand wie ein Bobtail am Bahnsteig und fror. Ich wusste mal wieder, warum ich sonst das Auto bevorzugte. Aber ich würde mich mit Selma treffen, die beruflich in Hamburg zu tun hatte, und mit ihr ihre Mittagspause verbringen. Wir würden dekadent im Alsterhaus Champagner trinken gehen. Dekadent und eklig, denn um zwölf Uhr war es doch ein bisschen zu früh für Alkohol. Immerhin war ich noch verkatert von gestern Nacht. Obwohl sich meine Beine immer noch ein bisschen zu weich anfühlten, ging es mir richtig gut. Ich war jung, süchtig nach Leben und wieder zu Hause.

In weiser Voraussicht nahm ich also die Bahn.

Ich kam zehn Minuten zu früh am Jungfernstieg an. Ich nutzte die Zeit, Touristen zu beobachten, wie sie Fotos von der winterlich grauen Stadt aufnahmen und sich künstlich grinsend in den Alsterarkaden positionierten, um einen Schnappschuss von sich vor dem Rathaus machen zu lassen.

Die Möwen flogen dicht über meinen Kopf hinweg. Reiche Frauen mit perfekt frisierten Haaren, maskenhaft geschminkt, in edlen Lackmänteln, die leider nicht schön, sondern einfach nur teuer waren, kreuzten meinen Weg.

Ein Akkordeon-Spieler dudelte gegen meinen MP3-Player an.

Ach Hamburg, dachte ich in diesem Moment, du derbes Ding, es ist so schön, dich zu sehen!

Selma kam kurze Zeit später, rotwangig von der Kälte.

Wir setzten uns an die Bar. Ich erzählte ihr, dass ich vor ein paar Tagen einem Typen begegnet war, mit dem ich vor Ewigkeiten mal was gehabt hatte.

»Obwohl der so einen monströsen Ring hat, hat er sich sofort wieder an mich rangemacht. Da habe ich ihn gefragt, ob er jetzt nicht verheiratet sei.«

»Und? Ist er?«

Ich nickte. »Yo! Und die Kinder seiner Frau hat er gleich mit adoptiert.«

»Ist doch gut«, sagte sie trocken. Ich sah sie verdutzt an. Hatte ich was verpasst?

»Na, immerhin pflanzt sich dieser Affe nicht fort! So was will ja auch kein Mensch.«

Ich lachte so laut auf, dass ich von den ganzen Bonzen, die um uns herum saßen, vernichtend angestarrt wurde.

Selma kicherte. »Und? Was machen die Dates?«

»Also, ich habe mir überlegt, wie der Richtige für mich sein muss. Ich müsste mich auf jeden Fall mit ihm wohlfühlen, unter anderem natürlich, aber das ist ja schon mal ein guter Anfang. Ich habe einfach keine Lust mehr auf dieses dusselige Abgecheckе und Nach-Sex-Gefrage. Und deswegen treffe ich mein nächstes Date – Jan – im Dunkelrestaurant.«

»Nicht schlecht! Und reimt sich sogar.« Sie zwinkerte mir zu. »Hast du ihn denn schon mal gesehen?«

»Nee, das ist ja das Witzige. Ich habe kein einziges Foto von ihm gesehen. Und er auch nicht von mir. Es ist ein wirkliches Blind Date.«

»Wie spannend!«

»Ja, total! Ich weiß nur, dass er 1,90 Meter groß ist, eine normale Figur, braune Haare und braune Augen hat. Wir schreiben uns schon seit drei Wochen Mails und zwar über alles Mögliche. Wir arbeiten keinen Fragenkatalog ab, ich spiele keine Willst-du-gelten-mach-dich-selten-Spiele … Es fühlt sich gut an. Sehr gut.«

»Toll, ich drücke dir auf jeden Fall ganz ganz fest die Daumen! Prost, mein Schatz! Auf die Liebe!«

*

Obwohl Jan und ich uns heute Abend nicht wirklich sehen würden, duschte ich lange, glättete meine Haare, schminkte mich sorgfältig. Ich hatte mir das Date sogar zum Anlass genommen, mir neue Klamotten zu kaufen. Und so machte ich mich frisch geschminkt, geduscht und neu eingekleidet auf den Weg.

Mein Herz schlug schnell, alles kribbelte. Meine Wangen waren rosig, mein Atem wurde flach. Würde heute ein Tag sein, an den ich mich noch lange erinnern würde? Die Minuten bis zu dem Treffen erschienen endlos.

Wir hatten verabredet, dass ich zuerst ins Restaurant ging, damit wir uns wirklich nicht vorher sahen. Er hatte auch angeboten, derjenige zu sein, der wartet, aber da ich noch nie in einem Dunkelrestaurant gewesen war, wollte ich die Erste sein. So konnte ich mich ein bisschen an die ungewohnte Finsternis gewöhnen, bevor ich mich auf ihn konzentrierte.

Als ich ankam, las ich mir im hellen Vorraum die Karte durch. Alles Menüs waren sehr blumig umschrieben und nicht explizit aufgeführt, schließlich sollte man sich auf das Essen konzentrieren und die Kunst des Kochs herausschmecken. Ich entschied mich für das Menü, von dem ich mir sicher war, dass es Rinderfilet enthielt, und wurde von meiner blinden Kellnerin in den Restaurantraum geführt.

Mein Herz schlug schneller.

»Was möchtest du trinken?«, fragte sie mich. Ihre Stimme beruhigte mich ein bisschen.

Ich bestellte einen Rotwein, weil es ja egal war, wenn sich meine Zähne verfärbten, und versuchte, die Dunkelheit auf mich wirken zu lassen, ohne in Panik zu verfallen. In kompletter Finsternis zu sein war keinesfalls vergleichbar damit, im heimischen Flur nach dem Lichtschalter zu tasten. Im Gegenteil: Es verursachte Beklemmungen. Ich wusste nicht, wie der Raum um mich herum aussah, wusste nicht, wohin ich laufen musste, wenn ich raus wollte. Hinzu kam die Nervosität wegen Jan.

Was, wenn er der totale Freak war? Sich alles als eine riesige Enttäuschung entpuppen würde? Er gar nicht kam?

Ich schloss die Augen, atmete tief ein.

Und dann wurde ich ganz ruhig. Meine Gedanken flogen frei wie Vögel durch meinen Kopf.

Kurz nachdem sie meinen Rotwein gebracht hatte, führte die Kellnerin auch schon Jan an meinen Tisch. »So, dein Freund ist da«, kündigte sie an und beschrieb ihm, wo er sich hinsetzen musste.

»Moin!«, sagte er. Seine Stimme klang so weich wie ein warmer Kakao mit Sahne nach einem Winterspaziergang.

»Moin!«, erwiderte ich lächelnd.

»Ich würde dich gern begrüßen, aber ich befürchte, dass ich alles umschmeißen werde.« Ich hörte, wie er sich hinsetzte, und war froh, dass er nicht meine Hand nehmen würde – sie war eisig vor Aufregung.

»Kein Ding. Wie findest du es hier? Ein bisschen komisch, oder?«

»Ja, definitiv. Es ist gleichzeitig beklemmend und faszinierend.« Ich hörte, wie er über den Tisch tastete. »Man nimmt alles ganz anders wahr … Ich glaube, ich finde es mehr faszinierend als beklemmend. Jedenfalls für einen Abend.«

Nachdem sein Wein serviert worden war, stießen wir an. Trotz der Dunkelheit trafen sich unsere Gläser. »Auf das Leben!«, sagte er mit fester Stimme.

»Auf das Leben!«

Und dann fingen wir an zu reden. Wir hatten uns so viel zu erzählen. Jan war seit eineinhalb Jahren Single, kam gebürtig aus Hamburg und arbeitete als Journalist.

Wir tranken Wein, aßen mit den Fingern unser Menü, ohne genau zu wissen, was uns serviert wurde. Wir waren uns beide sicher, dass es Rindfleisch enthielt.

Konzentrierten uns auf unsere Sinne, sprachen über das Essen und darüber, wie schwierig es war, etwas herauszuschmecken.

Ich fühlte mich sehr wohl mit ihm. Und das lag nicht nur daran, dass ich unbeschwert bei einem Date mit den Fingern essen und sogar Rotwein trinken konnte – die Energie zwischen uns stimmte. Ich genoss seine Gesellschaft. Wir waren auf einer Wellenlänge, sprachen über Musik und über unsere Heimatstadt. Stellten fest, dass wir gar nicht so weit voneinander entfernt aufgewachsen waren. Tauschten Informationen über unsere liebsten Plätze und Bars aus (wobei ich in dieser Hinsicht kaum noch etwas zu erzählen hatte, weil ich mich mit der Barszene in Hamburg nicht mehr auskannte).

»Was machst du denn am liebsten, wenn du deine Ruhe hast?«

»Ich schreibe. Ich liebe es zu schreiben. Es ist wunderbar, es lässt all deine Sinne tanzen.«

Mit einem Lächeln in der Stimme antwortete er: »Das kann ich so gut verstehen. Geht mir genauso. Ich habe immer einen Stift und einen Notizblock dabei.«

Es war so schön, ein Date mit jemandem zu haben, der auf der gleichen Wellenlänge lag. Am liebsten hätte ich einfach das Licht angemacht und ihn mir angesehen. Nach all dem, was ich in den letzten Monaten erlebt hatte, war es wirklich verrückt, sich mit jemandem zu treffen, von dem man nicht genau wusste, wie er aussah.

Doch so gern ich ihn jetzt auch gesehen hätte – ich genoss das angenehme Kribbeln in meinem Bauch, die Stimmung zwischen uns.

Beim Dessert fragte er mich mit seiner warmen Kakaostimme, ob ich ihn noch einmal treffen wollte. Ich war froh, dass er mich in dem Moment nicht sah, weil ich wahrscheinlich rot anlief vor Freude. Wir verabredeten uns für den kommenden Tag am Hamburger Hafen vor der Rickmer Rickmers, einem dreimastigen Hamburger Museumsschiff.

Nachdem wir aufgegessen hatten, gaben wir uns zur Verabschiedung die Hände. So ganz ohne alles umzuschmeißen. Die Berührung allerdings durchfuhr mich wie ein Stromschlag.

*

Ich verließ das Restaurant. Die Nacht war sternenklar und die Kälte fraß sich durch den dünnen Stoff meiner Strumpfhose, mein Atem zeigte sich in Form weißer Wölkchen.

Ich war glücklich. Eine Gänsehaut überzog meinen Rücken. Nicht nur wegen der Kälte, sondern auch wegen der Vorfreude.

*

Die Sonne schien, es war eisig, der Himmel leuchtete strahlend blau. Ich ging die Landungsbrücken entlang. Sah auf den Hafen, die von Eisschollen bedeckte Elbe. Manchmal wird das Leben von unfassbarer Schönheit getragen. Und sei es nur für einen Augenblick. In diesem Moment erfüllte mich das pure Glück.

Ich hörte Mia. *Fallschirm*:

Die Grenzen meiner Welt / hab ich neu eingestellt / zu meinem Glück fehlt nur eins / ich bin so gerne zu zweit.

Mein Herz tanzte mit dem Beat, fand sich in den Zeilen wieder, meine Haare tanzten mit dem Wind. Ich atmete den typischen Geruch des Hafens. Wie sehr ich diese schmutzige Luft vermisst hatte! Ich lächelte selig.

Nur noch wenige Meter von der grünen Rickmer Rickmers entfernt, schaute ich mich suchend um. Und dann wurde mein Blick von einem Mann gefangen.

Warme Schauer liefen mir den Rücken runter. Wir sahen uns vorsichtig an, obwohl eigentlich klar war, wer er sein musste. Ansonsten befanden sich hier nämlich nur Touristen.

Er kam auf mich zu. »Moin Rosa«, sagte er mit seiner Kakaostimme, bevor wir uns umarmten.

Ein langer Weg lag hinter mir.

Aber er hatte sich gelohnt.

Ich war endlich angekommen.

Ich danke meinen lieben Freundinnen und Freunden, die immer da sind, da waren und mich begleiten, egal, was ich wieder plane/anstelle. Insbesondere Astrid und Oli für all eure unbezahlbare und unfassbar große Hilfe!

Ich danke Jasmin, Tim, Philipp, Elisa, Kirsten, Ninja für unzählige bereichernde, inspirierende und wunderschöne Tage/Nächte. Nadja für so liebe Worte, die ihren Weg sofort in mein Herz fanden. Antonio für die schönste Wohnung.

Ich danke meinen Eltern, die meinen Geist immer haben frei sein lassen und nie versucht haben, mich in einen Käfig zu stecken.

Ich danke dem Schwarzkopf & Schwarzkopf Verlag dafür, dass ich aus meiner Suche ein Buch machen durfte. Insbesondere Oliver Schwarzkopf, Maren Konrad und Annika Dipp.

Ich danke meinen Lesern für so viele liebe Mails, eure Besuche bei meinen Lesungen. Mein Traum ist wahr geworden und ihr habt dazu beigetragen.

Danke.

DIE AUTORIN

Rosa Sophie Mai wurde 1986 in Hamburg geboren, wo sie heute als freie Journalistin, Synchronsprecherin und Schriftstellerin arbeitet. Sooft es geht, besucht sie ihre Lieblingsstadt Berlin, die bis vor Kurzem noch ihre Wahlheimat war. Sie genießt das Leben und liebt es, darüber zu schreiben. »Männersafari« ist nach dem ANAIS-Roman »Unanständig« ihr zweites Buch bei Schwarzkopf & Schwarzkopf.

Rosa Sophie Mai
MÄNNERSAFARI
Meine 33 Online-Dates im Großstadtdschungel

ISBN ISBN 978-3-86265-158-0
 Lektorat: Franziska Fischer
Fotos der Autorin auf dem Titel und im Buch: © Moritz Thau

KATALOG
Wir senden Ihnen gern kostenlos unseren Katalog.
Schwarzkopf & Schwarzkopf Verlag GmbH
Kastanienallee 32, 10435 Berlin
Telefon: 030 – 44 33 63 00 | Fax: 030 – 44 33 63 044

INTERNET | E-MAIL
www.schwarzkopf-schwarzkopf.de
info@schwarzkopf-schwarzkopf.de